高等医学院校教材

供医学影像及相关医学类专业使用

医学影像后处理技术

（第 3 版）

王　骏　刘文亚　陈　凝　刘小艳　**主编**

东南大学出版社

SOUTHEAST UNIVERSITY PRESS

·南京·

简　介

　　本书第 3 版从简单的医学数字图像谈起,避开医学影像后处理技术的复杂原理与算术公式,做到删繁就简的同时,详细阐述医学影像后处理技术的一些方法,如平滑技术、增强技术、测量及 3D 显示等技术,并突出显示对 X 线、CT、磁共振图像后处理技术的解读,尤其加大了 CT、磁共振成像的先期规范化操作以及后处理案例。为做到与时俱进,适当加入了功能与分子影像学及人工智能在医学影像后处理的应用和仿真机后处理技术,最后还对不同厂家的机型及不同后处理软件进行了应用性介绍。本书内容明快、简洁、实用性强、针对性强,适于医学影像专业学生及放射师阅读使用。

图书在版编目(CIP)数据

医学影像后处理技术 / 王骏等主编. —3 版. —南京:东南大学出版社,2023.10
　　ISBN 978 - 7 - 5766 - 0835 - 9

　　Ⅰ. ①医… Ⅱ. ①王… Ⅲ. ①影象诊断 Ⅳ. ①R445

中国国家版本馆 CIP 数据核字(2023)第 150754 号

责任编辑:周荣虎　**责任校对**:子雪莲　**封面设计**:顾晓阳　**责任印制**:周荣虎

医学影像后处理技术(第 3 版)

主　　编	王　骏　刘文亚　陈　凝　刘小艳
出版发行	东南大学出版社
出 版 人	白云飞
社　　址	南京四牌楼 2 号　邮编:210096　电话:025 - 83793330
网　　址	http://www.seupress.com
电子邮件	press@seupress.com
经　　销	全国各地新华书店
印　　刷	南京玉河印刷厂
开　　本	889 mm×1 194 mm　1/16
印　　张	23.75　彩插 8 面
字　　数	650 千字
版　　次	2023 年 10 月第 3 版
印　　次	2023 年 10 月第 1 次印刷
书　　号	ISBN 978 - 7 - 5766 - 0835 - 9
定　　价	78.00 元

* 本社图书若有印装质量问题,请直接与营销部调换。电话(传真):025 - 83791830。

《医学影像后处理技术》
（第3版）
编 委 会

袁　滨　武警特色医学中心

顾海峰　解放军东部战区总医院

殷露宴　齐齐哈尔医学院

唐　敏　南京市六合区人民医院

黄燕涛　四川省自贡市第一人民医院

曹　阳　无锡市惠山区人民医院

盛太平　天津中国人民解放军空军水上村医院

谢友扬　无锡市惠山区人民医院

臧毅鹏　北京科技大学

序

自亨斯菲尔德(Hounsfield)于 1972 年发明计算机断层扫描仪(CT)以来,医学影像逐步进入数字化后处理时代,并伴随着计算机的进步而进步。海量存储、光纤通信等促使医学影像后处理技术朝着"更高、更快、更强"的方向发展,即医学影像后处理的图像质量越来越高,后处理的速度越来越快,后处理的功能越来越强大。在我国,特别是进入 21 世纪后,医学影像全面进入数字化,医学影像后处理的价值突显,并逐步发展成为衡量医学影像学科水平的标志之一。

在医学影像数字化后处理的早期,大部分只是利用窗口技术,通过窗宽、窗位对已重建好的数字图像进行亮度与对比度的调制,提高图像的密度分辨力,以补偿数字图像空间分辨力的不足,并通过后处理技术在一定程度上弥补因 X 线曝光不足或曝光过度所致图像的欠缺。在此期间,绝大部分放射师是利用窗口技术在满足人体组织结构层次丰富的基础上,根据诊断需要追求适当的对比度。当然,其间还有 CT 值的测量等,总的来说基本局限在二维的平面图像上。

随着多排探测器 CT 的产生,医学影像后处理技术进入第二个阶段——三维显示。医学影像可以通过多种三维重组技术显示而更为精准,它可采用多角度、多层次显示病灶特点、与周围正常组织结构之间的关系,为手术定位、放射治疗方案的制订等建立强大的空间概念,避免术中及放射治疗对重要组织结构的损伤。

PET/CT 的出现,宣告医学影像后处理技术进入第三个阶段——图像融合时代。它是利用 PET 对病灶的敏感性和 CT 的高空间分辨力相结合,为疾病的早期显示与定位起到良好的效果,并开创了功能与分子影像学时代。现已产生磁共振/PET,而磁共振与数字减影血管造影(DSA)的图像融合也在研发之中。由此,作为医学成像的第三步——医学影像后处理技术不仅仅是单纯意义上的图像融合,更是科学技术的融合。

采用医学影像后处理技术的目的在于,增加图像的细节对比,使空间分辨力最佳,抑制图像噪声,整合所有相关影像的信息资源并加以提取,为诊断与鉴别诊断提供帮助。然而,这强大的后处理功能没能得到放射师很好的应用与体现。就大型、综合性临床医学影像学科而言,放射师相当于侦察兵,其目的就是通过诸多医学影像技术,包括应用后处理技术来发现病情、特征性地显示病情。为此,放射师亟须提高自己的专业素质,同时教育层面应重视复合型人才的培养,特别是计算机与医学影像技术相嫁接的复合型人才,这也是医学影像技术学作为一门相对独立的边缘学科综合发展的要求,也是医学影像技术学向纵深发展亚学科的需求。由此,《医学影像后处理技术》作为一门大学课程应运而生。

随着计算机与人工智能的进步,医学影像科从过去仅从事透视与拍片的辅助科室发展成包括 DR、CT、MRI、DSA、超声、核医学及放射学治疗与介入微创治疗在内的大型综合性临床科室,提供的图像也从过去二维的黑白图像发展为经影像后处理所具有的彩色多角度显示的三维结构图像。医学影像历经了从解剖、代谢、功能、分子、能量成像等领域的发展过程,数字影像替代模拟影像,二维图像发展到三维多角度、深层次全景显示,从而使过去仅有的"极限分辨力"拓展为空间分辨力、密度分辨力、时间分辨力、平面分辨力、纵向分辨力、能量分辨力、化学分辨力等。卫生行政部门从没有像今天这样高度重视医学影像学科的建设与发展,用于购买影像设备的资金已占全院设备资金的一半以上。医学影像技术的进步,不仅发展、完善了临床诊断,为疾病的早发现、早诊断、早治疗奠定了基础;也丰富了教学、增加了科研的含金量;更为精准医疗的开展、循证医学的发展、医学大数据的形成做出了不可磨灭的贡献。反过来,也正是临床诊断的需求,促进了医学影像技术的发展与完善,让医学影像技术的成果越来越贴近临床,并随着人工智能的发展在不断进步。

为此,本书第3版秉承了前两版从简单的医学数字图像谈起,避开了医学影像后处理技术的复杂原理与算术公式,做到删繁就简的同时,详细阐述了医学影像后处理技术的一些方法,如平滑技术、增强技术、测量及三维显示等技术,并突出显示对 X 线、CT、磁共振图像后处理技术的解读,尤其加大了 CT、磁共振成像先期规范化操作及后处理实例。为做到与时俱进,适当加入了功能与分子影像学及人工智能在后处理方面的应用等内容,最后还对不同厂家的机型及不同后处理软件进行了应用性介绍。

总之,本书以明快、简洁、实用性强、针对性强为其主要特征,汲取了当代医学影像后处理的最新发展成果,例如人工智能在医学影像后处理中的应用及仿真机后处理技术等。适用于医学影像学生及放射师使用。这里需要特别强调的是,后处理技术远不是万能的,必须在规范作业的基础上方能显现其价值所在。综观全局,希望广大师生及放射师在教学与应用中创造性地使用本书,并把你们的心得和体会通过作者的微信:1145486363,或E-mail:yingsong@sina.com 尽快反馈给我们,以利再版。

本教材的顺利出版发行得到了东南大学出版社张慧副总编、出版部周荣虎主任以及全国同行和编委会全体与会专家学者的大力支持,在此一并感谢。

谨以此书献给为医学影像技术学事业发展不断拼搏的人们!

王骏　于南京都市之巅

2023 年 1 月 9 日

目　录

第一章　总论

医学影像在疾病的确诊、分期以及治疗手段选择等方面起到了重要或者说是决定性的作用,它是通过某种医学成像方式非侵入地取得人体内部组织结构的图像,反映人体组织的客观信息。随着计算机技术和医学成像技术的迅速发展,数字成像技术在临床中的应用更加广泛,如数字X线摄影(DR)、计算机断层扫描(CT)、磁共振成像(MRI)、数字减影血管造影(DSA)等。这些数字化设备大都配备具有丰富图像处理和分析功能的图像工作站;再者,医学成像技术的数字化使得医学图像的信息量迅速膨胀,在此背景下,医学影像的后处理与分析技术在医学影像学的地位就显得尤为重要。

第一节　医学数字图像基础

数字成像技术包含了从模拟技术到数字技术转换原理及计算机软件和硬件的应用,具有强大的影像后处理、较宽的动态范围,实现了图像的数字化存储和远程传输。本节主要介绍医学数字图像的基本概念、形成及医学中常用的图像处理技术。

一、模拟图像与数字图像

图像是指用各种不同的形式和手段观测客观世界而获得的,可以直接或间接作用于人眼并产生视觉的实体表达形式。图是客观物体透射或反射光的能量分布,像是人的视觉系统接收物体在大脑中形成的印象和认识,它是对客观存在物体的一种相似性的生动模仿与描述。根据图像产生的形式或方法不同,分为模拟图像和数字图像。

通常我们在生活中所看到的自然景色或物体一般是模拟图像,传统的X线透视影像、普通X线照片等也属于模拟影像,这些图像由无数个图像元素构成,这些图像元素在空间上是无限可分的,其明暗变化也是连续的。模拟图像一般情况下不能直接被计算机识别。数字图像是将模拟图像分解为有限个小区域,并赋予每个小区域的颜色值以量化的离散值,也就是说,数字图像像素间距是离散的,明暗变化也是离散的。数字图像可以直接输入计算机加以处理和分析。从应用角度分析,数字图像较之模拟图像的优势在于:数字图像的密度分辨力高,可进行图像后处理,可高保真地存储、调阅、传输,为建立图像存储与通信系统(picture archiving and communication system, PACS)实现无胶片化、远程会诊、资源共享奠定基础。

二、数字图像的形成

不论哪种数字成像技术,尽管其成像方式各异,如数字X线摄影是以投照的方式,CT是通过扫描的方式获得人体信息,但数字图像的形成过程大都包括以下步骤:

1. 数字图像的采集　数字图像数据采集是借助于不同的影像接收器〔成像板(IP)、平板探测器(FPD)、电子耦合器件(CCD)、摄像管、探头等〕,将摄影或扫描后收集到的模拟信号经模数转换器(A/D)转换为数字信号。此过程可分为四个步骤:

(1) 标本分割:通过影像接收器的扫描或曝光,把图像分割成若干个等分的区域,这些被分割的区域在图像处理中称为像素。同时,标本分割也是对图像行和列栅格化的过程。一般来说,图像栅格(数字图像所有像素的阵列,也称为图像矩阵)的大小决定了像素的数量,这些行和列对像素而言,有助于识别和寻址。

(2) 采样(图1-1):将模拟图像中连续分布的图像元素转换成空间离散分布的像素的过程,即用有限数量的像素来近似代表原图像。图像被分割后,按照图像被分割的像素顺序,逐点、逐行地对每一个亮点采样,每个像素的亮点通过影像接收器转换为电子信号。采样过程中,采样间隔的选取是一个重要的问题,它决定了单位空间内像素的数量,即忠实于原图像的程度,一般情况下,采样间隔应小于图像中感兴趣细节尺寸的一半。采样间隔越小,单位空间内像素越多,像素间隔小,反映原图像的细节越多,影响了数字图像的空间分辨力(图1-2)。

（3）量化：经过采样的图像还不是数字图像，因为每个像素的明暗变化还是连续的，量化(如图1-3所示，是对图1-1方框部分的显示)是把模拟信号连续变化的明暗程度转换成离散的有限个等级的整数值，即被采样的每个像素亮度值被取整(正数或负数或零)，所取的数值决定了数字图像的灰度值，灰度值的总和称为灰阶。量化过程中，这些整数表示的数字信号完全依赖于原信号的强度，并且与原始信号强度呈正比关系。量化级数(灰阶数)越高，越能反映原图像的明暗层次及细微变化，影响了数字图像的密度分辨力(图1-4)。

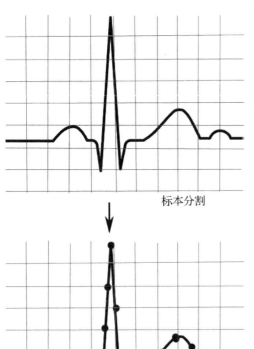

标本分割

采样

图1-1 模拟图像标本分割与采样

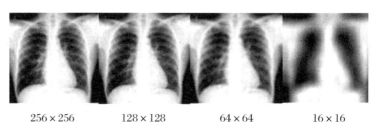

256×256　　　128×128　　　64×64　　　16×16

图1-2 像素数对图像质量的影响

图1-3 模拟灰度量化

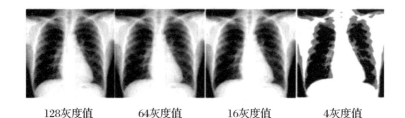

128灰度值　　　64灰度值　　　16灰度值　　　4灰度值

图1-4 灰度级对图像质量的影响

（4）模数转换：由模数转换器完成，它在不同的时间分别采样和测量不同点的强度值。模数转换器信号的采集还与显示图像的灰阶有关，通常采集的位深为8比特(2^8)，能显示256个灰阶图像。

2. 数字图像的处理　该过程主要由计算机完成，对于接收的数字信号做快速实时的处理。计算机图像处理涉及很多算法，根据临床需要可以选择多种图像处理技术，对数字图像数据进行运算重建后在显示器上显示，基本处理方法是改变像素的灰度值或空间位置，或者是利用专业软件对原始采集数据进行后重建处理。

三、医学影像后处理中常用概念

目前医学影像检查手段如CR、DR、CT、MRI、DSA、SPECT、PET和超声等产生的数字化图像，经计算机技术对其进行再加工并从定性到定量对图像进行分析的过程称为医学影像后处理技术，包括图像变换、图像编码、图像增强、图像恢复、图像分割、图像的理解和识别。

通过PACS处理，医师能快速地得到受检者的医学影像信息。但由于检查设备成像、显示器的刷新率、场频及帧频等影响，以及人眼观察时的图像闪烁，都会给诊断带来不利影响。

为了给受检者提供更准确的诊断结果，PACS工作站采集DICOM图像信息后，经影像后处理，可以对图像进行处理和分析,再以 DICOM 文件格式在网络中传输,为医师提供诊断信息。经过医学影像处理后的图像,增强了图像的显示力,使医师能更准确、更方便地做出诊断,满足受检者的需求。在现代图像处理中,计算机有专门的显示存储区域,显示器上所显示的内容都可以找到相应的显存区域与之对应,而具体如何显示出图像、图形或文字等,则由专门的视频处理硬件来完成。

1. 像素(pixel) 又称像元,构成数字图像的最小单元,是图像的基本单位。在数字影像中实际上它是人体某部位一定厚度信息的二维影像,单位为 mm×mm。

$$像素 = \frac{FOV}{矩阵}$$

2. 体素(voxel) 等于像素面积与层面厚度的乘积,是体积单元的简称,为三维影像,单位为mm×mm。

3. 矩阵(matrix) 像素以二维方式排列的阵列,它是一个数学概念,表示横成行、纵成列的数字集合。相同采样野的情况下,矩阵越大像素就越多,呈现的或重建后的数字图像的空间分辨力越高,图像越清晰。但图像数据量越大,所占空间越大,处理或传输时间越长。常用的矩阵尺寸有:256×256、512×512、1024×1024 等。通常有显示矩阵、采集矩阵,为使机器所产生的图像最佳显示,往往采用显示矩阵≥采集矩阵。

矩阵是二维结构的数据,同时量化值取整,所以,一幅数字图像可以用一个整数矩阵 $f(i,j)$ 来表示,矩阵的元素位置 (i,j) 对应数字图像上的一个像素点的位置,矩阵元素的值 $f(i,j)$ 则为对应像素点的灰度值(图 1-5)。

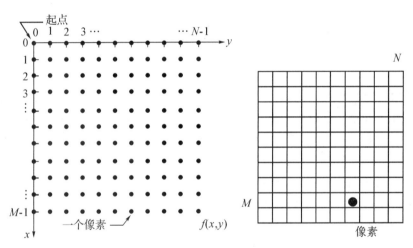

图 1-5 数字图像的表示

4. 原始数据(raw data) 由影像接收器接收的信号,经放大及模数转换后输送到计算机,已经转换为数字信号但未经图像处理的,或经过预处理的这部分数据。

5. 灰阶(gray level) 显示器上显示的人体不同组织结构的亮暗程度。灰阶是由灰度量化过程决定的,根据人眼的视觉最大等级范围,灰阶一般只有 16 个刻度,但每一个刻度内又有 4 级连续变化的灰度,故共有 64 个连续的灰度等级。

6. 图像重建(reconstruction) 原始数据由计算机采用特定的算法处理,得到二维或三维可用于诊断的图像,这种处理方法或过程为图像的重建。图像的重建速度是衡量计算机和机器设备性能的一个重要指标。

7. 图像重组(reformation) 不涉及原始数据的一种图像处理方法,它是利用已经重建好的图像,重新组合或构筑二维或三维的影像。由于使用已形成的图像,所以重组图像质量和已形成的图像质量密切相关,比如 CT 中,重组图像质量与扫描层厚度大小和数目息息相关。一般来说,扫描层越薄、图像数目越多、重叠越多,重组的图像效果越好。

8. 窗口技术(window technology) 根据人眼的视觉特点采用计算机设置的不同灰度标尺。通过选择合适的窗宽(window width)和窗位(window level/center)来观察图像的感兴趣区,有利于被检部位的显示。窗宽表示图像显示灰度范围上下限之差,即所显示 CT 值的最大范围。窗位表示图像所显示的中心 CT 值,上下限的平均值则为窗位或窗水平。通常,外伤、肿瘤转移到骨骼、骨骼本身疾病需调制骨窗片。

9. 扫描野(field of view,FOV)　或称有效视野,扫描前设定的可扫描范围。扫描野可有一个或数个,大小范围在 16～50 cm。

10. 层厚(slice thickness)　扫描或重建断面图像的厚度。

11. 螺距(pitch)　X-CT 球管旋转一周检查床移动的距离与射线束宽度的比值,为无量纲单位。是螺旋 CT 的扫描参数,在扫描前设定,当层厚和扫描范围一定时,螺距越大,扫描时间越短,空间分辨力越低。

12. 重建间隔　每相邻两层重建图像之间的距离。它是后处理参数,可做多种选择重建图像,重建间隔缩小可以提高三维图像重组如多平面重组(multplanar reformation, MPR)、最大密度投影(maximum intensity projection, MIP)、表面阴影显示(surface shaded display, SSD)等的图像质量。

13. 空间分辨力(spatial resolution)　是指在高对比的情况下,即密度分辨力>100 HU 或>10%,能够分辨图像细节的能力,即对物体空间大小最小距离的鉴别能力,又称高对比分辨力,用 LP/cm(LP/mm)或毫米(mm)为单元表示,可辨最小物体直径(mm)=5÷LP/cm。数字图像的空间分辨力最主要由像素的大小决定。

14. 密度分辨力(density resolution)　又称为灰度分辨力、低对比度分辨力,即<1%时,或 ΔCT<10 HU 表示能够分辨不同组织的能力,即在低对比情况下,分辨物体微小差别的能力,单位为百分数毫米或毫米百分数。数字图像的密度分辨力由量化后灰度级数决定,噪声是影响密度分辨力最主要的因素。

15. 时间分辨力(time resolution)　又称为动态分辨力,指成像系统对运动部位成像的瞬间显示能力或者说是成像设备单位时间内采集图像的帧数。时间分辨力越高,对动态组织器官的成像显示能力越强,影像越清晰。

16. 显示分辨力(display resolution)　显示器在显示图像时的分辨力,通常以像素数表示。指整个显示器上可视面积水平和垂直像素数的总和,人眼能识别的最高显示分辨力为 800×600。

17. 比特(bit)　又称位深,表示信息量的单位。比特值越大,信息量越大,量化精度越高,数字图像的密度分辨力越高。常用的比特值为 8、12、16。

18. 噪声(noise)　使图像模糊或清晰度下降的一种随机干扰,在医学图像中表现为一种图像的颗粒状或雪花样改变,对数字图像质量影响大,对于数字图像而言要有足够的信息量。噪声主要来源于光量子噪声、电子元器件噪声、图像处理过程中形成的噪声等。

19. 信噪比(signal noise ratio)　描述数字影像采集中噪声的一种方法,表示信号强度与噪声强度的比值,它是数字图像质量评价的重要指标。信噪比越大,图像密度分辨力越高。

第二节　常用数字图像处理技术

医学影像设备采集的数字图像数据在计算机上存储,由于医学影像成像系统、传输介质和记录设备等因素,医学图像在形成记录过程中往往会受到多种噪声的影响,医学图像处理一般是在去噪的基础上对图像进行增强,以消除图像中的无关信息,恢复有用的真实信息。常用的处理技术有滤波、增强、缩放、旋转、平移等几何变换技术。对于数字 X 线摄影图像后处理主要应用增强技术与兴趣区的定量估值,而对于 CT、MRI 等的图像后处理技术还包括图像后重建、重组、融合等。

一、图像调用与观察

1. 图像的调用　在查询对话框中,可用多种条件进行组合查询。查询条件设置完成后,选择"查询"按钮,在屏幕上会显示所有满足条件的受检者影像信息,此时还可以分别依据详细资料与大图标两种方式进行查看。然后用鼠标选择欲处理的受检者影像,双击鼠标即可进入图像后处理软件界面以进行下一步的后处理操作(图1-6A~C)。

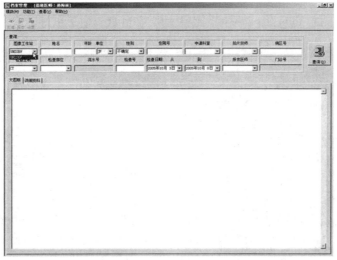

A

B

C

图1-6　图像的调用与观察

2. 图像查看方式　选择屏幕上方或者左侧工具栏上"页版式"命令设置图像查看方式,即在屏幕上显示不同数量的连续 CT 影像。选择屏幕上方工具栏中的"全屏"命令将某幅感兴趣的 CT 图像显示在整个屏幕上。选择菜单上的"信息"命令去掉图像上的文字信息以便于更好地观察图像(图 1-7A~D)。

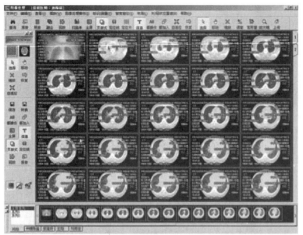

A

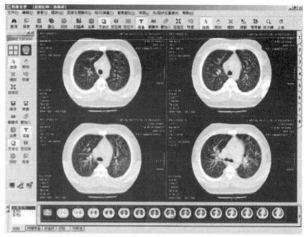

B

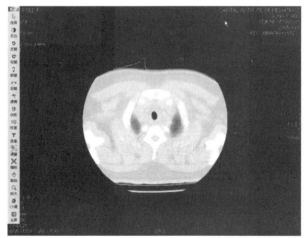

C

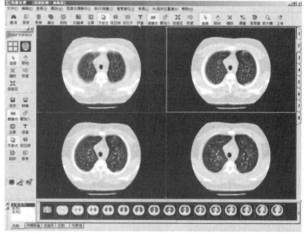

D

图 1-7　图像查看方式

3. 图像的定位线标识　选择屏幕上方工具栏中的"定位线"命令可以将人体组织、器官的平片图像与横截面图像有机结合进行观察。图像的定位线标识功能可以使临床医师能够直观地获得每一幅图像的空间扫描位置(图 1-8)。

二、兴趣区几何处理

几何处理主要包括坐标变换,图像的放大、缩小、旋转、移动、图像配准、畸变校正、扭曲校正和周长、面积、体积计算等。通常又有几何变换和图像测量。

1. 几何变换　通过几何变换可以改善由于在图像采集过程中受检者体位设计、采集条件等原因带来的对诊断的影响,帮助医

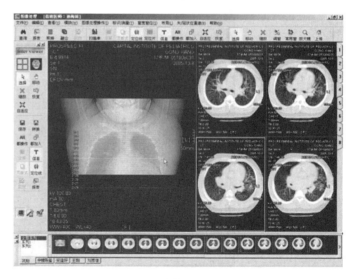

图 1-8　图像的定位线标识

师更好地观察图像。通常,几何变换的类型有:缩放、旋转、镜像、定位及裁剪等。图像的缩放功能可用于观察病变的局部细致的形态结构和整体形态,还可以通过放大镜显示(图 1-9A~E)。而旋转功能使医师根据自己的观察习惯对图像进行不同角度的旋转(图 1-10A、B)。

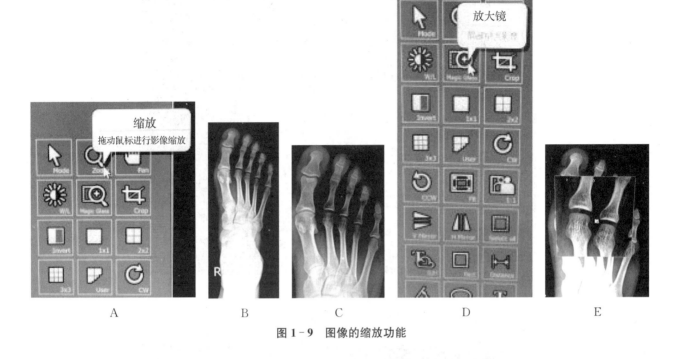

图 1-9　图像的缩放功能

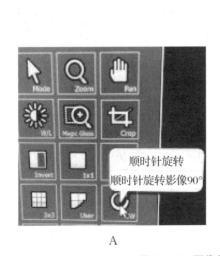
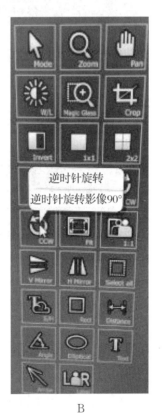

图 1-10　图像的旋转功能

2. 图像测量　图像测量的主要目的是提取出对临床诊断有用的定量信息,进行定量估算,常用的方法有以下几种(如图 1-11A、B 所示 CT 后处理中常用的测量参数):①用不同的灰度级或颜色来显示图像的量值;②感兴趣区的显示和测量;③兴趣区主要有长度、角度测量,周长、面积测量,平均密度值测量等;④部分图像区域的放大和旋转;⑤特征提取和分类、病变部分的识别和定量分析等。

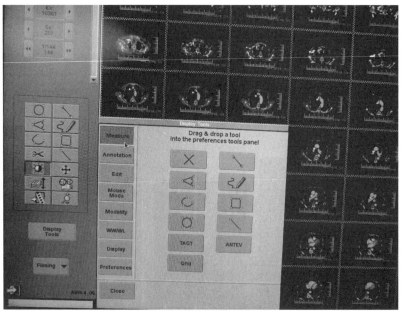

A

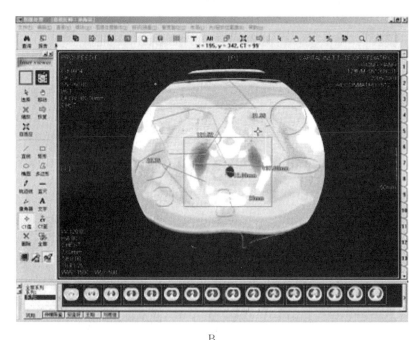

B

图 1-11　CT 测量参数界面

　　图像测量的方法是:选择图像后处理软件菜单栏上"标识/测量"命令,屏幕左侧工具栏变成图像标识与测量的相关选项。

　　(1) 长度与角度测量:选择测量起点,移动鼠标至测量终点,再次单击,在屏幕上显示测量结果。

　　长度测量用于病变大小、深度等的测定。同样方法可以对角度进行测量,在屏幕上显示测得的角度值,角度测量通常用于病变与周围组织的关系测定和确定手术方案,如图 1-12 是对长度与角度的测量。

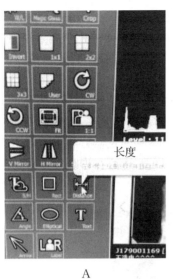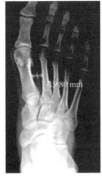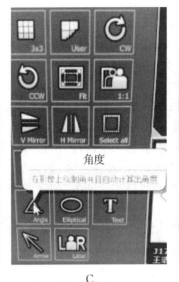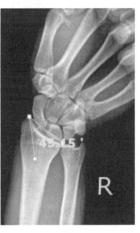

A   B   C   D

图 1-12 长度与角度的测量

在影像后处理工作站中还可引入骨科模板,帮助医师进行手术计划。如在髋关节手术规划中通过测量长度、角度,放入模拟钢针并且可以计算钢针大小、形态、放置位置等重要手术参数(图 1-13)。

(2)周长与面积测量:病灶区的周长和面积同样具有诊断价值。在图像后处理软件中选择"测量周长及面积"按钮后,在被捕获图像上测量起点按下鼠标左键圈出欲测量周长及面积的区域,移动鼠标至测量终点,松开按下的鼠标左键,在程序提示条中即可显示被测区域的周长及面积(图 1-14)。在心脏彩超中,周长与面积的测量常用于判断器官的狭窄扩张、血液反流面积等病变。

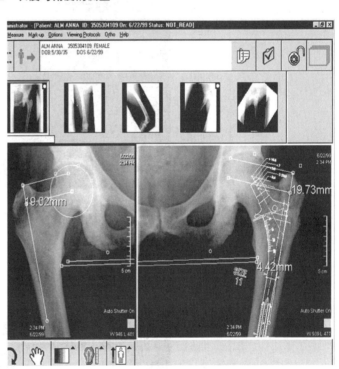

图 1-13 髋关节手术规划测量

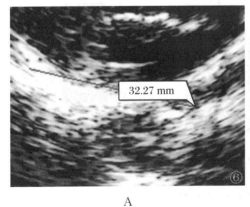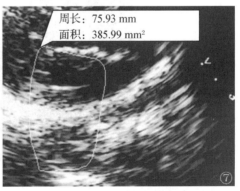

A   B

图 1-14 周长与面积测量

（3）宽度与容积测量：宽度测量主要用于对心肌缺血、心肌梗死的诊断。如图1－15A显示的是冠状动脉血管造影图像中对血管狭窄程度的测量，通过测量冠状动脉宽度，判断有无动脉狭窄导致缺血改变。容积测量常用于心脏分析功能（图1－15B），通过测量不同时间的心腔容积，计算出心腔体积变化，判断心脏射血的能力。

（4）平均密度值测量：平均密度值测量主要应用在CT图像诊断，单位使用CT值（HU），表示的是测量面积内的平均密度值。通常CT图像与数字X线图像都可以用不同的灰度表示密度高低，吸收X线多的人体器官和组织密度高，图像呈白色，反之则呈黑色。图像的黑白度反映的是器官和组织对X线的吸收程度，黑影表示低吸收区，即低密度区，如肺部；白影表示高吸收区，即高密度区，如骨骼。平均密度测量在确定病变性质、组织类型等诊断中起着非常重要的作用。

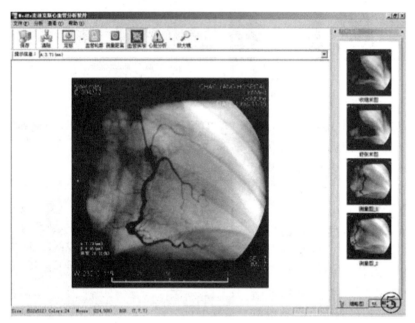

A

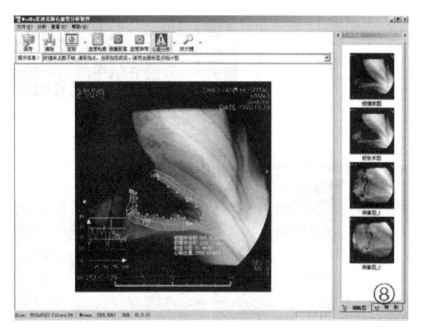

B

图1－15　宽度与容积测量

图 1-16A 显示在头部 CT 测量中,测得头部的矩形面积 Ar 为 5009,平均密度值 Av 为 31 HU,密度均方差 SD 为 8.3;图 1-16B 显示测得头部的不规则形状面积 Ar 为 4283 mm²,平均密度值 Av 为 32 HU,密度均方差 SD 为 7.3。

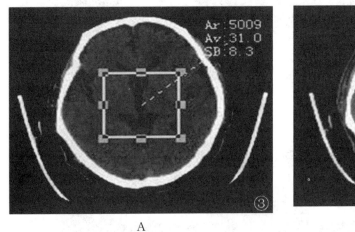 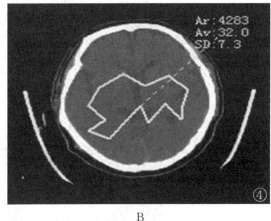

图 1-16   平均密度值测量

三、医学图像平滑技术

大量实验研究表明,医学数字化设备获得的图像受离散脉冲噪声、椒盐噪声及零均值的高斯噪声影响较严重,噪声对图像分割、特征提取和识别具有直接影响,消除图像噪声成分的处理称为图像的平滑技术或滤波。常用的平滑技术有均值滤波法、中值滤波法、低通滤波法等。

1. 均值滤波法   用某个像素邻域内的各点灰度值的平均值代替该像素原来灰度值的处理方法,因为常见的噪声灰度值一般与周围像素的灰度值不相关,且亮度高于其他像素,因此采用均值滤波方法可以有效抑制噪声。它是直接在空间域(在空间坐标系中描述像素灰度值和空间位置关系函数的域,如我们习惯的医学图像形式,X线片、CT/MRI片等)上对图像进行平滑处理,也是消除图像噪声的平滑技术中最简单的一种。均值滤波不区分噪声还是边缘,去噪的同时,图像的边缘也会变模糊。针对这一问题,改进的方法有超限邻域平均法、加权邻域平均法等。

2. 中值滤波法   与均值滤波法类似,选择适当的窗口作为覆盖模板,所不同的是对某个像素邻域内各点灰度值进行排序,用中间值代替该像素的灰度值。常用的窗口有方形、十字形、圆形等,但窗口所含像素的个数为奇数。此处理方法对椒盐噪声的处理效果较好,因为中值滤波是一种非线性的处理方法,能较好地保持图像边缘,图像中小的细节会丢失。

3. 低通滤波法   均值滤波和中值滤波都是在空间域对图像进行处理,低通滤波法是在频率域(表示像素频率和相位/幅度间的函数关系)抑制高频成分而不影响中低频成分,以此来削弱噪声的图像处理方法。对于空间域的二维医学图像,经傅立叶变换后可以把图像信号转换到频率域。在频率域中,高频分量是灰度变化较剧烈的部分,对应于图像中组织器官的边缘及噪声,低频分量是灰度变化较平缓的部分,代表图像的主要信息。对频率域中高频成分抑制,保留低频后,再通过傅立叶反变换,将处理后的频率域图像映射为空间域图像,以便于观察诊断。

平滑技术可以降低噪声,提高图像质量,但或多或少会削弱图像边缘信息,使得图像的边缘模糊,轮廓不清楚。图像平滑处理的操作方法是选择后处理软件左侧工具栏中的"滤镜"按钮,在弹出的"滤镜"对话框中选择"均匀"滤镜,并可以通过对强度的调节与对预览窗口中图像的观察来选择最适合的图像平滑效果(图 1-17)。

四、医学图像增强技术

医学图像增强技术是临床上应用最多的图像处理技术之一。一方面,为了便于医师对图像的判读,图像需要适当的对比度;另一方面,为了图像的进一步处理和分析,我们需要通过图像增强技术提高图像的信噪比,突出图像的某些特征,如边缘、细节等。所谓的图像增强就是为了改善视觉效果或便于对

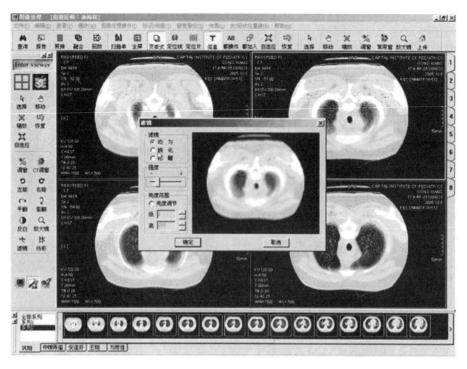

图 1-17　医学图像平滑技术

图像的分析理解,所采取的改善图像质量的方法或对图像特征所进行的加强处理。

1. 对比度增强　主要用来扩大图像的灰度范围,从而达到图像增强的目的。对比度增强又称为对比度变换、对比度拉伸等。它是将图像的灰度值按照某种映射关系映射为不同的灰度值,从而改变相邻像素间的灰度差异。对比度增强的特点是输入与输出图像像素是一对一的关系,是点对点的运算,只改变像素的灰度值,不改变像素的空间位置。

(1) 对比度增强常用方法

① 线性变换:按照线性映射关系对图像进行灰度变化,函数关系可以描述如下:

$$G_t(n,k)=aG_0(n,k)+b \qquad (公式1-1)$$

$G_t(n,k)$ 代表像素点 (n,k) 处的处理后灰度值,$G_0(n,k)$ 为处理前的灰度值。a 是对比度系数,是正实数,改变图像的对比度,$a>1$,变换后对比度增强,$a<1$,变换后对比度减小;b 是亮度调节系数,可以改变图像整体亮度。对于一幅具有 256 灰度值的图像来说,当 $a=-1,b=255$ 时,得到的就是反转灰度图像。线性变换对图像的效果如图1-18、图 1-19 所示。

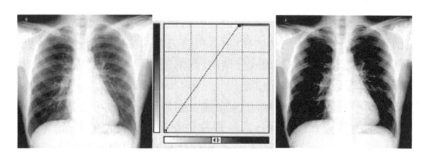

图 1-18　线性变换对图像显示效果的影响
左图为原始图像,右图为增大对比度系数后的图像

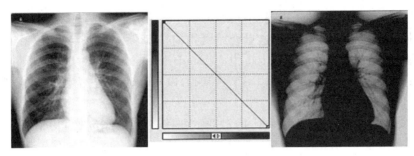

图1-19 图像线性变换中的灰度反转
左图为原始图像,右图为进行灰度反转后的图像

②非线性变换:对数变换和指数变换是非线性变换的常用方法,指数变换对图像的高灰度区给予扩展,而对数变换对图像的低灰度区给予扩展。

③窗变换:通过某一映射关系对灰度值落在某一范围内的目标进行对比度增强,就好像开窗观察只落在窗口视野范围内的目标一样。窗变换是医学图像处理中应用较广泛的方法,又称为窗口技术,它是针对高精度医学图像和显示器显示分辨力不足及人眼对灰阶的分辨力有限这些情况,通过开窗技术获得感兴趣区的高质量图像(图1-20A、B,图1-21)。图1-20中,原始图像的灰度范围为零到最大值,根据感兴趣区域不同,将观察部位灰度值置于窗口中心,即为窗位,设置窗口的灰度上限值及下限值,灰度上下限灰度范围即为窗宽。

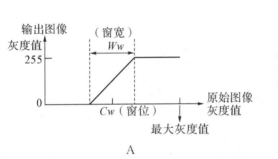

图1-20 窗口技术原理图

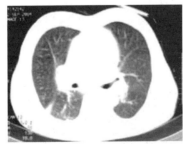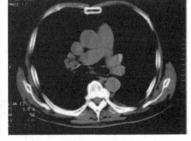

图1-21 CT窗口技术
左图为肺窗(窗宽1000 HU、窗位-700 HU),右图为纵隔窗(窗宽450 HU、窗位45 HU)

(2)对比度增强应用举例

①影像后处理技术中的动态范围控制以及谐调处理:动态范围控制(dynamic range control,DRC)是将在动态范围内的曝光不足或曝光过度造成的影像密度调整为最适宜处显示。对于曝光不足或过度的影像产生一个相应的能量增加或减弱的过滤蒙片,该蒙片对曝光不足的区域进行能量增加,对曝光过度的区域进行能量减低,从而获得合适的密度。在胸部、骨盆及四肢的摄影中,由于部位体厚及组织密度差异大使成像范围内的对比度差异大,这些部位的数字X线摄影也可利用动态范围压缩以获得良好对比度。

谐调处理（gradation processing），又称为层次处理，主要目的是改变影像的对比度、调节影像整体密度。不同厂家的技术参数并不完全一致，这里介绍常用的技术参数。在某些 CR 系统中有四个常用参数，谐调曲线类型（gradation type，GT）、旋转中心（gradation center，GC）、旋转量（gradation amount，GA）和移动量（gradation shift，GS），它以 GT 为基础，以 GC、GA、GS 为调节参数，调节影像对比度、密度，从而实现影像的最优化。

GT——是一组非线性的转换曲线，类似于胶片特性曲线，通常有 16 种针对不同部位的配置曲线。

GC——为谐调曲线的中心密度，根据医学影像的诊断要求一般设定为 0.3～2.64，实际应用中将 GC 置于感兴趣区的中心位置。

GA——主要用来改变影像的对比度，类似于屏片系统的 γ 值，GA 越大，对比度越大，反之，GA 越小，对比度越小；实际应用中 GA 总是围绕 GC 进行调节。在 −4～+4（有的 CR 系统为 −9.9～+9.9）范围内取值。

GS——用于改变整幅图像的密度，曲线右移减小影像光学密度，左移增加影像光学密度，取值范围为 +1.44～−1.44。

②运用窗口技术调整影像的层次与对比度：现代医学影像后处理技术如 CR、DR、CT 等，影像的层次与对比度的调节更多地倾向于窗口技术（图 1-22、图 1-23），尽管数字 X 线摄影和 CT 等窗口的概念有所区别，但通过窗口技术使得影像亮度、对比度的调节操作简单化，并能满足临床诊断的需求。拉动鼠标，改变窗宽在一定范围内可以控制影像的对比度，改变窗位控制图像亮度。

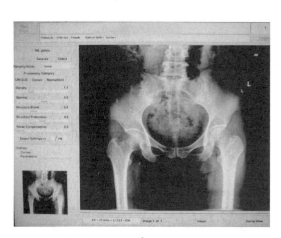
A

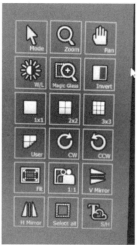
B

图 1-22 DR 图像后处理界面

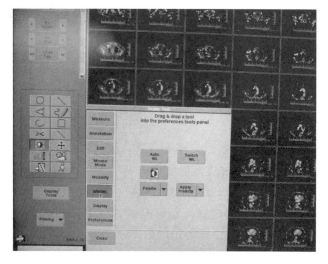

图 1-23 CT 窗口技术界面

2. 直方图均衡化　所谓直方图,一般指的是灰度直方图,表示数字图像中每一个灰度等级与该灰度等级出现频数间的对应关系。灰度直方图反映了图像灰度值的统计特性,与像素位置无关。从直方图中我们可以获知图像的整体灰度情况(如整体对比度和亮度如何),但不能确定是哪些位置的像素。

直方图均衡化的基本思想是对在图像中出现频次较高的灰度值进行展宽,对像素个数少(出现频次小)的灰度值进行归并,从而将图像的直方图变为较均匀,使图像中目标和背景的对比度增强,图像变得清晰。由于某些灰度值归并,可能会损失一些重要图像细节。直方图均衡化对图像显示效果如图 1-24 所示,图像的亮度提高,对比度升高,图像的层次(如椎体、椎板及棘突的骨纹理等细节)减少。

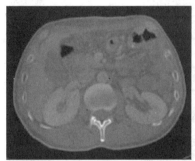 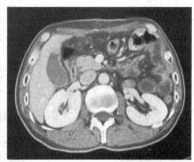

原始图像　　　　　　　　　　　　直方图均衡化后图像

图 1-24　直方图均衡化对图像的影响

3. 图像锐化　图像中目标的边界/边缘往往含有丰富的信息,这些信息对于分析目标的形态等特征十分重要。我们把消除图像模糊、突出目标边界与图像细节的图像增强方法称为图像锐化,锐化的目的是加强图像轮廓,使图像看起来比较清晰。这是一种常用的图像处理方法,但锐化的同时会降低图像的信噪比。

(1) 图像锐化的常用方法

①空间域的锐化:医学图像的边缘是一个与视觉特性相关的概念,当图像相邻像素值间的差别超过人眼能识别的最低阈值时,人眼能识别这些差别,相对应的像素点处就被认为是医学图像的边缘。通过微分及边缘检测算子可得到图像的高频信息,而高频信息通常集中在图像的边缘上,空间域的锐化方法一般是基于微分和边缘检测算子。

②高通滤波法:这是频率域中的图像锐化方法,通过高通滤波转移函数衰减低频分量,而高频分量无损通过。

③带通滤波和适应滤波:可选择性地增强某些特定的或某些感兴趣部分的频率,衰减或保持其他成分。

(2) 图像锐化应用举例:CR 空间频率处理通过对频率响应的调节来显示组织边缘的锐利轮廓,通常有三个参数实施。

①频率等级(frequency rank,RN):对空间频率范围进行分级,低频等级(0~3),适用于增强大结构、软组织,如肾脏和其他内部脏器的轮廓;中频等级(4~5),适用于增强普通结构,如肺部脉管、骨骼轮廓线;高级等级(6~9),适用于小结构,如微细骨结构、肾小区等。

②频率增强(degree of enhancement,RE):控制频率的增强程度。

③频率类型(frequency type,RT):用于调整增强系数,控制每一种组织密度的增强程度。

在 DR 后处理系统也有边缘增强等锐化参数,这些参数的调整可使图像边缘更为锐利,轮廓更清晰。数字图像的锐化处理一般是在去噪、亮度/对比度处理之后进行的,因为图像的边缘及噪声均属于频率域中的高频信号,而锐化处理很多是基于微分及边缘检测算子的算法。锐化对图像的显示效果如图 1-25 所示。

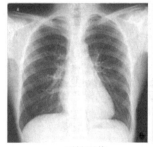 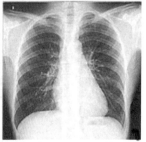

原始图像　　　　　　锐化处理后图像

图 1-25　锐化对图像显示效果的影响

图像锐化处理的操作方法是选择后处理软件左侧工具栏中的"滤镜"按钮,在弹出的"滤镜"对话框中选择"锐化"滤镜,并可以通过对强度的调节与对预览窗口中图像的观察来选择最适合的图像锐化效果(图1-26)。

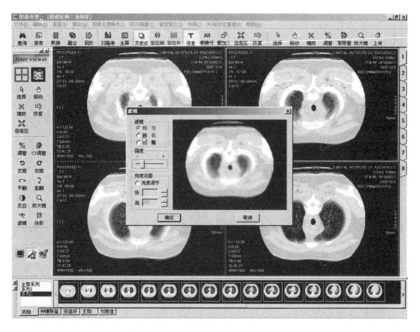

图 1-26　图像锐化处理

五、浮雕效果

图像后处理过程中,还可以通过调节浮雕效果以满足对图像轮廓与边界的特殊观察。

选择后处理软件左侧工具栏中的"滤镜"按钮,在弹出的"滤镜"对话框中选择"浮雕"滤镜,并可以通过对强度的调节与对预览窗口中图像的观察选择最适合的图像浮雕效果(图1-27)。

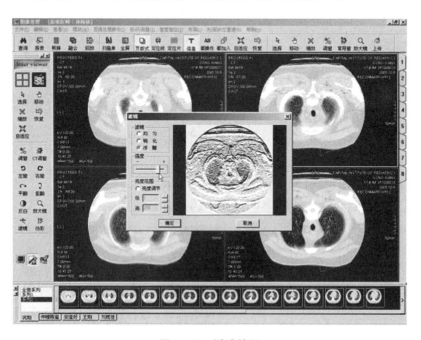

图 1-27　浮雕效果

六、图像负片

图像的负片是经曝光和显影加工后得到的影像,其明暗与被摄体相反。负片需经印放在照片上才能还原为正片。在X线成像中,影像的明暗常与透过X线的多少有关,透过多的则黑,透过少的则白。通常在冲洗后的X线片上显示的黑白图像称为正片,而在透视上图像的黑白度将与X线照片相反,称为负片。负片适用于观察肺内的血管或者小的高密度病灶等结构。

选择需要进行反相处理的图像,然后选择后处理软件左侧工具栏中的"反白"按钮,就可以对反相后的图像效果进行观察(图1-28)。

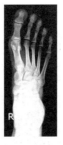 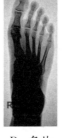

A 正片   B 负片

图 1-28 X线图像的正负片

七、伪彩色处理

医学影像大多是灰度图像,如X线图像、CT图像、MR图像、B超图像等。医学影像的各灰度级都蕴含着丰富的信息,但人眼的生理特性决定了人眼对灰度的分辨能力较差,而对彩色的微小差别却极为敏感。图像的伪彩色处理就是把人眼不敏感的灰度值信号映射为反应较为敏感的彩色信号,增强人对影像中细微变化的分辨力,以提高诊断的效果。

目前,伪彩色处理技术已广泛应用于各种医学影像设备。实现灰度图像伪彩色的方法可分为频率域和空间域两大类。频率域中主要有频率滤波法,它输出图像的伪彩色与黑白图像的灰度级无关,而仅与黑白图像的不同空间频率成分有关,该方法能更好地提取图像的频率信息。空间域中实现医学影像伪彩色增强的方法较为常用的有两种:密度切割法和灰度级-彩色变换法。

1. 密度切割法　是伪彩色图像处理中一种最简单而又最常用的方法。它将图像的灰度 $f(x,y)$ 看作是坐标点 (x,y) 的一个密度函数,假设用一些和坐标平面平行的平面切割此密度函数,即可将此图像的灰度分成若干个区域。显然如果将每一个区域分配给一种色彩,便可以将一幅灰度图像转换成一幅彩色图像。该技术可总结如下:

假设分别在灰度级 $g_0, g_1, \cdots, g_{n-1}$ 处定义 n 个平面,令 g_0 代表黑色,g_{n-1} 代表白色。这 n 个平面将灰度级划分成 $n+1$ 个区域,则灰度级到彩色的赋值根据如下关系进行:

$$f(x,y)=c_k \quad 若 f(x,y)\in R_k \qquad (公式1-2)$$

其中,c_k 是被分层平面所定义的与第 R_k 区域有关的彩色。密度切割法中,可以人为地将不同灰度级设置为不同颜色,但当灰度级太多时,这种方法就显得太繁琐。

2. 灰度级-彩色变换法　是一种更为常用的方法,它比密度切割方法更易于在广泛的色彩范围内达到图像增强的目的。对于绝大多数的色彩都可以用三原色——红、绿、蓝,三色按不同比例进行组合而得到。因此我们可以把一幅图像的每一点的像素按其灰度值独立地经过三种不同色彩的变换之后,再将其合成而得到一幅含有多种色彩的图像。彩色的含量由其各自的变换函数而定,在实际应用中这三个变换一般取同一类函数。其变换过程如图1-29所示。

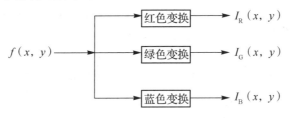

图 1-29 灰度级-彩色变换流程图

经过伪彩色增强后的图像的存储格式与灰度级图像的存储格式相比要复杂。考虑到通用性,可以选取位图作为伪彩色增强后图像的存储格式。由于根据一定的灰度级-彩色变换传递函数得到的调色板是相同的,因此对伪彩色增强图像也可按照灰度图像的方式进行存储。当需要显示时,按照灰度级-彩色变换传递函数生成并装入调色板即可。

3. 伪彩色处理举例(图1-30A~D,彩图1-30)

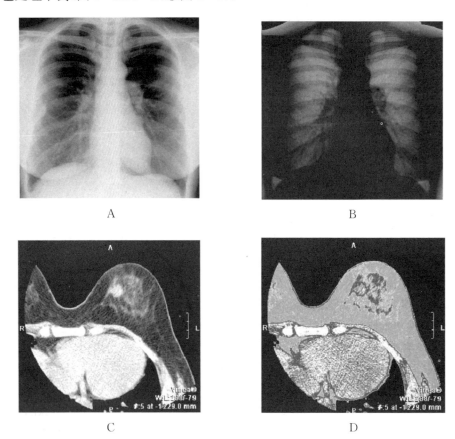

A

B

C

D

图1-30　伪彩色处理效果
A:肋骨骨折图;B:逆灰度编码处理图;
C:乳腺癌病灶图;D:对图C伪彩色处理得到的效果图。

4. 分析　比较图1-30A和B,经反色处理后,肋骨颜色由偏白转向偏黑,更容易判断病灶的位置;此外,若想观察纹理结构,其逆灰度编码影像比原图更为理想。可见,X线影像的反色图从相反的视觉角度来观察图像,在某些场合可以达到特殊的效果。图C为乳腺癌灰度图像,病灶处和正常纹理交织在一起,经过伪彩色处理后,通过颜色的差别,我们可以直观地观察病灶与纹理的情况,视觉效果比原图明显增强。

八、窗口技术

1. 调窗技术的应用　在X线检查中,以胸部X平片为例。如果感兴趣区在肺部,可缩小窗宽,调整窗位,使肺纹理结构与肺野有良好的对比度,细节显示清晰。此时纵隔结构、心影重叠结构因亮度过高而细节显示不良。反之,如感兴趣区位于肋骨、胸椎,则可适当增大窗宽,连续调整窗位,使感兴趣部位的细节显示良好。

在CT检查中,窗宽是CT图像上显示的CT值范围。通常在CT值范围内的组织和病变均以不同的灰度显示,CT值高于此范围的组织和病变,无论高出程度有多少,均以白影显示,无灰度差异;反之,低于此范围的组织结构,不论低的程度有多少,均以黑影显示,无灰度差别。增大窗宽,则图像所示CT值范围加大,显示具有不同密度的组织结构增多,但各结构之间的灰度差别减少。减小窗宽,则显示具有不同密度的组织结构减少,然而各结构之间的灰度差别增加。

2. 调窗技术的操作方法　在图像后处理软件中,调节窗宽与窗位方法有如下两种(图1-31)。

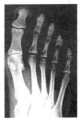 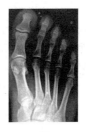

A   B

图 1-31　调窗技术

（1）选择需进行调窗处理的图像，然后选择后处理软件左侧工具栏中"窗"按钮，在弹出的脑窗、肺窗、骨窗、纵隔窗、软组织窗中进行选择。

（2）选择屏幕上方工具栏中"调窗"按钮，并使用鼠标在图像上拖动，直接进行调窗操作。

九、算术处理

算术处理主要是对图像施以加、减、乘、除等运算，虽然该处理主要针对像素点，但非常有用，如医学图像的减影处理就有显著的效果。

十、医学图像分割

医学图像分割就是一个根据区域间的相似或不同，把图像分割成若干区域的过程。目前，主要以各种细胞、组织与器官的图像作为处理的对象。图像分割技术主要基于以下几种理论方法：

1. 基于统计学的方法　统计方法是近年来比较流行的医学图像分割方法。从统计学出发的图像分割方法把图像中各个像素点的灰度值看作是具有一定概率分布的随机变量，观察到的图像是对实际物体做了某种变换并加入噪声的结果，因而要正确分割图像，从统计学的角度来看，就是要找出以最大的概率得到该图像的物体组合。用吉布斯分布表示的马尔可夫随机场（MRF）模型，能够简单地通过势能形式表示图像像素之间的相互关系，因此可结合人脑 MR 图像的空间关系定义马尔可夫随机场的能量形式，然后通过最大后验估计（MAP）方法估计马尔可夫随机场的参数，并通过迭代方法求解。层次MRF 采用基于直方图的 DAEM 算法估计标准有限正交混合（SFNM）参数的全局最优值，并基于 MRF先验参数的实际意义，采用一种近似的方法简化这些参数的估计。亦可采用混合金字塔吉布斯随机场模型，有效地解决传统最大后验估计计算量庞大和吉布斯随机场模型参数无监督及估计难等问题，使分割结果更为可靠。

2. 基于模糊集理论的方法　医学图像一般较为复杂，有许多不确定性和不精确性，也即模糊性。所以有人将模糊理论引入图像处理与分析中，其中包括用模糊理论解决分割问题。基于模糊理论的图形分割方法包括模糊阈值分割方法、模糊聚类分割方法等。模糊阈值分割技术利用不同的 S 型隶属函数定义模糊目标，通过优化过程最后选择一个具有最小不确定性的 S 函数，用该函数表示目标像素之间的关系。这种方法的难点在于隶属函数的选择。模糊 C 均值聚类分割方法通过优化表示图像像素点与 C各类中心之间的相似性的目标函数获得局部极大值，从而得到最优聚类。Venkateswarlu 等改进计算过程，提出了一种快速的聚类算法。

（1）基于模糊理论的方法：模糊分割技术是在模糊集合理论基础上发展起来的，它可以很好地处理MR 图像内在的模糊性和不确定性，而且对噪声不敏感。模糊分割技术主要有模糊阈值、模糊聚类、模糊边缘检测等。在各种模糊分割技术中，近年来模糊聚类技术，特别是模糊 C 均值（FCM）聚类技术的应用最为广泛。FCM 是一种非监督模糊聚类后的标定过程，非常适合存在不确定性和模糊性特点的 MR图像。然而，FCM 算法本质上是一种局部搜索寻优技术，它的迭代过程采用爬山技术来寻找最优解，因此容易陷入局部极小值，而得不到全局最优解。近年来相继出现了许多改进的 FCM 分割算法，其中快速模糊分割（FFCM）是最近模糊分割的研究热点。FFCM 算法对传统 FCM 算法的初始化进行了改进，用 K 均值聚类的结果作为模糊聚类中心的初值，通过减少 FCM 的迭代次数提高模糊聚类的速度，它实际上是两次寻优的迭代过程，首先由 K 均值聚类得到聚类中心的次最优解，再由 FCM 进行模糊聚类，最终得到图像的最优模糊分割。

（2）基于神经网络的方法：按拓扑结构来分，神经网络技术可分为前向神经网络、反馈神经网络和自组织映射神经网络。目前已有各种类型的神经网络应用于医学图像分割，可利用 MRI 多回波性，采用有指导的 BP 神经网络作为分类器，对脑部 MR 图像进行自动分割。而 Ahmed 和 Farag 则是用自组织 Kohenen 网络对 CT/MRI 脑切片图像进行分割和标注，并将具有几何不变性的图像特征以模式的形式输入到 Kohenen 网络，进行无指导的体素聚类，以得到感兴趣的区域。模糊神经网络（FNN）分割技术越来越多地得到学者们的青睐，也有一种基于 FNN 的颅脑 MRI 半自动分割技术，仅对神经网络处理前和处理后的数据进行模糊化和去模糊化，其分割结果表明 FNN 分割技术的抗噪和抗模糊能力更强。

（3）基于小波分析的分割方法：小波变换是近年来得到广泛应用的一种数学工具，由于它具有良好的时-频局部化特征、尺度变化特征和方向特征，因此在图像处理上得到了广泛的应用。

小波变换和分析作为一种多尺度多通道分析工具，比较适合对图像进行多尺度的边缘检测，典型的有如 Mallat 小波模极大值边缘检测算法。

3. 基于知识的方法　基于知识的分割方法主要包括两方面的内容：

（1）知识的获取：即归纳提取相关知识，建立知识库。

（2）知识的应用：即有效地利用知识实现图像的自动分割。其知识来源主要有：①临床知识，即某种疾病的症状及它们所处的位置；②解剖学知识，即某器官的解剖学和形态学信息及其几何学与拓扑学的关系，这种知识通常用图谱表示；③成像知识，这类知识与成像方法和具体设备有关；④统计知识，如 MRI 的质子密度（PD）、T_1 和 T_2 统计数据。Costin 等提出了一种基于知识的模糊分割技术，首先对图像进行模糊化处理，然后利用相应的知识对各组织进行模糊边缘检测。还有一种基于知识的人脑三维医学图像分割显示的方法：首先，以框架为主要表示方法，建立完整的人脑三维知识模型，包含脑组织几何形态、生理功能、图像灰度三方面的信息；然后，采用"智能光线跟踪"方法，在模型知识指导下直接从体积数据中提取并显示各组织器官的表面。

4. 基于模型的方法　该方法根据图像的先验知识建立模型，有动态轮廓模型（active contour model，又称 Snake）、组合优化模型等，其中 Snake 最为常用。Snake 算法的能量函数采用积分运算，具有较好的抗噪性，对目标的局部模糊也不敏感，但其结果常依赖于参数初始化，不具有足够的拓扑适应性，因此很多学者将 Snake 与其他方法结合起来使用，利用图像的先验知识与 Snake 结合的方法，避开图像的一些局部极小点，克服了 Snake 方法的一些不足。Raquel 等将径向基于函数神经网络（radial basis function neural network，RBFNN）与 Snake 相结合建立了一种混合模型，该模型具有以下特点：①该混合模型是静态网络和动态模型的有机结合；②Snake 的初始化轮廓由 RBFNN 提供；③Snake 的初始化轮廓给出了最佳的控制点；④Snake 的能量方程中包含了图像的多谱信息。Luo 等提出了一种将 Live-wire 算法与 Snake 相结合的医学图像序列的交互式分割算法，该算法的特点是：在少数用户交互的基础上，可以快速可靠地得到一个医学图像序列的分割结果。

由于医学图像分割问题本身的困难性，目前的方法都是针对某个具体任务而言的，还没有一个通用的解决方法。综观近几年图像分割领域的文献，可见医学图像分割方法研究的几个显著特点：①学者们逐渐认识到现有任何一种单独的图像分割算法都难以对一般图像取得比较满意的结果，因而更加注重多种分割算法的有效结合；②在目前无法完全由计算机来完成图像分割任务的情况下，半自动的分割方法引起了人们的广泛注意，如何才能充分利用计算机的运算能力，使人仅在必要的时候进行必不可少的干预，从而得到满意的分割结果，是交互式分割方法的核心问题；③新的分割方法的研究主要以自动、精确、快速、自适应等几个方向作为研究目标，经典分割技术与现代分割技术的综合利用（集成技术）是今后医学图像分割技术的发展方向。

十一、能量减影

20 世纪 80 年代，由于影像增强装置、电视技术、数字化技术和图像处理技术的发展，产生了数字减影血管造影术，使医学影像学领域增添了一项新内容。随着数字化技术向普通 X 线摄影的推进，最先开发的 CR 系统实现了 X 线照片的数字化，相继在 CR 系统中产生了减影处理技术。传统的减影方式有时间减影和能量减影两种方式。由于 CR 系统在采集影像信息的速度较慢，故时间分辨力不高。所以，在组织的减影中一般都采用能量减影的方式。

能量减影的具体实施是有选择地去掉影像中的骨骼和软组织的信息,在同一部位同一次曝光或两次曝光中获得一幅高能量影像和一幅低能量影像,由于这两幅影像中的骨骼与软组织信号强度不同,通过计算机加权减影(weighted subtraction)实现这两幅图像的减影。结果是与骨骼相一致的信号被消除,得到软组织影像;同理,与软组织相一致的信号被消除,得到了骨骼组织的影像。这些减影信号的获得与被照体的厚度和组织密度相关。相近密度的骨组织进行同时曝光,通过减影消除软组织后,对比骨骼信号用"g/cm²"单位能够定量地测出骨组织的密度差异,这种技术被称作双能量吸收(dual energy absorptiometry,DEA),且被广泛地应用在骨密度的测量中。在 CR 系统中,能量减影又分为一次曝光能量减影法和二次曝光能量减影法。

1. 一次曝光能量减影法　一次曝光能量减影法就是利用两块成像板,中间夹有一块同样大小的金属滤过板,一次曝光后同时获得两幅不同能量的影像再进行减影的方法。在实际应用中,一般用 0.5～1 mm 厚的铜板作为滤过,其前面的成像板称为低能量板,后面的成像板称为高能量板。曝光并经过处理就获得了两幅能量不同的影像,通过加权减影而获得减影图像。

根据这一原理,一次曝光减影法能很好地克服运动伪影,能在胸部减影中得到很好的应用,且减少了 X 线的曝光剂量。但其因两块成像板之间夹着一块铜板,因此,在这两块成像板上所产生的影像其放大率不一致。加之,穿过铜板而到达后面成像板的 X 线曝光剂量是前面的 1/10～1/5,随之发生的是 X 线量子噪声的增加,减影图像中的噪声是前后成像板合成的结果。为了避免过度的噪声增量,只有增加曝光剂量,但同时增加了被检查者的皮肤吸收剂量。

2. 二次曝光能量减影法　二次曝光能量减影法就是利用两种不同的 X 线能量(即选择不同的"kV"),在两块不同的成像板中对同一被照体进行曝光,对所得到的两幅不同能量的影像进行减影的方法。当这一减影程序应用到移动的解剖部位(如胸部)时,在两次的曝光中,由于肺血管的波动导致在影像上的移动,减影后图像中有可能仍留下血管的影像,这种影像称之为运动伪影。所以,两次曝光减影方法对移动的解剖结构不能达到满意的减影效果。此外,因二次曝光,其 X 线剂量也相应加大,现已发展成 DR 的能量减影(图 1-32)。

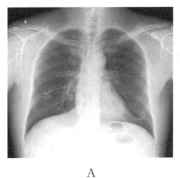 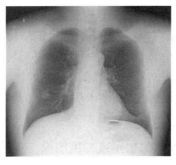 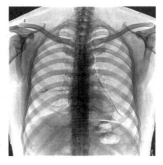

A　　　　　　　　　　　B　　　　　　　　　　　C

图 1-32　能量减影
A:常规胸片显示;B:胸部软组织像;C:胸部骨骼像。

无论如何,在 CR 能量减影中,获得较高质量的减影影像必须具备以下条件:①前后两块成像板的两种曝光的 X 线能量差别要大;②IP 的检测效率要高;③IP 的检测线性要好;④散射线的影响要小。能量减影技术在 CR 系统的实现,拓宽了它的应用范围。

十二、组织均衡技术

组织均衡技术是通过调节组织密度高低的区域和均衡的强度范围,使曝光不足或曝光过度部分的信息重新显示出来,解决了摄影部位组织间的密度或厚度的差异造成图像信息的缺失,通过各参数的调整,使每次曝光后的图像都能取得预期的显示效果(图 1-33)。

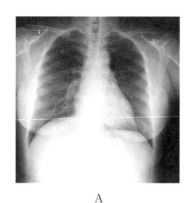 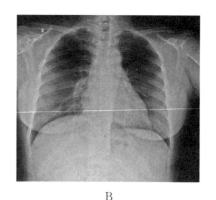

A   B

图 1-33   组织均衡技术

A:常规胸片;B:经组织均衡技术处理后的胸片。

十三、时间减影

时间减影是将同一位受检者不同时间的图像,由计算机通过采集、配准、减影处理,显示出不同时间段的图像差异或异常病灶。其意义在于追踪病变的进展、增强肺癌结节在解剖背景中的显示,增加气胸、肺炎、间质性肺病和充血性心衰的检出。

一般来说,在各种医学成像设备的工作站通过固化或专用软件的简单操作即可实现以上图像处理功能,使用者通过了解这些图像处理方法,合理地选择医学图像处理方法,便于疾病的诊断。

第三节   医学影像可视化

随着现代 CT、MRI 等医学影像技术的发展,可以从扫描的二维断层图像中获得人体内部组织器官的大量信息,但由于人体组织器官形态多样性、结构复杂性及病灶多变性等特点,只对二维医学图像进行观察则需要医师有足够的空间想象力,有时很难了解组织结构或病变的立体形态及空间分布。比如在放射治疗中,准确获得肿瘤的三维立体结构关系是治疗成功与否的关键基础。医学图像三维重组与可视化技术应运而生。图像三维显示(可视化)技术可以更好地显示数据和诊断信息,为医生提供逼真的显示手段和定量分析工具,在辅助医师诊断、手术仿真、引导治疗等方面发挥重要作用。

一、医学图像三维重组概述

医学图像三维重组是指通过对获得的数据或二维图像信息进行处理,按照人眼的视觉习惯把物体三维结构以不同的效果显示出来。其重要意义在于获取被检测物体内部结构的图像而不对物体造成任何物理上的损伤。目前,我们从显示器屏幕上看到的三维图像,都是计算机模拟三维显示效果产生的,给人以三维立体的感觉,常采用阴影和光线加强表现物体的立体感。

（一）三维图像的概念

三维图像本质上是物理量在三维时空上的分布,其概念可从一维、二维图像延伸而来:我们熟知的心电图即是一维图像,形式上采用波形表示;X 线片显示的影像是二维图像,形式上是二维灰度图像,是物理量在二维空间上的分布。一维、二维图像有模拟图像和数字图像之分,而三维图像只能是数字图像,在形式上采用三维灰度数据。构成三维图像的基本单元是体素,习惯上,把 8 个相邻的数据点所包含的区域定义为体素,体素模型如图 1-34 所示。体素组成三维数据场,称为体数据,是医学三维重组的基本对象,体数据是真正的三维实体,包含物体内部结构信息,可以把

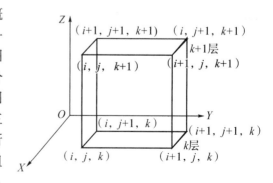

图 1-34   体素模型

它看作是有限空间中对一种或多种物理量属性的一组离散采集,体数据的表示形式有原始灰度表示、二值化图像的简化表示及原始图像灰度加上属性的综合表示。

（二）医学图像三维重组流程

1. 医学图像序列的采集　通常通过采集一系列二维图像进行,例如 CT 设备对人体组织器官进行扫描,获得一系列连续的二维医学数据,这些平行的二维数据按其本身间隔叠加起来就是一个三维图像。

2. 医学三维重组的预处理　图像三维重组的预处理也沿用了二维图像处理的一些方法,比如平滑、锐化、恢复等技术改善图像的质量,使图像更加清晰,在这里主要讨论插值、分割。

（1）插值:用于三维重组的医学图像序列采集是多幅等间隔的相继断层图像,当获取的医学图像序列各层之间的间距远大于医学图像内像素的大小,或者说断层间的空间分辨力远小于断层内像素的空间分辨力时,若直接用这些数据重组三维目标,会使图像不连续,这是因为数字图像是离散场,只有有限位置的数据,而自然场是连续的。一般的机器达不到如此高的分辨力,需要通过插值的方法改变断层间空间分辨力,使三维数据的处理、分析和显示更加方便,但插值不会产生新信息。插值的方法有基于灰度的插值方法（如最邻近法、线性插值、样条插值等）、基于形状的目标插值（只适用于二值化的切片图像,该方法要求先对断层切片进行分割,提取出感兴趣的目标组织,然后进行内插,以产生连续变化的中间物体轮廓）。

（2）分割:在图像分析中经常需要把感兴趣区从图像中分割出来,然后再重组三维图像,分割是图像三维显示的预处理步骤。分割效果直接影响三维重组的准确性,理性的分割方法既要自动化,又要准确。由于医学图像的多样性、复杂性,人工分割是最准确的,但处理速度慢,目前交互式分割方法因其精度高、可重复性强、实用等特点成为图像分割的研究重点,它是在计算机实施自动分割过程中,操作者对图像分割进行干预和控制。按照分割方法的不同,图像分割分为基于阈值的分割技术、基于边界的分割技术、基于区域的分割技术。

3. 三维图像重组　通过使用某些重建算法对分割标注后的图像三维体数据进行三维重组。尽管三维图像显示技术（可视化）形式很多,但重建算法大体分为两类:面绘制和体绘制。面绘制是通过几何图元拼接拟合物体表面的方式描述物体三维结构,它是基于构造中间几何元,借助计算机图形学技术实现的。面绘制只是用了体数据的表面部分,对内部结构无法显示,常用的面绘制算法有移动立方体、剖分立方体、轮廓提取法。体绘制是直接由三维体数据产生屏幕上的图像,是直接应用视觉原理,对体数据重采样合成三维图像。体绘制可以利用三维空间的所有数据,不需要构造中间几何元。体绘制算法有光线投影法、Splatting 算法、小波法、纹理映射法等。

二、三维图像显示技术

人类通过眼、耳、鼻、舌、身接受信息,约有 75% 的信息是通过视觉感知的,然而三维或高维的图像不能直接显示,因为无论是人眼视网膜还是计算机显示器都是二维的。三维图像显示技术就是把不能直接显示的三维或高维数据或图像转化为二维图像进行显示,使人能够感知理解。

（一）多平面重组（MPR）

由于成像设备的条件和受检者的自身因素影响,某些组织器官的断面图像无法获得,如 CT 成像系统,主要产生横断面图像,而矢状面、冠状面、弯曲平面图像多数不能直接扫描得到。多平面重组满足了这一方面的缺陷,它借助采集的断面图像生成三维体数据,在三维体数据的基础上进行二次切片,模拟出其他的断面或斜面、曲面。该重组技术在工作站仅几分钟就可以完成,对病灶的定位和空间结构关系的判断有重要意义,临床上多用于观察全身各系统组织器官的形态学改变,尤其对判断颅底、颈部、肺门、纵隔、腹部、血管等解剖结构复杂部位的病变性质、侵及范围、毗邻关系、小的骨折碎片和动脉夹层破口及胆管、输尿管结石的定位诊断具有明显优势。图 1-35 是对人体躯干进行的冠状位多平面重组。

曲面重组（curved planar reformation,CPR）是多平面重组的一种特殊形式,在利用已形成的断面生成三维体数据基础上,沿断面图像上某感兴趣器官或结构（如颌面骨、骶骨、走行迂曲的血管、支气管、胰腺等）的走向画一条曲线,沿该曲线进行曲面图像重组,把走向弯曲的器官或结构拉开展平,显示在一个平面上,从而方便观察器官或结构的全貌。曲面重组如图1-36所示,显示冠状动脉。

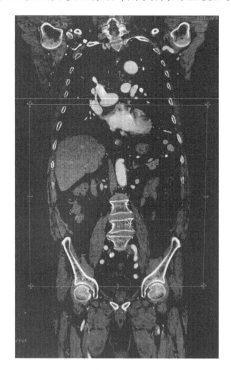

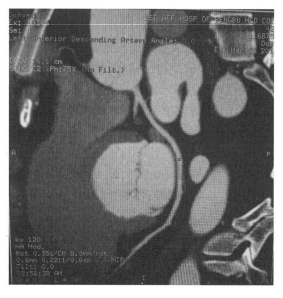

图1-35 多平面重组　　　　　　　　　　　　　　　　图1-36 曲面重组

多平面重组是在横断面图像上按需要确定一个剖面位置,计算机将一系列横断层面重组,生成该剖面段层面的二维重组图像,可以做到任意角度剖面的二维图像,简单快捷地实现对图像任意断面的成像,而不需对受检者再次扫描,并且原图像的密度值被保留下来,在MPR图像上是可以测量CT值等参数。但MPR产生的是断面图像,难以表达复杂的空间结构,曲面重组用于显示血管时,重组效果极大依赖于操作者画线的准确性,如曲面要保证在血管中心,否则偏离后会造成血管狭窄的伪像;曲面重组图像,病变距离的测量及与邻近结构的空间关系并不能反映真实情况,最好附上产生曲面的参照图像,有利于辨认结构。

（二）多层面容积再现(multiplanar volume rendering,MPVR)

将感兴趣区容积数据采用不同算法进行运算,得到不同角度观察和显示的二维图像。根据算法的不同,包括最大密度投影(MIP)、最小密度投影(minimum intensity projection,MinIP)和平均密度投影(average intensity projection,AIP)。

1. 最大密度投影(图1-37)　将三维体数据的每个体素看成一个小光源,沿着观察者的视线方向,将三维体数据向任意方向投影,将射线穿过数据场遇到的最大光强(最大密度或强度)的体素值作为投影结果图像的像素值,从而形成二维的图像,可以从任意投影方向进行观察。MIP主要优势是可以较真实地反映组织的密度差异,临床上用于显示具有相对高密度或高强度的组织结构,对骨折、骨肿瘤、骨质疏松等造成的骨质密度改变也较敏感。如经对比剂强化的血管形态、走行、异常改变,血管壁的钙化以及分布范围。以CT血管造影(CTA)的MIP为例,钙化灶、骨骼的CT值非常高,充盈对比剂的血管高CT值低于钙化、骨骼,三者在MIP图像上的亮度是有差异的,因此区分血管壁的钙化与充盈,对比剂的血管腔优于SSD及MR和常规血管造影,但在一些情况下这也是MIP的缺陷:投影是把三维信息压缩到二维显示的方法,MIP重组后组织器官失去

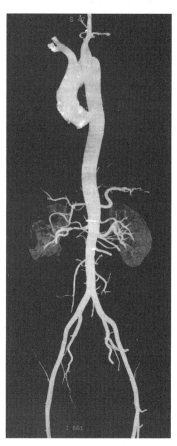

图1-37 最大密度投影

了三维空间信息,图像不能提供给观察者深度的概念,由于前后物体重叠,可能存在高密度组织完全遮住低密度组织、低密度信息丢失,比如造影后的血管被骨骼遮盖,这种情况时,投影前可先进行分割,用手工或自动、半自动方式将不需要的高密度影尤其是骨骼屏蔽掉。

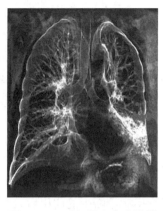

图 1-38 肺部最小密度投影

2. 最小密度投影(图1-38) 根据临床需要,感兴趣区为低密度或低强度,将投影线束所遇到低于所选阈值的体素投影到成像平面的处理方法即为最小密度投影。临床上主要用于显示密度较低的含气组织器官,主要用于气道的显示。

3. 平均密度提影 若在投影上取平均值,投影到成像平面为平均密度投影,临床上应用少。

(三)表面阴影显示(SSD)

SSD是将通过计算机某种算法重组出来的三维物体表面加上阴影进行显示,生成的图像富有立体感、真实感,这实际上是面绘制算法和计算机图形学阴影技术的结合。SSD保留设定分割参数(如灰度阈值)范围内体素的影像,高于阈值的体素做透明化处理,低于阈值的体素被覆盖,因此SSD显示结果的准确性,除了源图像的质量外,很大程度上取决于分割正确与否。SSD主要用于骨骼系统(颅面骨、骨盆、脊柱等)、空腔结构(支气管、血管、胆囊等)、肿瘤的表面形态的显示,空间立体感强,表面解剖关系清晰,但物体的内部结构不能显示。由于分割参数对显示结果影响大,正确的分割需要繁琐的人工操作,容积资料丢失较多,细节显示不够,分割参数选择不当,还会造成一些假象。如显示颅面骨骼时,阈值过高,薄的骨板受部分容积效应影响,会被显示为空洞;SSD图像只提供物体的空间结构信息,密度信息丢失,对于血管管壁的钙化与造影血管难以区分。SSD效果如图1-39所示。

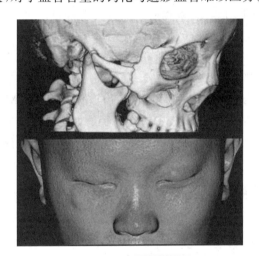

图 1-39 表面阴影显示

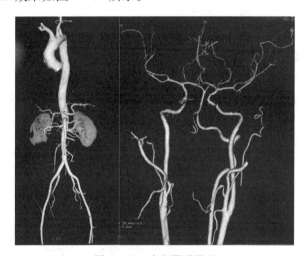

图 1-40 容积再现显示

(四)容积再现(volume rendering,VR)

VR根据每个体素的特性,赋予不同的颜色及透明度,利用光照模型模拟自然界的光学现象(如吸收和反射),重组图像,显示出物体的立体视觉效果。它主要利用了"不透明度"的概念,体素的不透明度是由体素值决定、用来表示不同组织特性(如密度)的。这种方法使得那些具有较高不透明度物体在那些具有较低不透明度的物体中间显得更加清晰,具体表现为两者透光度上的差异,从而使得观察者可对多个层次的组织进行查看,避免了由于表面投影的原因导致只能查看第一层结构。VR不需要重建物体的表面几何信息,直接把三维灰度数据显示在二维屏幕上,避免了分割可能引入的繁琐的手工操作。VR显示物体空间结构的同时还能显示密度信息,不仅能显示物体的表面形态,根据需要也可显示物体内部任意层次的形态,如可分别显示血管、骨骼和软组织(图1-40),空间解剖关系清晰,色彩逼真。临床上,在骨骼系统如外伤和畸形性病变、泌尿系统及胆道系统的病变、血管性病变及肿瘤性疾病的诊断中应用较广泛,是图像后处理中的常用技术。

（五）仿真内窥镜（virtual endoscopy，VE）

仿真内窥镜是计算机虚拟现实技术与三维图像相结合的结果。利用计算机软件功能将获得的容积数据进行后处理，重建出空腔脏器内表面的立体图像，类似纤维内镜所见但受检者无痛苦，且能达到纤维内镜不能达到的狭窄的管腔中。容积数据同计算机领域的虚拟现实结合，如管腔导航技术（navigation）或漫游技术（fly through）模拟内镜检查的过程，即从一端向另一端逐步显示管腔器官的内腔，再伪彩色编码，获得类似纤维内镜观察的仿真色彩，使内腔显示更为逼真。自1994年Vining首次报道CT仿真内镜成像技术在结肠和支气管疾病诊断中的应用后，这项技术的应用范围逐渐拓展，主要用于中耳、鼻窦和鼻咽腔、喉部、气管和支气管、胃和结肠、输尿管和膀胱以及血管等，具有无痛苦、效果较好、易为受检者接受等特点（图1-41）。仿真结肠镜可发现直径仅为5 mm的息肉，尤其是带蒂息肉。不足的是受伪影的影响和不能进行活检。与纤维内窥镜相比，仿真内窥镜具有安全、受检者无痛苦的特点，能到达纤维内窥镜不能到达的狭窄管腔和血管腔内，但不能显示管腔内黏膜和病变的真实颜色，不能诊断黏膜的炎性病变，不能对肠腔内的肿瘤、息肉和残留的粪便进行区别，难以发现平缓隆起的病变，不能进行取活检病理检查等。

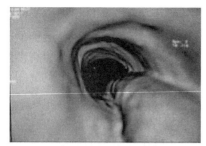
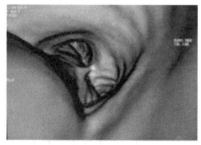

图1-41　喉部仿真内窥镜

仿真内窥镜的操作包括：①打开界面，选择数据；②建立三维图像；③建立仿真内窥镜；④建立仿真内窥镜检查路径；⑤观察仿真内窥镜图像。

以结肠内窥镜图像为例，其操作过程如下：①打开图像重组界面，选择所要的受检者资料，并进入重组程序。选择病例图像的目标序列（图1-42）。②在重组所需的各种腹部模板中进行选择，然后选择"Quick 3D"按钮，建立三维图像（图1-43）。③在建立的三维图像上，分别设置阈值、重组范围、将多层和MPR计划添加到选择的结肠中与选择容积功能四个步骤，选择"内窥镜检查（Endoscopy）"按钮建立仿真内窥镜（图1-44）。④在内窥镜检查向导中，选择"Make path"按钮，可以通过自动产生路径、MPR导航路径、基于VR的半自动路径与基于MPR的半自动路径四种方式设置检查路径。如图1-45所示指定两个点，点击"Find path"按钮即可自动产生路径的过程。⑤对仿真内窥镜图像进行观察（图1-46）。

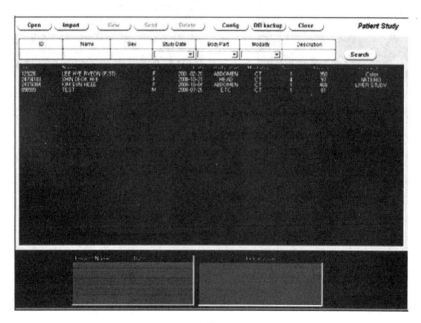

A

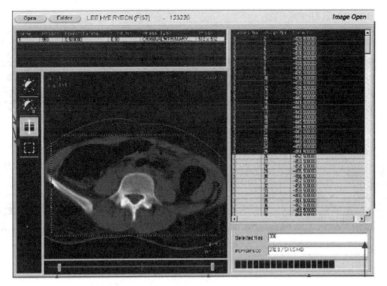

B

图 1-42　选择病例图像的目标序列

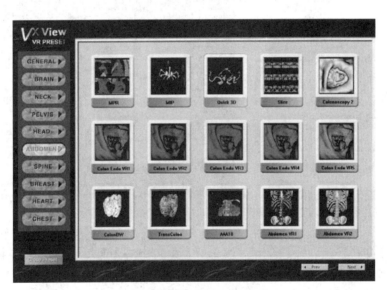

图 1-43　建立三维图像

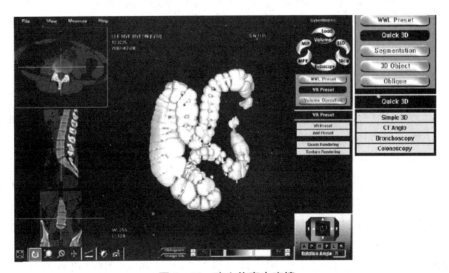

图 1-44　建立仿真内窥镜

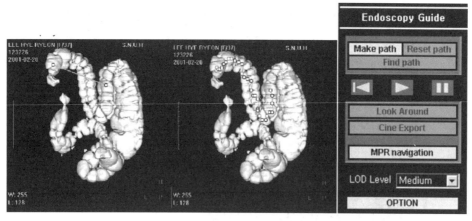

图 1 - 45 点击"Find path"按钮自动产生路径

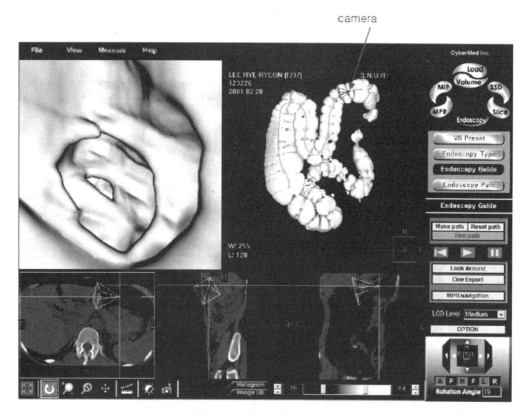

图 1 - 46 对仿真内窥镜图像进行观察

三、三维图像智能化处理和分析技术

三维图像智能化处理和分析技术包括:对图像的智能分割、结构分析;对各种器官和组织温度、压力的有限元分析;对血液或其他分泌代谢系统流质的动态分析;自动选择和应用与原始数据相关的三维显示参数;独立显示软组织等功能。

其中,图像的分割技术在临床诊疗中有着十分重要的应用。如图 1 - 47 所示(彩图 1 - 47),A 图为原始图像,B 图是经过图像分割处理后除掉腓骨的情况,可以清晰可见被遮挡的骨折情况。三维图像后处理软件提供的常用工具包括:

1. 平面剪辑(clipping)工具 用鼠标点选"Clipping"图标,再分别拉动在屏幕上显示红、绿、蓝色参考直线就可以沿 x、y、z 轴对图像做 6 个方向任意深度的切割剪辑。

2. 斜面剪辑(oblique clipping)工具 用鼠标点选"Obl. Clipping"图标,再点击"Cut"和"Rotate"按钮,并分别向上、下、左、右推动鼠标就可以对图像做不同方向切面的切割剪辑,通过拉动"Depth"滑块可以调整切割的深度。

3. 切割(cutting)工具　用鼠标点选"Drilling"图标,屏幕上即显示出参考图像(Ref. Image)。此时可拖动鼠标在"A"或"B"图像区画出矩形框(框的形状和面积即为洞口的大小),同时在"Ref. Image"上显示的矩形框表示洞的深度,可用鼠标拖动此矩形框以调整深度。选择不同的"Viewing Angle"可改变"Ref. Image"的观察方向,然后点击"Apply"即可完成钻洞。应用该工具可以模拟手术入路。

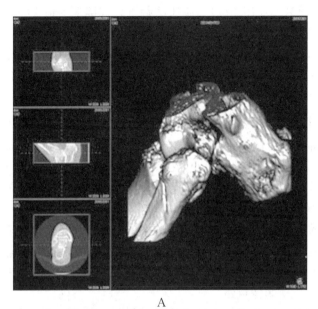

A

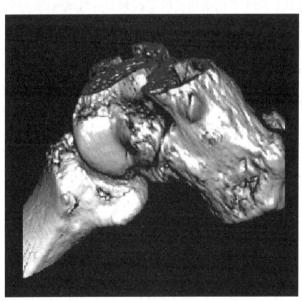

B

图 1-47　图像分割处理
A:原始图像;B:经过图像分割处理后除掉腓骨的情况,可以清晰地看出被遮挡的骨折的情况。

4. 电子分离(seed)　进入组织器官分离(segmentation)界面,此时屏幕分为"原始图像区－Orig"、"合成图像区－Binary"、"原始图像＋合成图像区－Orig＋Binary"和"结果图像区－Result"等四个区。点击"Extract Options"即打开"Seed"屏幕,再点选"3D""Include",然后用鼠标点击"Exclude",则除去与此点相连的组织器官的图像。应用该工具可以实施电子关节分离。

第四节　影响医学影像后处理技术的相关因素

数字化医学影像设备的后处理功能使影像信息得以充分利用,通过后处理技术,可以借助诸多观察面进行立体分析,使组织结构及病灶更加接近解剖,达到适时仿真、多彩、动态地观察,更加形象与直观地获取影像学信息。随着 PACS 应用于临床,临床医师可以直接观察到这些后处理的影像信息。

但是,图像质量不仅与后处理有关,还涉及检查时的参数。也就是说,后处理的图像质量与原始图像质量密切相关,许多后处理技术和技巧的熟练应用是保证后处理图像质量的重要因素。只有灵活地应用医学影像检查时的各类参数和后处理功能,才能真正用好医学影像学设备,把各类医学影像学设备发展到极致。

一、影响多层螺旋 CT 后处理的因素

1. 多层螺旋 CT 的特点　具有独特的探测器排列方式,较普通螺旋 CT 具有扫描速度快、覆盖范围广、重建图像质量高、重建图像快等优势。也正是因为其扫描速度较普通螺旋 CT 明显增快,可获得各脏器单纯动脉期图像,减少了以往由于静脉显影而影响重建动脉图像的质量,亦可增加血管显示的范围,加之计算机的进步,具有高质量的后处理功能成为可能。

2. 多层螺旋 CT 扫描过程中,扫描参数及扫描方案的合理应用是后处理质量好坏的决定性因素。

(1)扫描方式的选择:多层螺旋扫描(MSCT)的扫描方式有轴层扫描和螺旋扫描两种方式。螺旋扫描时层面和层面之间没有采集数据上的遗漏,是容积扫描,故可提供较好的三维图像重建的容积数据,便于进行各种方式、各个角度的影像重建。

(2)扫描范围的确定:由于 MSCT 扫描速度的提高和大容量球管的使用,使得 MSCT 的扫描范围也大大提高。扫描范围要根据检查器官和病变范围而定。

(3)层厚和螺距的选择:层厚和螺距的合理选择是决定 MSCT 数据采集量的重要环节,也是影响后处理图像质量的最重要因素。层厚越薄,采集的数据量越大,但噪声水平升高,图像颗粒变粗,只能通过适当的增加 X 线剂量来控制由于薄层扫描所带来的噪声的升高,从而保证图像质量。螺距选择越小,图像信息量越多。但如果过小,又受到机器性能、球管容量和受检者辐射剂量的限制,螺距选择过大,就会使重建后的立体图像有层面感和锯齿状伪影,难以区分各个脏器与病灶。

(4)"kV"和"mAs"值的选择:增加"kV"值和提高"mAs"值,都能降低图像噪声,提高空间分辨力和密度分辨力,改善图像质量,但是受检者接受的辐射剂量也随之增加。所以,"kV"和"mAs"的选择应在最大限度满足诊断要求的情况下,降低辐射剂量为原则。

(5)重建函数的选择:MSCT 的重建函数针对不同的器官和组织有了更为详细的设计,并不是单层螺旋 CT 的简单扩充,其扫描采集数据量明显增加,数据点的分布也不同于单层螺旋 CT,如柔和算法、标准算法、骨算法、边缘增强算法等。为了重建优质的三维图像,必须对重建函数做出针对性的正确选择。

(6)扫描模式的应用:目前有的 MSCT 的扫描软件设计了许多扫描模式,每种扫描模式是根据重建图像的目标设计的,其中的诸多扫描参数出厂时有了设定,如扫描牙齿的模式、扫描脑血管的模式等。

(7)造影方案的设计:CTA 成像是靠注射对比剂实现的,从静脉一次性注射大剂量对比剂,使目标血管保持较高血药浓度的情况下,MSCT 快速螺旋扫描完预定范围。为了得到良好的图像质量,要从对比剂、用法用量和注射速率三个方面设计造影方案。对比剂尽可能选择毒性低、刺激性小、过敏反应少、易排泄的对比剂。对比剂的用量应根据扫描范围的长度和对比剂到达感兴趣区域的距离来估算,一般为 80～100 ml,儿童酌情减量。注射速率是制约感兴趣区域血药浓度高峰值的关键因素。选择注射速率时常重点考虑的是扫描时间、注射时间、血药浓度三者的关系,一般在 2.5～3.5 ml/s。

(8)重建间隔:当螺旋扫描的容积采样结束后,理论上二维图像可以从 Z 轴上的任何一点开始重建,而且数据可以反复使用。这样就出现了一个新的概念:重建间隔。其定义是每两层重建图像之间的间隔。在同样扫描范围内,重建间隔越小,重建的图像数量越多。当然,每幅图像的重建时间一样,重建间隔的增加势必增加整个图像重建的时间,即总重建时间等于重建层数乘以每层重建时间。常规断层也可以获得重叠图像,但是需要减少层间距进行重叠扫描,无疑增加了辐射量。螺旋扫描的重建间隔减少并不增加额外的辐射量,这是两者的主要区别之一。重建间隔的改变无法改变图像质量,因为既不能提高空间分辨力,也不能提高密度分辨力。减小重建间隔的优势是降低部分容积效应的影响,减少误诊或漏诊的可能性。缩小重建间隔的另一个优点是提高 MPR 及三维重组图像的质量,如果重叠 30%～50%,会明显改善 MPR 和三维重组图像如 MIP、SSD、VR、VE 的图像质量。

3. 后处理软件的运用 采集到容积数据以后,可以利用 MSCT 的强大后处理功能对一组数据用多种方式重建,使病灶获得最大程度的展示,如可以任意角度旋转观察、任意剖面切割、观察管道内腔等,为正确诊治疾病提供更丰富的资料依据。

(1)三维成像操作步骤:不同的螺旋 CT 机扫描的后处理软件的操作步骤有所不同,但三维成像大致围绕以下几个方面:软件选取—数据载入—感兴趣区域窗技术选择—三维成像—阈值调节图像修整—拍片。熟练运用处理技巧,从各个不同角度展示病灶与脏器的关系,对处理满意的图像应保存在计算机硬盘上。

(2)重视阈值的调节:MIP、SSD、VE 和 VR 都属于三维的范畴。

(3)三维显示优劣势

①多平面重组(MPR)和曲面重组(curved planar reformation,CPR):MPR 通过任意截面截取三维数据而获得任意剖面的重组图像。成像截面的厚度从 1 个至多个体素不等,一般为 0.6～0.8 mm。在所有重建算法中,MPR 算法最简单、耗时最少、应用最广泛。

缺点:由于所设截面应用的数据较少,因而 MPR 图像噪声较显著;因 z 轴方向上层厚响应曲线(SSP)较低而图像较模糊。多平面容积重组(MPVR)为其补充的方法。

CPR 为 MPR 的改进算法,通过游标指定成像曲面,沿该曲面延伸分离出相关的数据系列,使成像曲面的结构重组为展平的、无重叠迂曲的图像。

CPR 主要用于重组细小、迂曲的血管,如肾动脉、冠状动脉,其优点是可在一个平面上完全展示血管结构,但需要手工操作,易受操作者手法和经验的影响。

②表面阴影显示(SSD):是将容积扫描原始数据按表面数学模式进行计算处理,将符合预设 CT 阈值的相邻像素连接而重组成图像,图像表面有明暗区别,故 SSD 影像较好地显示复杂、重叠结构的三维关系及相关结构的表面形态。

应用:形成 CT 血管成像(CTA)图像。对颅面部、颅底、半规管等复杂结构的成像及脊柱、骨盆复杂骨折的多方位显示。还可用于显示空腔结构,如气管支气管树、胆囊及胆管树等结构。

缺点:与阈值范围有关,由于 SSD 对 CT 阈值的变化非常敏感,不适当的阈值选择可能损失相关解剖结构,或过高估计病变造成假象;与层厚有关,可能由于部分容积效应和边缘效应导致误差;由于采集数据期间的运动所致,如受检者屏气不佳或器官搏动造成伪影。

③最大密度投影(MIP):它是在成像容积内选择视角,对沿视角投影的轨迹上的容积数据中的最大密度进行编码,重组为三维图像。

MIP 不作 CT 阈值选择,故不丢失与 X 线衰减相关的信息,可反映微小的密度差别。此方法适用于血管成像(因为在血管成像中,血管密度一般高于周围组织,三维数据经过 MIP 处理后,血管结构就能被清楚地再现),临床上可进行无创性 CTA 检查。

缺点:不能区分投影方向上密度近似的结构,如骨组织、钙化和对比剂等;不能对深层的结构关系编码形成图像;图像噪声较大。

④最小密度投影(MinIP):MinIP 重组与 MIP 相反,是保留了一组图像中密度最小的像素进行编码,并将其投影形成图像。主要用于支气管树的重组和肺部弥漫性病变的显示。

⑤容积再现(VR):CT 的三维重组中,使假定的投射线从给定的角度上穿过扫描容积,对容积内的像素信息作综合显示的方法。首先确定扫描体积内的像素-密度直方图,以直方图的不同峰值代表不同的组织,然后计算每个像素内各种组织的百分比,继而换算成像素的不同灰度。该技术显示容积内的所

有结构,故需结合深度、表面阴影显示技术、旋转技术及适当的强度(密度)切割技术共同施行。显示时可赋予影像以不同的伪彩与透明度,给以近似真实的三维结构的感受。该方式在重建中丢失的数据信息很少,可更佳地显示解剖结构的空间关系。但此技术对操作者的技巧和计算机的容量要求很高。

⑥表面透视显示:又称透明化处理、四维影像。表面透视透明显示属于体积性重组,但也用于表面重组,其显示空腔脏器的表现与胃肠道气钡双重造影相似,可观察腔内、外组织,常用于与 SSD 联合观察。

⑦仿真内窥镜(VE):是将容积扫描原始数据传递到工作站,再将视野置于管腔图像内,对其内壁作表面重组,调节透明度并以仿真的方式直观、动态地显示内窥镜。可赋予与人体组织近似的伪彩,还可利用软件导航功能,沿图标行进的方向不断呈现三维图像,用电影回放功能以 15～30 帧/秒(至少10帧/秒)的速度放映,获得管腔内镜的仿真观察效果。

目前已在胃肠道、气管、支气管、喉、鼻腔和鼻窦等空腔脏器内病变的显示及血管内壁观察等方面中广泛应用。

局限性:不能观察管腔内细节和真实颜色,不能发现充血、水肿等炎性改变。单纯仿真的窥镜CT对病变影像缺乏组织特异性,难以对病变作定性诊断,且不能进行活检。

总之,影响 MSCT 后处理图像质量的相关因素很多,提高后处理图像技术非常重要,由于 MSCT 机各种档次不同,以及不同层数的 MSCT 的技术参数、软件功能也不一样,所以要进行有针对性的研究,方能更好地做好 MSCT 的后处理图像的工作。

二、摄片技术

摄片技术是将显示器上显示的图像信息,按照摄影原则,通过打印机显示在照片上的过程。照片质量的优劣,除了与打印机的性能有关外,荧光屏图像的处理至关重要,正确的显示处理技术是影像信息获得多少的关键,图像的摄影实际上是显示技术在胶片上的具体体现。因此,在摄影时,必须注意:①根据病变的性质特征和应重点观察的内容,正确选择窗宽和窗位。②按照解剖顺序进行图像排列摄片,以体现整体概念。对需要重点观察的病变进行放大、测量和重组,对非重点观察的层面,必要时可组合成多幅的图像摄片。③必须拍摄定位片,一幅为有定位线的图像,一幅为无定位线的图像。④图像幅式的大小要适当,过小会影响诊断的观察,同时幅式组合不要过杂,否则影响整体照片美观。⑤在下列情况下,需要加摄骨窗:涉及颅底和蝶鞍的扫描;全身骨骼外伤;涉及骨骼本身的病变或其他病变侵犯到骨骼。⑥对病灶必须测量 CT 值、病灶的大小和直径,以供诊断参考。

在对病灶进行 CT 值的测量时注意:要对病灶的中心层面进行测量;要对病灶及其临近正常组织进行测量;要对病灶所在组织进行测量;要在同一层面对病灶增强前后以及延迟后组织的 CT 值进行测量;要对病灶所在位置进行相关组织的对称性测量。

第五节　医学图像融合与分子影像学

医学图像可以分为解剖图像和功能图像两个部分。解剖图像主要描述人体形态信息,功能图像主要描述人体代谢信息。为了综合使用多种成像模式以提供更全面的信息,常常需要将有效信息进行整合。整合的第一步就是使多幅图像在空间域中达到几何位置的完全对应,这一步骤称为"配准"。整合的第二步就是将配准后图像进行信息的整合显示,这一步骤称为"融合"。

在临床诊断上,医师常常需要各种医学图像的支持,如 CT、MRI、PET、SPECT 以及超声图像等,但无论哪一类的医学图像往往都难以提供全面的信息,这就需要将受检者的各种图像信息综合研究。要做到这一点,首先必须解决图像的配准(或叫匹配)和融合问题。医学图像配准是确定两幅或多幅医学图像像素的空间对应关系;而融合是指将不同形式的医学图像中的信息综合到一起,形成新的图像的过程。图像配准是图像融合必需的预处理技术,反过来,图像融合是图像配准的一个目的。

一、医学图像配准技术

医学图像配准包括图像的定位和转换,即通过寻找一种空间变换使两幅图像对应点达到空间位置上的配准,配准的结果应使两幅图像上所有关键的解剖点或感兴趣的关键点达到匹配。20 世纪 90 年代以来,医学图像配准的研究受到了国内外医学界和工程界的高度重视。1993 年 Petra 等综述了二维图像的配准方法,并根据配准基准的特性,将图像配准的方法分为两大类:基于外部特征(有框架)的图像配准和基于内部特征(无框架)的图像配准。基于外部特征的方法包括立体定位框架法、面膜法及皮肤标记法等。基于外部特征的图像配准,简单易行,易实现自动化,能够获得较高的精度,可以作为评估无框架配准算法的标准。但对标记物的放置要求高,只能用于同一受检者不同影像模式之间的配准,不适用于受检者之间和受检者图像与图谱之间的配准,不能对历史图像做回溯性研究。基于内部特征的方法是根据一些用户能识别出的解剖点、医学图像中相对运动较小的结构及图像内部体素的灰度信息进行配准。基于内部特征的方法包括手工交互法、对应点配准法、结构配准法、矩配准法及相关配准法。基于内部特征的图像配准是一种交互性方法,可以进行回顾性研究,不会造成受检者不适,故基于内部特征的图像配准成为研究的重点。

近年来,医学图像配准技术有了新的进展,在配准方法上应用了信息学的理论和方法,例如应用最大化的互信息量作为配准准则进行图像的配准,在配准对象方面从二维图像发展到三维多模医学图像的配准。例如 Luo 等利用最大互信息法对 CT/MR 和 MR/PET 三维全脑数据进行了配准,结果全部达到亚像素级配准精度。在医学图像配准技术方面引入信号处理技术,例如傅氏变换和小波变换。小波技术在空间和频域上具有良好的局部特性,在空间和频域都具有较高的分辨力,应用小波技术多分辨地描述图像细貌,使图像由粗到细的分级快速匹配,是近年来医学图像配准的发展之一。国内外学者在这方面做了大量的工作,如 Sharman 等提出了一种基于小波变换的自动配准刚体图像方法,使用小波变换获得多模图像特征点然后进行图像配准,提高了配准的准确性。另外,非线性配准也是近年来研究的热点,它对于非刚性对象的图像配准更加适用,配准结果更加准确。

目前许多医学图像配准技术主要是针对刚性体的配准,非刚性图像的配准虽然已经提出一些解决的方法,但同刚性图像相比还不成熟。另外,医学图像配准缺少实时性、准确性和有效的全自动配准策略。向快速和准确方面改进算法,使用最优化策略改进图像配准以及对非刚性图像配准的研究是今后医学图像配准技术的发展方向。

二、医学图像融合技术

图像融合的主要目的是通过对多幅图像间的冗余数据进行处理来提高图像的可读性,对多幅图像间的互补信息的处理来提高图像的清晰度。不同的医学影像设备获取的影像反映了不同的信息:功能图像(SPECT、PET 等)分辨力较差,但它提供的脏器功能代谢和血液流动信息是解剖图像所不能替代的;解剖图像(CT、MRI、B 超等)以较高的分辨力提供了脏器的解剖形态信息,其中 CT 有利于更致密的组织的探测,而 MRI 能够提供软组织的更多信息。多模态医学图像的融合把有价值的生理功能信息与精确的解剖结构结合在一起,可以为临床提供更加全面和准确的资料。医学图像的融合可分为图像融合的基础和融合图像的显示。

医学影像的融合是指利用计算机技术,将各种影像学检查所得到的图像信息进行数字化综合处理,将多种源产生的数据协同应用、空间配准后,融合各种检查的优势以产生一种全新的、高质量的影像信息达到计算机辅助诊断目的。

1. 图像融合的基础 目前的图像融合技术可以分为两大类:一类是以图像像素为基础的融合方法;另一类是以图像特征为基础的融合方法。以图像像素为基础的融合方法模型如图 1-48 所示。

以图像特征为基础的融合方法在原理上不够直观且算法复杂,但是其实现效果较好。

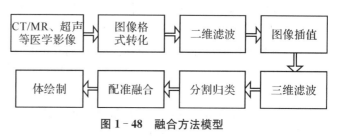

图 1-48 融合方法模型

图像融合的步骤一般为:①将源图像分别变换至一定变换域上;②在变换域上设计一定特征选取规则;③根据选取的规则在变换域上创建融合图像;④逆变换重建融合图像。

2. 影像融合的关键技术

(1) 图像数据转换：是指对来自不同采集设备的图像信息进行格式转换、三维方位调整、尺度变换等，以确保多源图像的像素与体素表达同样大小的实际空间区域与组织脏器在空间描述上的一致性。

(2) 影像融合：需要实现相关图像的对位，也就是点到点的一一对应。

(3) 图像数据库：其作用是实现典型病例、典型图像数据的存档和管理以及信息的提取，为融合提供数据支持。

(4) 数据理解：是对各种成像设备所得信息进行综合处理和应用，以获得新的有助于临床诊断的信息。

3. 融合技术分类

(1) 按融合技术分类，可分为单模融合、多模融合和模板融合。

①单模融合：是指将同一种影像学的图像融合，多用于治疗前后的对比、疾病的随访观察、疾病不同状态的对比、运动伪影和设备固有伪影的校准等方面。

②多模融合：是指将不同影像技术的图像进行融合，包括形态和功能成像两大类。多模图像融合主要是将这两类成像方法获得的图像进行融合，其意义在于克服功能成像空间分辨力和组织对比分辨力低的缺点，发扬形态学成像方法各种分辨力高、定位准确的优势，最大限度地挖掘影像学信息，综合利用这几种检查所提供的信息，对病情做出更确切的诊断。

③模板融合：是指将受检者的图像与模板（解剖或生理图谱等）图像融合，多用于正常结构的统计测量、不同受检者同一类病变的比较、对生长发育和衰老进程监测与制订诊断标准等方面。

(2) 按处理方法分类，可分为数值融合法和智能融合法。

①数值融合法：是将来源于不同成像设备的图像做空间归一化的处理，获得一致性描述后直接应用。

②智能融合法：是将来源于不同成像设备的图像做空间归一化处理后，根据研究的需要，选择不同图像中的所需信息，进行融合。

(3) 按系统拓扑结构分类，可分为集中式、分布式、分层式和混合式等方式。

①集中式：是将各种成像设备所得的图像都直接送到中央处理器进行融合处理。这种结构既可实现时间融合，又可实现空间融合，但由于其数据量大，数据样式多，对传输、处理设备要求较高，解决策略复杂。

②分布式：是指各成像设备都是一个个自主的局域处理器，完成对采集信息的局域处理，可在本地完成时间融合，同时又可与其他的结点通信，完成最终诊断。这种结构要求成像设备的性能良好并具开放性。

③分层式：是在集中式和分布式之间引入中间结点，先进行同类成像设备的数据融合，再将结果送至全局处理器，进行异类成像设备的信息融合。

④混合式：是按信息之间的内在联系将整个系统分解成若干个互连的小型系统，逐级融合，得出最终的诊断结果。

4. 图像融合的方法　图像融合是确定多种图像检查的几何关系的过程，图像融合的方法包括：①视觉融合，即医生的综合分析能力（本能和经验）；②软件融合，即研究一种新的影像处理方法；③硬件融合，即研制一种新的成像设备。

5. 图像融合的研究内容　包括：图像配准（矩阵、分层、空间分辨力）、图像对位（层面、像素、平移、旋转）、融合图像的显示（二维、三维）、功能图像和解剖图像信息的互补、解剖结构（CT）对功能图像（PET）的校正。

6. 图像融合技术　有软件融合与硬件融合，软件融合为非同机图像融合，而硬件融合为同机图像融合（非影像对位），它们的区别见下表。

表 1-1 软件、硬件融合比较

	软件	硬件
图像来源	2 种设备	1 种设备
受检者位置	不易对准	容易对准
床位	2 种类型	1 种类型
内脏移位	不易控制	较少移动
时间	不同时间	同时间
融合对准	费时	容易

此外,图像融合主要技术有:特征提取、误差评估方法、图像预处理、图像的对位、融合数据的分析等。就特征提取来讲,有内部特征提取及外部特征。内部特征提取不需要做预处理,可进行多次融合方法分析,但难以实现自动化处理,需要人工干预,且融合的精确性往往与经验有关。而外部特征提取其特征明确,易于进行计算机自动化处理,但预处理复杂,且由体位变化或器官蠕动而引起的脏器与体表标记之间的位移误差难以避免。

(1) 图像法的对位技术:图像分割配准;曲线法(利用有几何特征的线条);表面法(三维刚体变换、三维弹性变换);像素特征配准(图像灰度为配准依据);主轴矩配准;全图像信息配准;图谱法。而容积对位的步骤是:选择 2 个容积图像;三维配准;体积融合;显示。

(2) 非图像法的对位技术:两台不同的显像设备对位;两台设备安装在同一个机架上,具有相同的定位坐标系统;在两次检查期间受检者处于同一个检查床上,且保持体位不变。

非图像法的对位技术的两种图像不必进行对位就可精确融合;几乎同时采集,可以防止因受检者移位产生的误差;在一定程度上解决了时间配准的问题;避免了复杂的标记方法和采集后的大量运算;融合图像的可靠性大大提高;但基于硬件的图像融合成本很高。

总之,同机图像融合(硬件融合)在头颈部、胸部的作用已经被大量的研究所肯定。克服呼吸运动造成的位移在腹部和盆腔同机图像融合中,也有大量病例证明了它的良好效果。但是由于其中器官的蠕动、器官内容物的不稳定性,即使受检者体位相对固定,仍然难以保证两种显像的过程中器官没有移位。因此,对于包括胃肠道、膀胱等器官图像的解释应当特别慎重。

非同机图像融合受到更多主、客观因素的干扰。例如:位置问题、受检者的姿势、检查床;受检者的生理状态可能不同;受检者器官的内容物不同;非固定的外标志物错位;处理时间长;主观因素影响大;等等。

7. 融合图像的显示 融合图像的显示方法可分成两种:空间维显示和时间维显示。

8. 医学影像融合临床应用

(1) 对影像诊断的帮助

①融合后的影像能够清晰地显示检查部位的解剖结构及毗邻关系,有助于影像诊断医师全面了解和熟悉正常组织、器官的形态学特征。

②通过采用区域放大、勾画病变轮廓、增添病变区伪彩色等手段,增加病变与正常组织的差异,突出显示病灶,帮助医生及时发现病变,尤其是早期不明显的病变和微小病变,避免漏诊。

③在影像中集中体现出病灶在各项检查中的典型特征,有助于诊断医师做出更加明确的定性诊断,尤其是疑难疾病的鉴别诊断。

(2) 对手术治疗的帮助:在影像的融合中,采用了图像重建和三维立体定向技术,可以清楚地显示复杂结构的完整形态和病灶的空间位置以及病变与周围正常组织的关系,对临床制定手术方案、实施手术以及术后观察起了重要作用。

(3) 对科研的帮助:影像的融合集中了多项检查的特征,同时体现了解剖结构、病理特征以及形态和功能的改变,并可以对影像信息做出定性、定量分析,为临床疾病的进一步研究提供了较为完整的影像学资料。

9. 医学图像融合技术存在的困难与不足　首先,基本的理论框架和有效的广义融合模型尚未形成,以致现有的技术方法还只是针对具体病症、具体问题发挥作用,通用性相对较弱。研究的图像以 CT、MRI、核医学图像为主,超声等成本较低的图像研究较少且研究主要集中于大脑、肿瘤成像等。其次,由于成像系统的成像原理差异,其图像采集方式、格式以及图像的大小、质量、空间与时间特性等差异大,因此研究稳定且精度较高的全自动医学图像配准与融合方法是图像融合技术的难点之一。最后,缺乏能够客观评价不同融合方法融合效果优劣的标准,通常用目测的方法比较融合效果,有时还需要用到医师的经验。

在图像融合技术研究中,不断有新的方法出现,其中小波变换在图像融合中的应用,基于有限元分析的非线性配准以及人工智能技术在图像融合中的应用将是今后图像融合研究的热点与方向。随着三维重组显示技术的发展,三维图像融合技术的研究也越来越受到重视,三维图像的融合和信息表达,也将是图像融合研究的一个重点。

三、分子影像学

分子影像学是运用影像学手段显示组织水平、细胞和亚细胞水平的特定分子,反映活体状态下分子水平变化,对其生物学行为在影像方面进行定性和定量研究的科学。因此,分子影像学是将分子生物学技术和现代医学影像学相结合而产生的一门新兴的边缘学科。经典的影像诊断(CT、MRI 等)主要显示的是一些分子改变的终效应,具有解剖学改变的疾病;而分子影像学通过发展新的工具、试剂及方法,探查疾病过程中细胞和分子水平的异常,在尚无解剖改变的疾病前检出异常,为探索疾病的发生、发展和转归,评价药物的疗效,为分子水平疾病的治疗开启了一片崭新的天地。

影像医学发展到现在逐渐形成了三个主要的阵营:①经典医学影像学,以 X 线、CT、MRI、超声成像等为主,显示人体解剖结构和生理功能;②以介入放射学为主体的治疗学阵营;③分子影像学,以 MRI、PET、光学成像及小动物成像设备等为主,可用于分子水平成像。三者是紧密联系的一个整体,相互印证,相互协作,以介入放射学为依托,使目的基因能更准确地到达靶位,通过分子成像设备又可直接显示治疗效果和基因表达。因此,分子影像学对影像医学的发展有很大的推动作用,使影像医学从对传统的解剖、生理功能的研究,深入到分子水平的成像,探索疾病分子水平的变化,将对新的医疗模式的形成和人类健康有着深远的影响。

分子影像新技术有着巨大的潜力,新技术将在表现型改变显示之前提供早期疾病检测,新技术对疾病的诊断更加具有合理性,在分子水平上,新技术可评估被治疗靶目标的效果。例如就癌症而言,当前检测疾病的参数只能了解肿瘤体积大小和解剖定位,分子影像新技术可发展到获得许多新的检测参数,如肿瘤生长动力学评估、恶变前的分子异常检测、血管生长因子、肿瘤细胞标记物、基因改变等。活体分子成像可允许无损生物体微环境的状况下进行发病机制的研究,可帮助破译复杂的分子运动轨迹。此外,分子影像有可能通过活体实时分子靶目标评估来促进药物发展。分子成像与影像导引治疗系统结合,使我们有可能在识别疾病的同时即进行直接治疗。

分子医学影像技术是显示肉眼或其他技术无法或难以认识的人体生命信息的医学影像方法。首先,分子影像可以提高临床诊治疾病的水平。许多疾病始于基因和基因表达异常,继而代谢失常,功能障碍,最后才表现出组织形态变化和症状体征。只有在分子水平发现疾病,才能真正达到早期诊断并针对性治疗,如基因治疗。另外,分子影像可提示肿瘤的恶性程度和预后。分子影像还可提供独特的诊断能力,通过观察代谢改变,可以在肿瘤化疗开始数天内,明确化疗是否有效,以便及时调整用药。分子影像技术的优势,源于它是连接分子生物学等学科和临床医学的桥梁。近年来,分子生物学突飞猛进,特别是人类基因组计划的完成,对人体和生命科学产生着巨大的影响。分子影像技术是影像医学近年来最大的进步,也代表了今后医学影像技术发展的方向。它对现代和未来医学模式将会产生革命性的影响。

近 10 多年,分子生物学与医学学科之间产生了积极的互动,放射学科也正经历着这一过程,影像学家正积极主动地将研究的问题向分子水平深入。在分子影像学中,最主要的是开发新的探针和新的影像技术,新探针的研制和开发吸引着大多数分子影像学家的注意。目前一个重要的目标是设计定位于信使 RNA 的蛋白探针,从而直接评估内源基因的表达。新探针的开发必然有利于推动新的影像技术的发展,而对整个医学领域产生影响。内源性基因表达的显像是目前各个影像技术的难题,但真正的内源性基因表达显像却具有极为重要的意义。如果能够极为方便地对内源性基因显像,我们就有可能发现某个基因在何时、何处、何种水平上发生了突变或重组等,从而在疾病的早期阶段发现并进行基因治疗进而得以根治疾病。影像技术的持续改进,新的影像技术的开发也将是分子影像学研究的一个方面。空间分辨力的改进允许对荷载人体疾病的小鼠显像,而这些显像的结果有望用于临床实践中。不同影像设备的图像融合应用于基因表达显像应有望改进其能力。PET 和 MRI 的融合图像已有报道,但其费用更大。PET 和 CT 图像融合的目的在于改进图像质量;通过 PET 获得的生物学信息与 CT 获得的解剖信息结合能更好地确定患病组织周围的水肿、坏死及手术结果的评价;CT 可以获得诊断信息,指导手术与放疗计划的制订,进行 CT 引导下的取材活检。微 MRI(microMRI)也会是今后小动物基因表达显像研究的一个方向。另外,本领域的研究应有分子生物学家、影像学家、细胞生物学家、干细胞生物学家及免疫学家的积极参与。分子影像学作为分子生物学和医学影像学之间的桥梁学科,其间产生积极的互动会有力地推动分子影像学的健康发展。在有我国参与的人类基因组计划的研究草图已发表的今天,鼓励我国年轻的影像学医师学习分子生物学知识,积极从事此方面的研究是很有必要的。当然,有关分子影像学的研究还需要多方面的热情关注,医学影像后处理技术就是其中之一,也只有这样,我们才能奋起追赶世界的步伐,为我国医学影像的发展做出应有的贡献。

（王骏　宋宏伟　刘文亚　陈凝　顾海峰　周琪松　邢月琴　唐敏）

第二章　数字 X 线摄影后处理技术

第一节　头颈部后处理技术

一、颈椎正位（图 2-1）

1. 仪器　锐珂 DRX-1。
2. 后处理软件　DRV5.5.518.4。
3. 调制的曲线　非线性灰阶 EVP+。
4. 窗宽、窗位　窗宽:3592 HU;窗位:2297 HU。
5. 摄影条件　管电压 74 kV,管电流 200 mA,时间 0.16 s。
6. 摄影距离　100 cm。

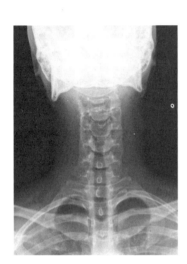

A

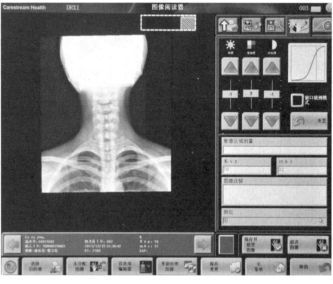

B

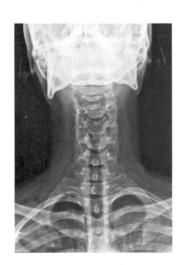

C

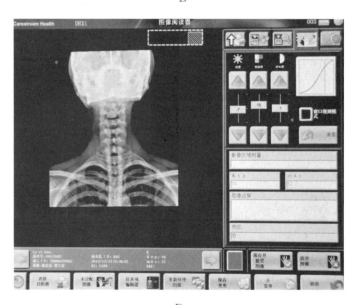

D

图 2-1　颈椎正位
A:未处理的图像;B:调整曲线图;C:处理后的图像;D:调整曲线图。

二、颈椎侧位(图 2 - 2)

1. 仪器　锐珂 DRX - 1。
2. 后处理软件　DRV5.5.518.4。
3. 调制的曲线　非线性灰阶 EVP+。
4. 窗宽、窗位　窗宽:3481 HU;窗位:2051 HU。
5. 摄影条件　管电压 74 kV,管电流 200 mA,时间 0.14 s。
6. 摄影距离　100 cm。

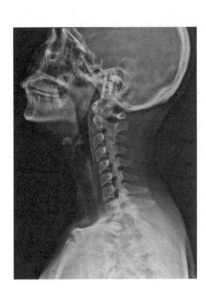

A

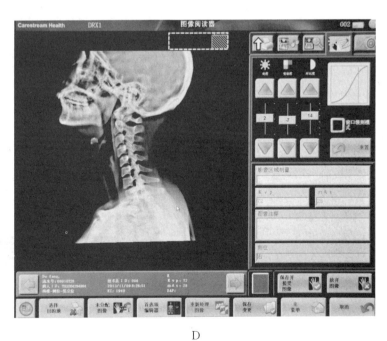

B

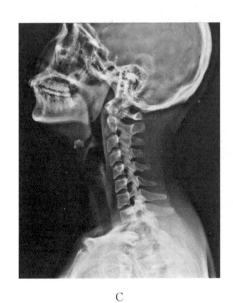

C

D

图 2 - 2　颈椎侧位
A:未处理的图像;B:调整曲线图;C:处理后的图像;D:调整曲线图。

三、颈椎左后斜位(图 2 - 3)

1. 仪器　锐珂 DRX - 1。
2. 后处理软件　DRV5.5.518.4。
3. 调制的曲线　非线性灰阶 EVP+。
4. 窗宽、窗位　窗宽:3736 HU;窗位:2018 HU。
5. 摄影条件　管电压 76 kV,管电流 200 mA,时间 0.14 s。
6. 摄影距离　100 cm。

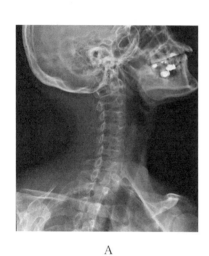

A

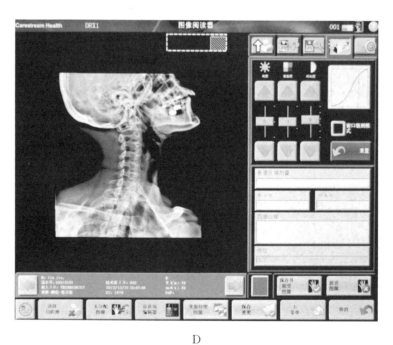

B

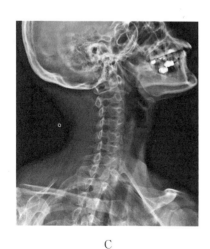

C

D

图 2 - 3　颈椎左后斜位

A:未处理的图像;B:调整曲线图;C:处理后的图像;D:调整曲线图。

四、颈椎右后斜位（图 2 - 4）

1. 仪器　锐珂 DRX - 1。
2. 后处理软件　DRV5.5.518.4。
3. 调制的曲线　非线性灰阶 EVP＋。
4. 窗宽、窗位　窗宽：3448 HU；窗位：2063 HU。
5. 摄影条件　管电压 76 kV，管电流 200 mA，时间 0.14 s。
6. 摄影距离　100 cm。

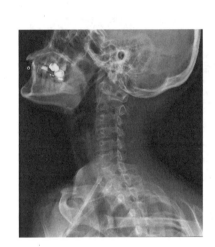

A

B

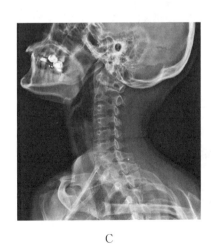

C

D

图 2 - 4　颈椎右后斜位

A：未处理的图像；B：调整曲线图；C：处理后的图像；D：调整曲线图。

五、颈椎过伸位（图 2 - 5）

1. 仪器　锐珂 DRX - 1。
2. 后处理软件　DRV5.5.518.4。
3. 调制的曲线　非线性灰阶 EVP＋。
4. 窗宽、窗位　窗宽:3424 HU;窗位:1919 HU。
5. 摄影条件　管电压 76 kV,管电流 200 mA,时间 0.16 s。
6. 摄影距离　100 cm。

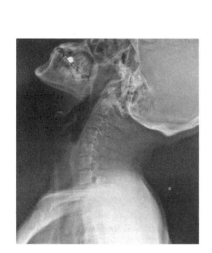

A

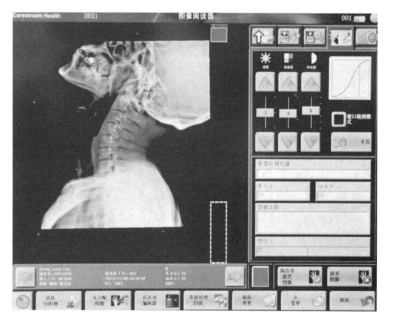

B

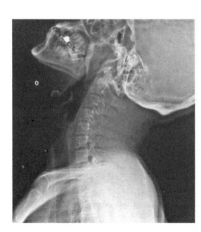

C

D

图 2 - 5　颈椎过伸位
A:未处理的图像;B:调整曲线图;C:处理后的图像;D:调整曲线图。

六、颈椎过屈位(图2-6)

1. 仪器　锐珂 DRX-1。
2. 后处理软件　DRV5.5.518.4。
3. 调制的曲线　非线性灰阶 EVP+。
4. 窗宽、窗位　窗宽:3887 HU;窗位:2126 HU。
5. 摄影条件　管电压 76 kV,管电流 200 mA,时间 0.16 s。
6. 摄影距离　100 cm。

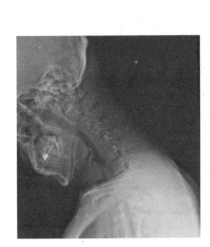

A

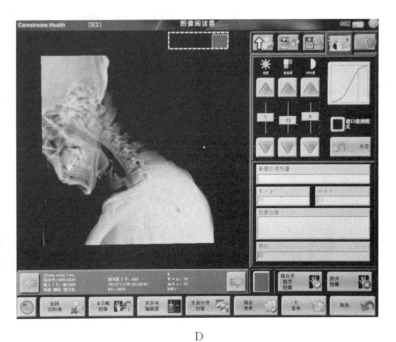

B

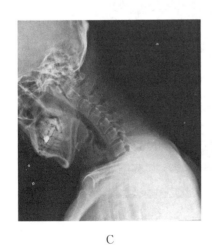

C

D

图2-6　颈椎过屈位
A:未处理的图像;B:调整曲线图;C:处理后的图像;D:调整曲线图。

七、瓦氏位(Water's)(图 2 - 7)

1. 仪器　锐珂 DRX - 1。

2. 后处理软件　DRV5.5.518.4。

3. 调制的曲线　非线性灰阶 EVP+。

4. 窗宽、窗位　窗宽:2428 HU;窗位:2180 HU。

5. 摄影条件　管电压 84 kV,管电流 200 mA,时间 0.30 s。

6. 摄影距离　100 cm。

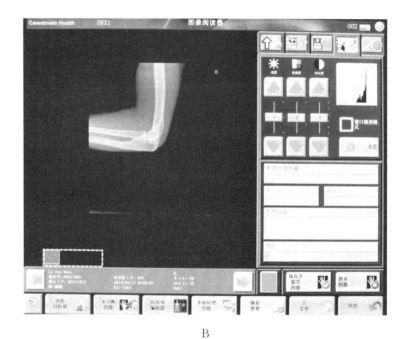

A　　　　　　　　　　　　　　　　　　B

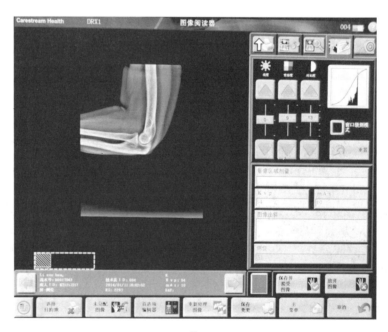

C　　　　　　　　　　　　　　　　　　D

图 2 - 7　瓦氏位

A:未处理的图像;B:调整曲线图;C:处理后的图像;D:调整曲线图。

八、颞颌关节张口位(图 2-8)

1. 仪器　锐珂 DRX-1。
2. 后处理软件　DRV5.5.518.4。
3. 调制的曲线　非线性灰阶 EVP+。
4. 窗宽、窗位　窗宽:3157 HU;窗位:1949 HU。
5. 摄影条件　管电压 52 kV,管电流 100 mA,时间 0.12 s。
6. 摄影距离　75 cm。

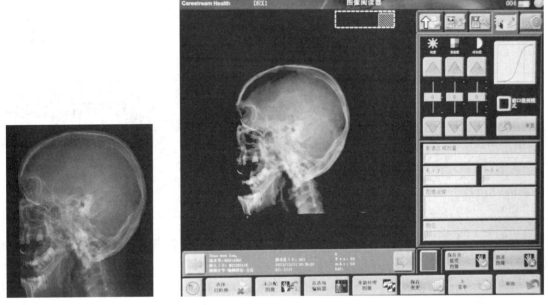

A B

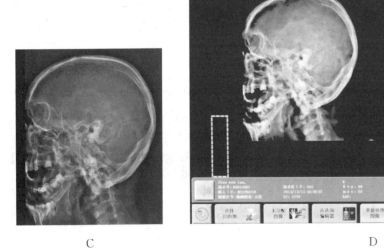

C D

图 2-8　颞颌关节张口位
A:未处理的图像;B:调整曲线图;C:处理后的图像;D:调整曲线图。

九、颞颌关节闭口位(图 2 - 9)

1. 仪器　锐珂 DRX - 1。
2. 后处理软件　DRV5.5.518.4。
3. 调制的曲线　非线性灰阶 EVP+。
4. 窗宽、窗位　窗宽:3157 HU;窗位:1949 HU。
5. 摄影条件　管电压 52 kV,管电流 100 mA,时间 0.12 s。
6. 摄影距离　75 cm。

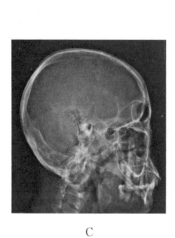

A

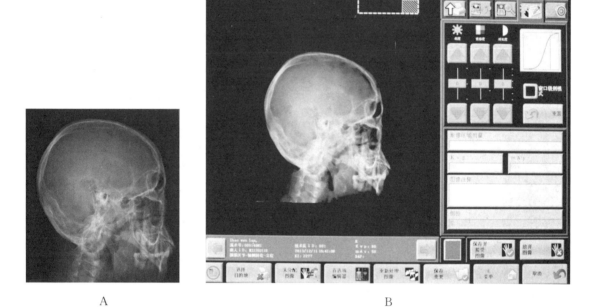

B

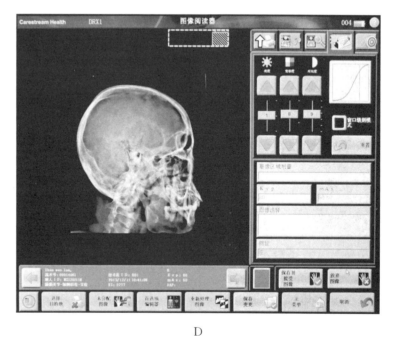

C

D

图 2 - 9　颞颌关节闭口位
A:未处理的图像;B:调整曲线图;C:处理后的图像;D:调整曲线图。

第二节　胸部后处理技术

一、胸部正位(图2-10)

1. 仪器　锐珂DRX-1。
2. 后处理软件　DRV5.5.518.4。
3. 调制的曲线　非线性灰阶EVP+。
4. 窗宽、窗位　窗宽:3826 HU;窗位:2069 HU。
5. 摄影条件　管电压130 kV,管电流100 mA,时间0.08 s。
6. 摄影距离　180 cm。

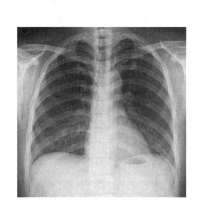

A

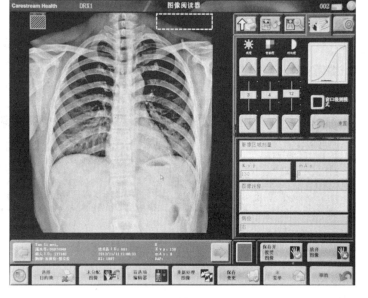

B

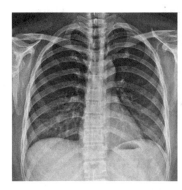

C

D

图2-10　胸部正位

A:未处理的图像;B:调整曲线图;C:处理后的图像;D:调整曲线图。

二、胸部侧位(图 2-11)

1. 仪器　锐珂 DRX-1。
2. 后处理软件　DRV5.5.518.4。
3. 调制的曲线　非线性灰阶 EVP+。
4. 窗宽、窗位　窗宽:3490 HU;窗位:2192 HU。
5. 摄影条件　管电压 96 kV,管电流 200 mA,时间 0.50 s。
6. 摄影距离　180 cm。

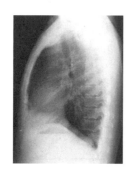

A

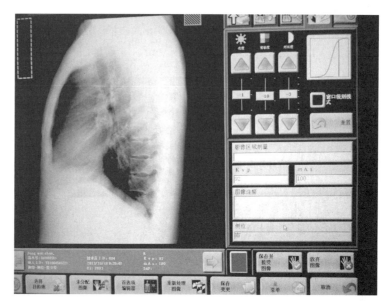

B

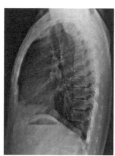

C

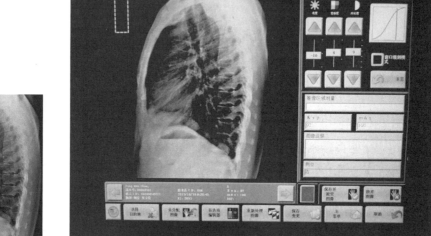

D

图 2-11　胸部侧位
A:未处理的图像;B:调整曲线图;C:处理后的图像;D:调整曲线图。

三、胸椎正位(图 2 - 12)

1. 仪器　锐珂 DRX - 1。

2. 后处理软件　DRV5.5.518.4。

3. 调制的曲线　非线性灰阶 EVP+。

4. 窗宽、窗位　窗宽:3199 HU;窗位:1862 HU。

5. 摄影条件　管电压 76 kV,管电流 200 mA,时间 0.32 s。

6. 摄影距离　100 cm。

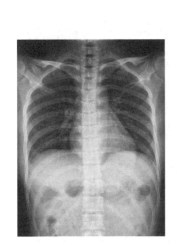

A

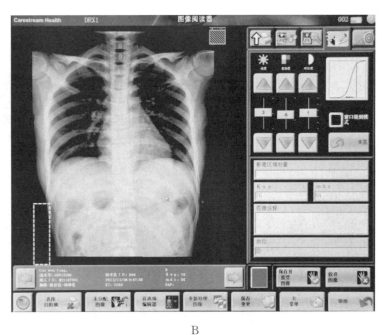

B

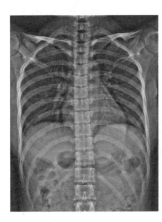

C

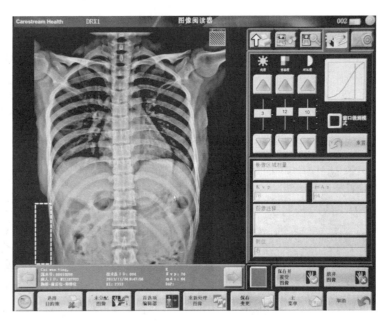

D

图 2 - 12　胸椎正位
A:未处理的图像;B:调整曲线图;C:处理后的图像;D:调整曲线图。

四、胸椎侧位（图 2 - 13）

1. 仪器　锐珂 DRX - 1。
2. 后处理软件　DRV5.5.518.4。
3. 调制的曲线　非线性灰阶 EVP＋。
4. 窗宽、窗位　窗宽:2794 HU;窗位:1373 HU。
5. 摄影条件　管电压 82 kV,管电流 200 mA,时间 0.35 s。
6. 摄影距离　100 cm。

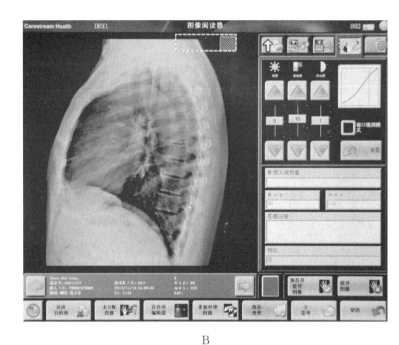

A   B

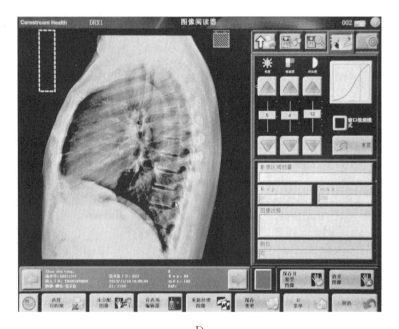

C   D

图 2 - 13　胸椎侧位
A:未处理的图像;B:调整曲线图;C:处理后的图像;D:调整曲线图。

第三节 腹部后处理技术

一、骨盆正位(图 2-14)

1. 仪器 锐珂 DRX-1。
2. 后处理软件 DRV5.5.518.4。
3. 调制的曲线 非线性灰阶 EVP+。
4. 窗宽、窗位 窗宽:3067 HU;窗位:1931 HU。
5. 摄影条件 管电压 74 kV,管电流 200 mA,时间 0.32 s。
6. 摄影距离 100 cm。

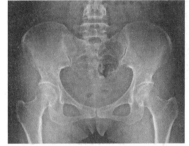

A

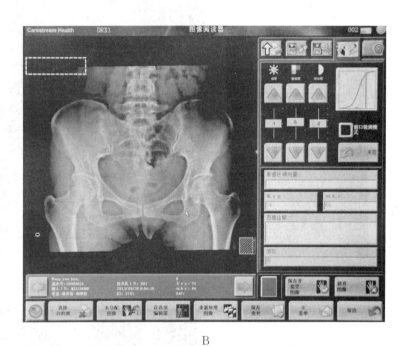

B

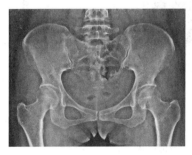

C

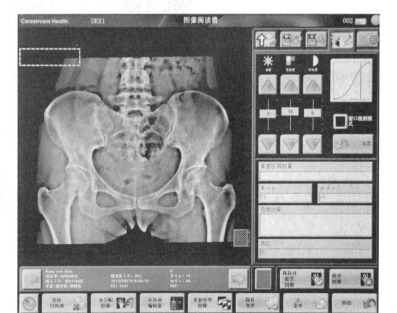

D

图 2-14 骨盆正位
A:未处理的图像;B:调整曲线图;C:处理后的图像;D:调整曲线图。

二、腹部正位(图 2 - 15)

1. 仪器　锐珂 DRX - 1。

2. 后处理软件　DRV5.5.518.4。

3. 调制的曲线　非线性灰阶 EVP＋。

4. 窗宽、窗位　窗宽:3136 HU;窗位:1853 HU。

5. 摄影条件　管电压 84 kV,管电流 200 mA,时间 0.30 s。

6. 摄影距离　100 cm。

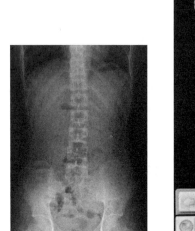

A

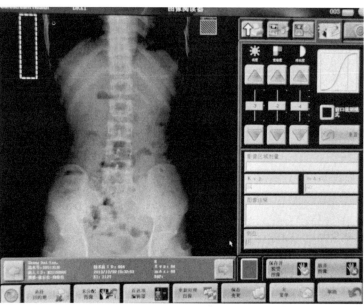

B

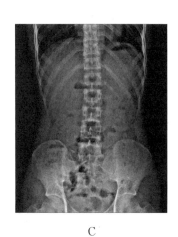

C

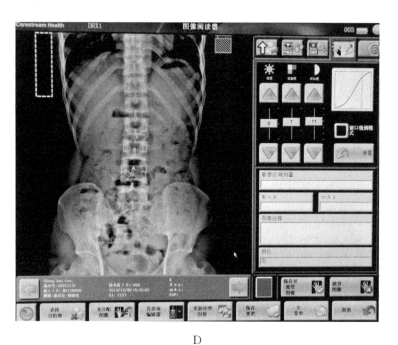

D

图 2 - 15　腹部正位

A:未处理的图像;B:调整曲线图;C:处理后的图像;D:调整曲线图。

三、腰椎正位(图 2-16)

1. 仪器　锐珂 DRX-1。
2. 后处理软件　DRV5.5.518.4。
3. 调制的曲线　非线性灰阶 EVP+。
4. 窗宽、窗位　窗宽:3640 HU;窗位:2168 HU。
5. 摄影条件　管电压 84 kV,管电流 200 mA,时间 0.25 s。
6. 摄影距离　100 cm。

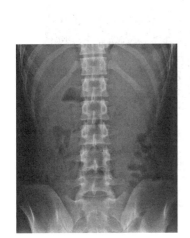

A

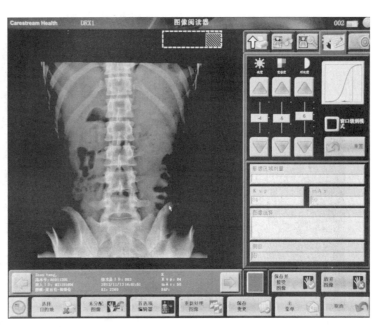

B

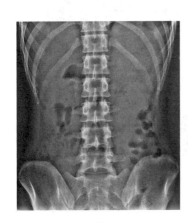

C

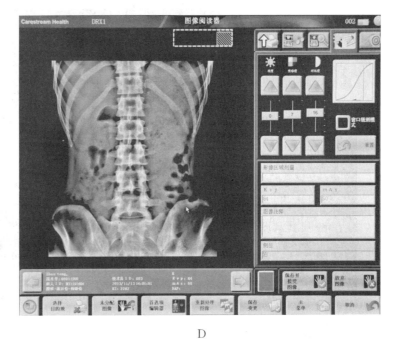

D

图 2-16　腰椎正位

A:未处理的图像;B:调整曲线图;C:处理后的图像;D:调整曲线图。

四、腰椎侧位（图 2-17）

1. **仪器** 锐珂 DRX-1。

2. **后处理软件** DRV5.5.518.4。

3. **调制的曲线** 非线性灰阶 EVP+。

4. **窗宽、窗位** 窗宽：3757 HU；窗位：1913 HU。

5. **摄影条件** 管电压 92 kV，管电流 200 mA，时间 0.6 s。

6. **摄影距离** 100 cm。

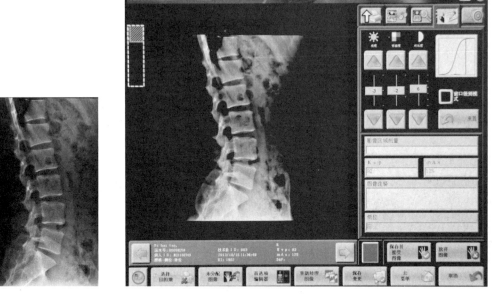

A   B

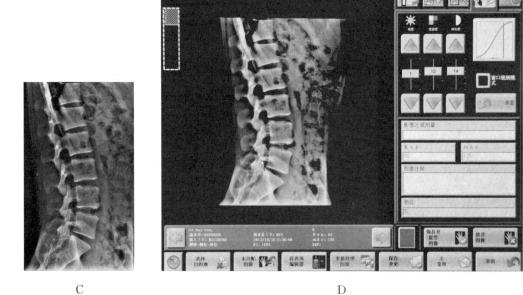

C   D

图 2-17 腰椎侧位

A：未处理的图像；B：调整曲线图；C：处理后的图像；D：调整曲线图。

五、腰椎左后斜位(图 2-18)

1. 仪器　锐珂 DRX-1。

2. 后处理软件　DRV5.5.518.4。

3. 调制的曲线　非线性灰阶 EVP+。

4. 窗宽、窗位　窗宽:4063 HU;窗位:2183 HU。

5. 摄影条件　管电压 86 kV,管电流 200 mA,时间 0.5 s。

6. 摄影距离　100 cm。

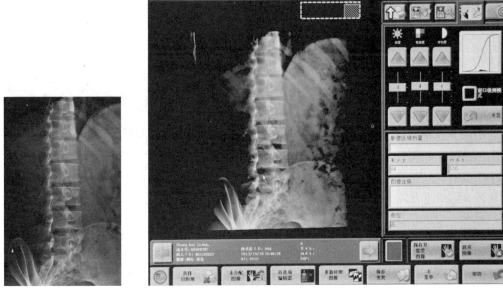

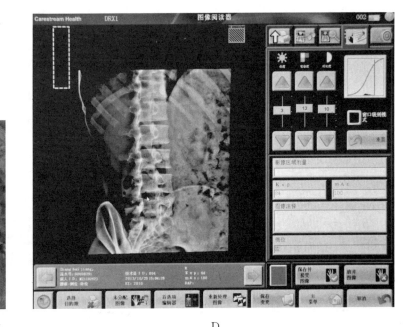

图 2-18　腰椎左后斜位
A:未处理的图像;B:调整曲线图;C:处理后的图像;D:调整曲线图。

六、腰椎右后斜位(图 2 - 19)

1. 仪器　锐珂 DRX - 1。

2. 后处理软件　DRV5.5.518.4。

3. 调制的曲线　非线性灰阶 EVP+。

4. 窗宽、窗位　窗宽:2737 HU;窗位:1712 HU。

5. 摄影条件　管电压 86 kV,管电流 200 mA,时间 0.5 s。

6. 摄影距离　100 cm。

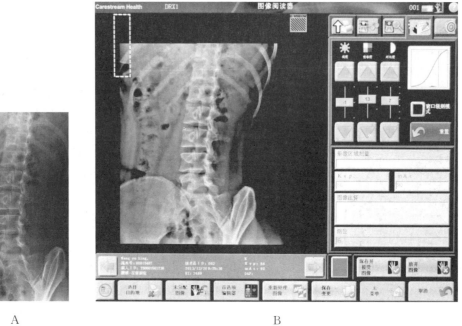

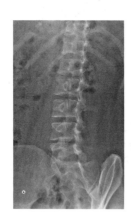

A　　　　　　　　　　　　　　　　　B

C　　　　　　　　　　　　　　　　　D

图 2 - 19　腰椎右后斜位
A:未处理的图像;B:调整曲线图;C:处理后的图像;D:调整曲线图。

第四节 四肢后处理技术

一、手正位(图 2－20)

1. 仪器 锐珂 DRX－1。
2. 后处理软件 DRV5.5.518.4。
3. 调制的曲线 非线性灰阶 EVP＋。
4. 窗宽、窗位 窗宽:4084 HU;窗位:2255 HU。
5. 摄影条件 管电压 44 kV,管电流 100 mA,时间 0.1 s。
6. 摄影距离 100 cm。

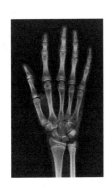

A

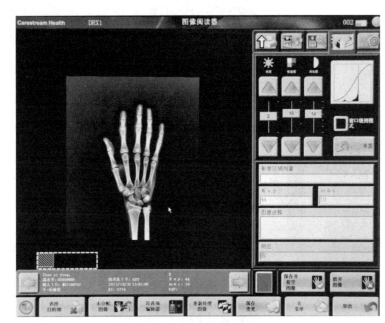

B

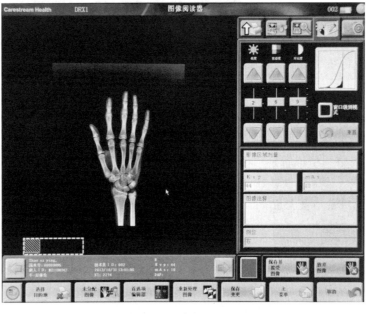

C

D

图 2－20 手正位
A:未处理的图像;B:调整曲线图;C:处理后的图像;D:调整曲线图。

二、手指侧位(图 2-21)

1. 仪器　锐珂 DRX-1。

2. 后处理软件　DRV5.5.518.4。

3. 调制的曲线　非线性灰阶 EVP+。

4. 窗宽、窗位　窗宽:4195 HU;窗位:2165 HU。

5. 摄影条件　管电压 44 kV,管电流 100 mA,时间 0.1 s。

6. 摄影距离　100 cm。

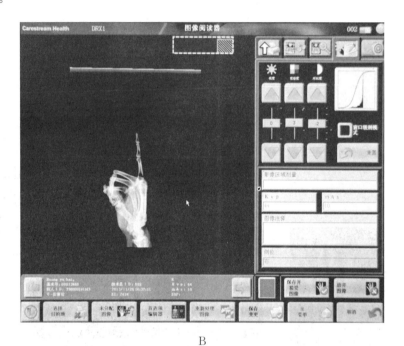

A   B

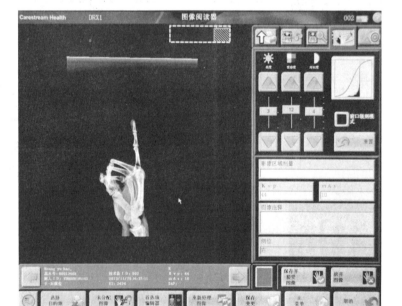

C   D

图 2-21　手指侧位

A:未处理的图像;B:调整曲线图;C:处理后的图像;D:调整曲线图。

三、腕关节正位(图 2－22)

1. 仪器　锐珂 DRX－1。
2. 后处理软件　DRV5.5.518.4。
3. 调制的曲线　非线性灰阶 EVP＋。
4. 窗宽、窗位　窗宽:3406 HU;窗位:1913 HU。
5. 摄影条件　管电压 44 kV,管电流 100 mA,时间 0.12 s。
6. 摄影距离　100 cm。

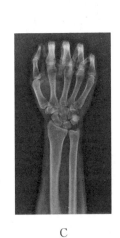

A

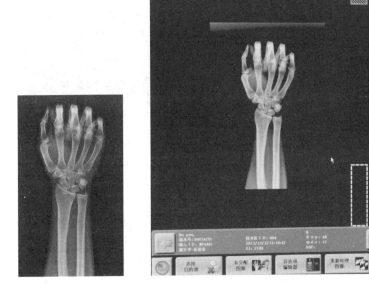

B

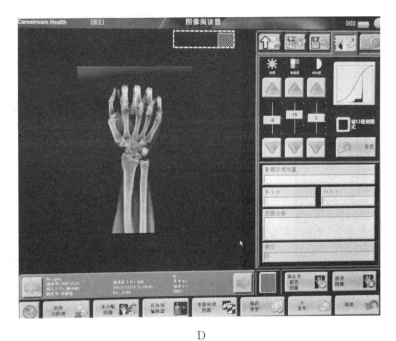

C

D

图 2－22　腕关节正位
A:未处理的图像;B:调整曲线图;C:处理后的图像;D:调整曲线图。

四、腕关节侧位(图2-23)

1. 仪器　锐珂DRX-1。
2. 后处理软件　DRV5.5.518.4。
3. 调制的曲线　非线性灰阶EVP+。
4. 窗宽、窗位　窗宽:3340 HU;窗位:1936 HU。
5. 摄影条件　管电压48 kV,管电流100 mA,时间0.10 s。
6. 摄影距离　100 cm。

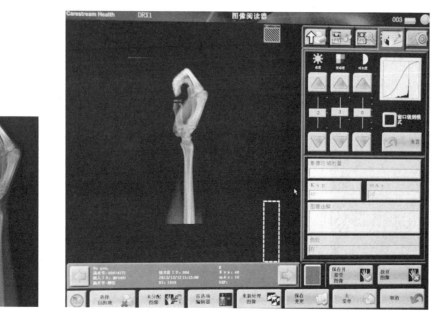

A　　　　　　　　　　　　　　　B

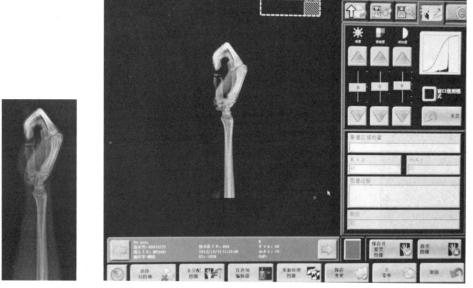

C　　　　　　　　　　　　　　　D

图2-23　腕关节侧位
A:未处理的图像;B:调整曲线图;C:处理后的图像;D:调整曲线图。

五、尺桡骨正位(图 2 - 24)

1. 仪器　锐珂 DRX - 1。
2. 后处理软件　DRV5.5.518.4。
3. 调制的曲线　非线性灰阶 EVP+。
4. 窗宽、窗位　窗宽:3157 HU;窗位:1949 HU。
5. 摄影条件　管电压 52 kV,管电流 100 mA,时间 0.12 s。
6. 摄影距离　100 cm。

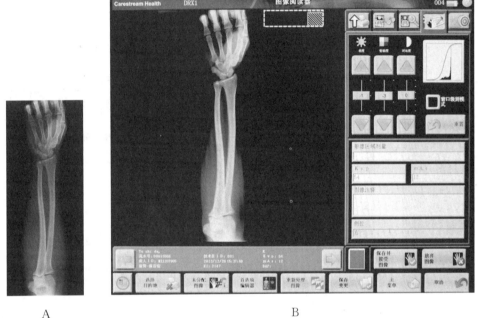

图 2 - 24　尺桡骨正位
A:未处理的图像;B:调整曲线图;C:处理后的图像;D:调整曲线图。

六、尺桡骨侧位(图 2 - 25)

1. 仪器　锐珂 DRX - 1。
2. 后处理软件　DRV5.5.518.4。
3. 调制的曲线　非线性灰阶 EVP+。
4. 窗宽、窗位　窗宽:3121 HU;窗位:2054 HU。
5. 摄影条件　管电压 54 kV,管电流 100 mA,时间 0.12 s。
6. 摄影距离　100 cm。

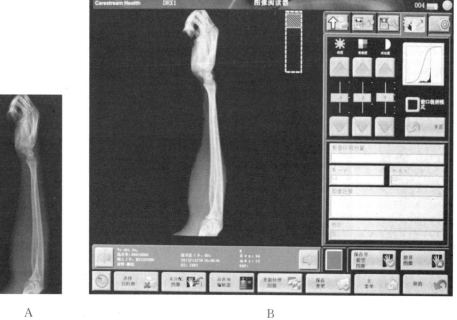

A　　　　　　　　　　　　B

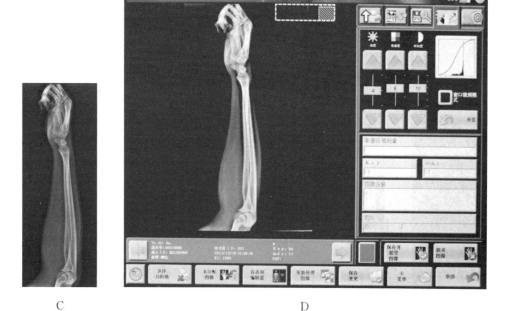

C　　　　　　　　　　　　D

图 2 - 25　尺桡骨侧位
A:未处理的图像;B:调整曲线图;C:处理后的图像;D:调整曲线图。

七、肘关节正位（图 2-26）

1. 仪器　锐珂 DRX-1。
2. 后处理软件　DRV5.5.518.4。
3. 调制的曲线　非线性灰阶 EVP+。
4. 窗宽、窗位　窗宽：2584 HU；窗位：1619 HU。
5. 摄影条件　管电压 54 kV，管电流 100 mA，时间 0.12 s。
6. 摄影距离　100 cm。

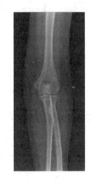

A

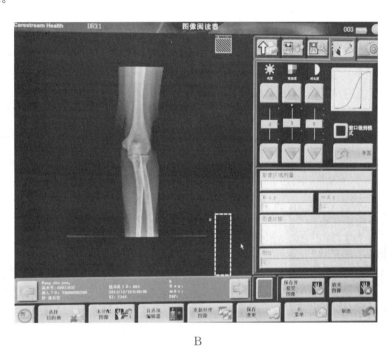

B

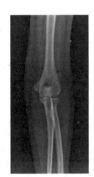

C

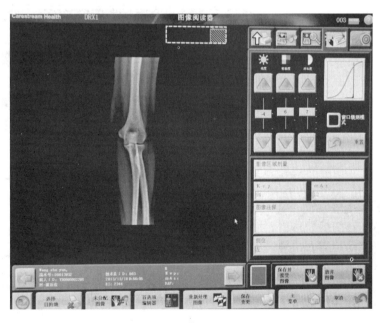

D

图 2-26　肘关节正位
A：未处理的图像；B：调整曲线图；C：处理后的图像；D：调整曲线图。

八、肘关节侧位（图 2 - 27）

1. 仪器　锐珂 DRX - 1。

2. 后处理软件　DRV5.5.518.4。

3. 调制的曲线　非线性灰阶 EVP+。

4. 窗宽、窗位　窗宽:3157 HU;窗位:1949 HU。

5. 摄影条件　管电压 52 kV,管电流 100 mA,时间 0.12 s。

6. 摄影距离　100 cm。

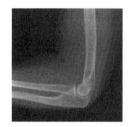

A

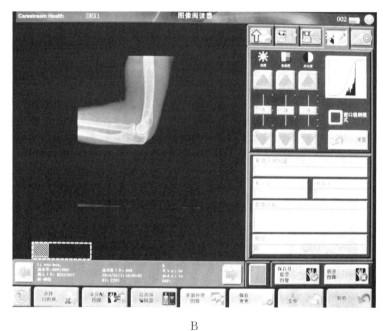

B

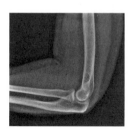

C

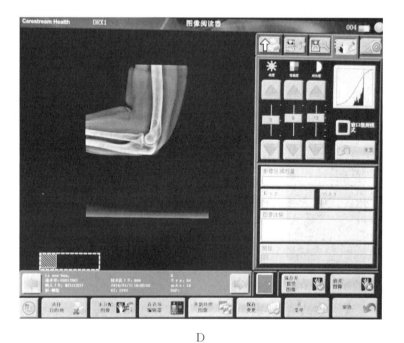

D

图 2 - 27　肘关节侧位
A:未处理的图像;B:调整曲线图;C:处理后的图像;D:调整曲线图。

九、肩关节正位(图 2 - 28)

1. 仪器 锐珂 DRX - 1。
2. 后处理软件 DRV5.5.518.4。
3. 调制的曲线 非线性灰阶 EVP＋。
4. 窗宽、窗位 窗宽:3379 HU;窗位:2003 HU。
5. 摄影条件 管电压 74 kV,管电流 200 mA,时间 0.16 s。
6. 摄影距离 100 cm。

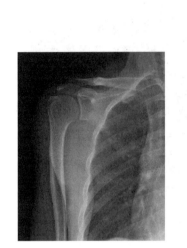

A

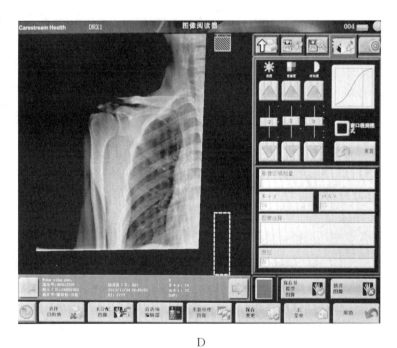

B

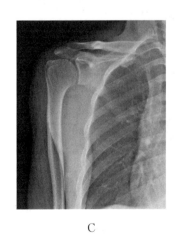

C

D

图 2 - 28 肩关节正位
A:未处理的图像;B:调整曲线图;C:处理后的图像;D:调整曲线图。

十、肩关节穿胸位（图 2 - 29）

1. 仪器　锐珂 DRX - 1。
2. 后处理软件　DRV5.5.518.4。
3. 调制的曲线　非线性灰阶 EVP＋。
4. 窗宽、窗位　窗宽:2200 HU;窗位:1847 HU。
5. 摄影条件　管电压 86 kV,管电流 200 mA,时间 0.45 s。
6. 摄影距离　100 cm。

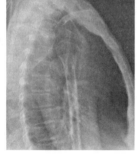

A

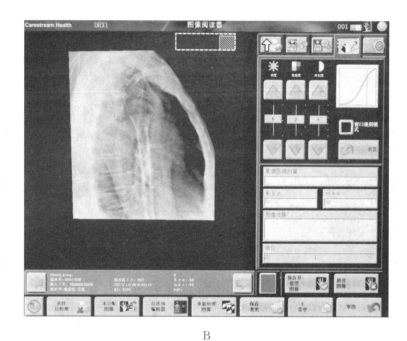

B

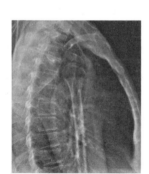

C

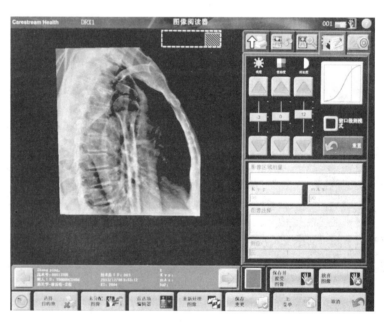

D

图 2 - 29　肩关节穿胸位
A:未处理的图像;B:调整曲线图;C:处理后的图像;D:调整曲线图。

十一、足正位(图 2 - 30)

1. 仪器　锐珂 DRX - 1。
2. 后处理软件　DRV5.5.518.4。
3. 调制的曲线　非线性灰阶 EVP+。
4. 窗宽、窗位　窗宽:3640 HU;窗位:2234 HU。
5. 摄影条件　管电压 52 kV,管电流 100 mA,时间 0.1 s。
6. 摄影距离　100 cm。

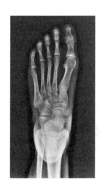

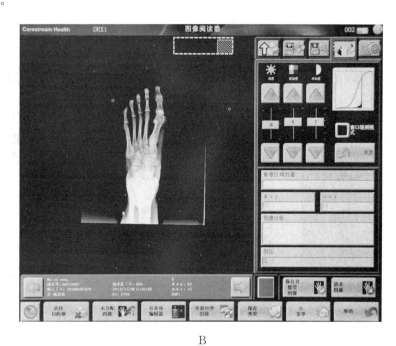

A　　　　　　　　　　　　　　　　　　　　B

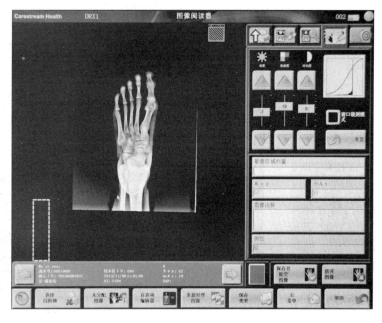

C　　　　　　　　　　　　　　　　　　　　D

图 2 - 30　足正位

A:未处理的图像;B:调整曲线图;C:处理后的图像;D:调整曲线图。

十二、足内斜位（图 2-31）

1. 仪器　锐珂 DRX-1。
2. 后处理软件　DRV5.5.518.4。
3. 调制的曲线　非线性灰阶 EVP+。
4. 窗宽、窗位　窗宽：3025 HU；窗位：1988 HU。
5. 摄影条件　管电压 52 kV，管电流 100 mA，时间 0.10 s。
6. 摄影距离　100 cm。

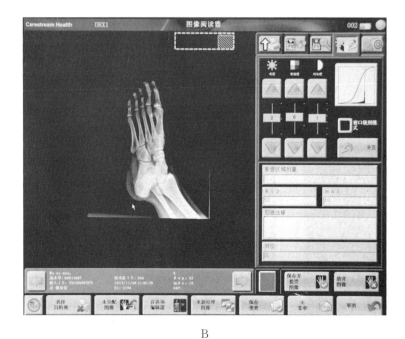

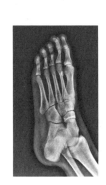

A　　　　　　　　　　　　　　　　　　B

C　　　　　　　　　　　　　　　　　　D

图 2-31　足内斜位
A：未处理的图像；B：调整曲线图；C：处理后的图像；D：调整曲线图。

十三、踝关节正位(图 2-32)

1. 仪器　锐珂 DRX-1。

2. 后处理软件　DRV5.5.518.4。

3. 调制的曲线　非线性灰阶 EVP+。

4. 窗宽、窗位　窗宽:3253 HU;窗位:1979 HU。

5. 摄影条件　管电压 56 kV,管电流 100 mA,时间 0.10 s。

6. 摄影距离　100 cm。

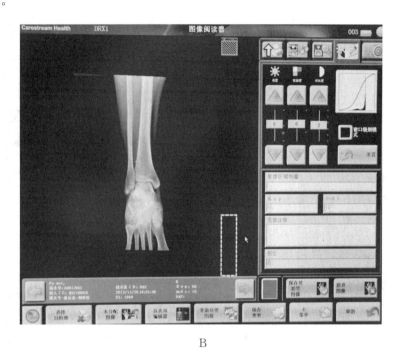

A　　　　　　　　　　　　　　　B

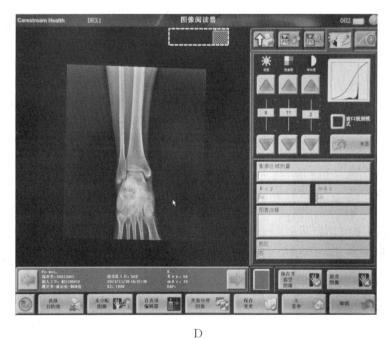

C　　　　　　　　　　　　　　　D

图 2-32　踝关节正位
A:未处理的图像;B:调整曲线图;C:处理后的图像;D:调整曲线图。

十四、踝关节侧位(图 2 - 33)

1. 仪器　锐珂 DRX - 1。
2. 后处理软件　DRV5.5.518.4。
3. 调制的曲线　非线性灰阶 EVP+。
4. 窗宽、窗位　窗宽:2929 HU;窗位:2070 HU。
5. 摄影条件　管电压 56 kV,管电流 100 mA,时间 0.10 s。
6. 摄影距离　100 cm。

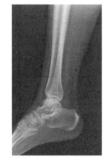

A

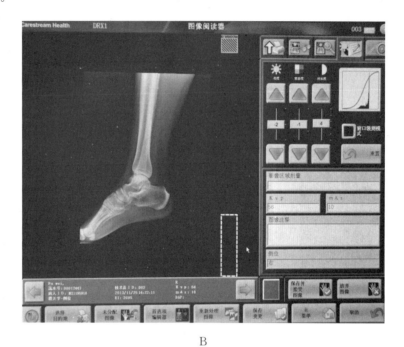

B

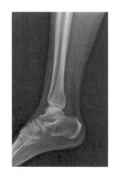

C

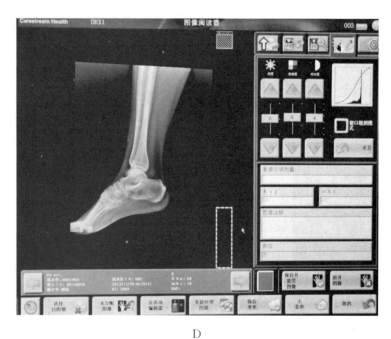

D

图 2 - 33　踝关节侧位
A:未处理的图像;B:调整曲线图;C:处理后的图像;D:调整曲线图。

十五、胫腓骨正位(图 2－34)

1. 仪器　锐珂 DRX－1。
2. 后处理软件　DRV5.5.518.4。
3. 调制的曲线　非线性灰阶 EVP＋。
4. 窗宽、窗位　窗宽:3820 HU;窗位:2114 HU。
5. 摄影条件　管电压 58 kV,管电流 100 mA,时间 0.10 s。
6. 摄影距离　100 cm。

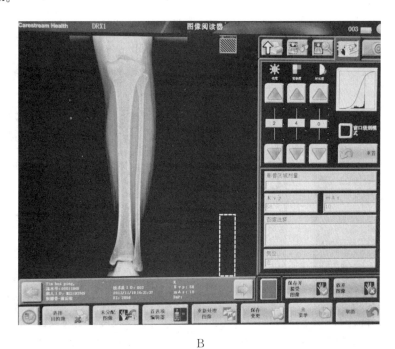

图 2－34　胫腓骨正位
A:未处理的图像;B:调整曲线图;C:处理后的图像;D:调整曲线图。

十六、胫腓骨侧位(图 2‑35)

1. 仪器　锐珂 DRX‑1。
2. 后处理软件　DRV5.5.518.4。
3. 调制的曲线　非线性灰阶 EVP+。
4. 窗宽、窗位　窗宽:4000 HU;窗位:2234 HU。
5. 摄影条件　管电压 58 kV,管电流 100 mA,时间 0.10 s。
6. 摄影距离　100 cm。

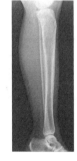

A

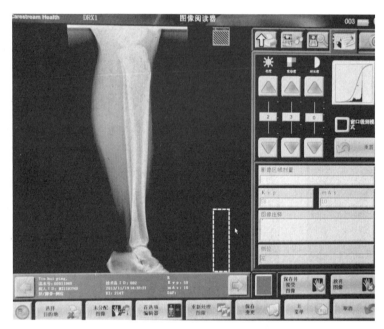

B

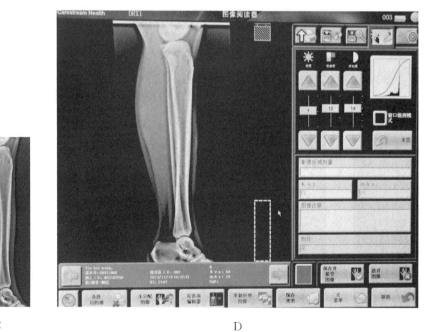

C

D

图 2‑35　胫腓骨侧位
A:未处理的图像;B:调整曲线图;C:处理后的图像;D:调整曲线图。

十七、膝关节正位(图 2 - 36)

1. 仪器 锐珂 DRX - 1。

2. 后处理软件 DRV5.5.518.4。

3. 调制的曲线 非线性灰阶 EVP+。

4. 窗宽、窗位 窗宽:3307 HU;窗位:1829 HU。

5. 摄影条件 管电压 60 kV,管电流 100 mA,时间 0.12 s。

6. 摄影距离 100 cm。

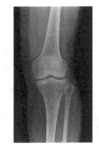

A

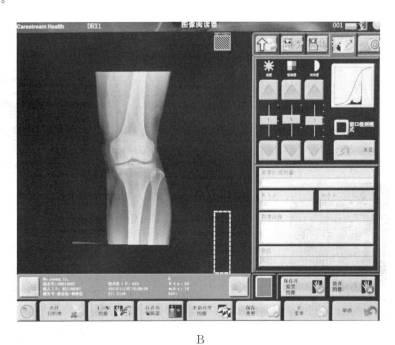

B

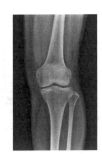

C

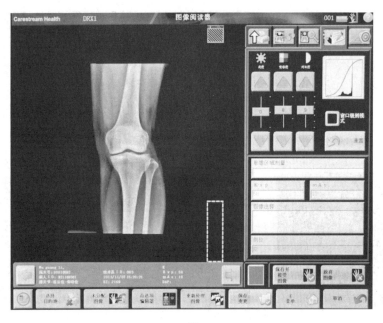

D

图 2 - 36 膝关节正位
A:未处理的图像;B:调整曲线图;C:处理后的图像;D:调整曲线图。

十八、膝关节侧位（图 2‐37）

1. 仪器　锐珂 DRX‐1。
2. 后处理软件　DRV5.5.518.4。
3. 调制的曲线　非线性灰阶 EVP＋。
4. 窗宽、窗位　窗宽：3694 HU；窗位：2003 HU。
5. 摄影条件　管电压 60 kV，管电流 100 mA，时间 0.12 s。
6. 摄影距离　100 cm。

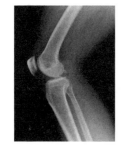

A

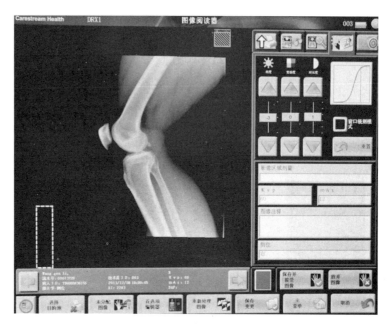

B

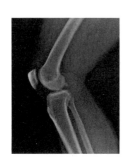

C

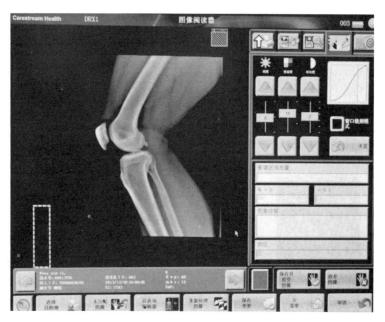

D

图 2‐37　膝关节侧位
A：未处理的图像；B：调整曲线图；C：处理后的图像；D：调整曲线图。

十九、髋关节侧位(图 2‑38)

1. 仪器 锐珂 DRX‑1。
2. 后处理软件 DRV5.5.518.4。
3. 调制的曲线 非线性灰阶 EVP+。
4. 窗宽、窗位 窗宽:2962 HU;窗位:1808 HU。
5. 摄影条件 管电压 86 kV,管电流 200 mA,时间 0.35 s。
6. 摄影距离 100 cm。

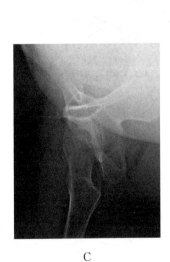

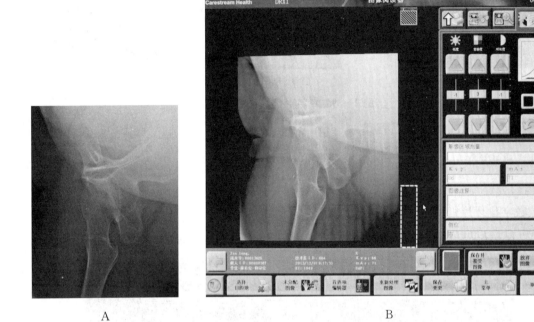

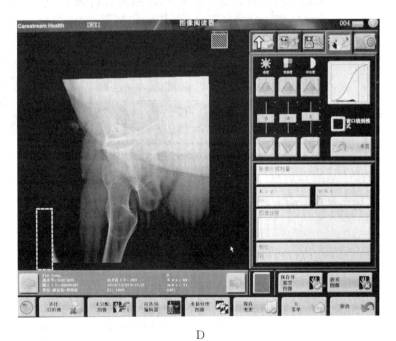

A
B
C
D

图 2‑38 髋关节侧位
A:未处理的图像;B:调整曲线图;C:处理后的图像;D:调整曲线图。

第五节　口腔后处理技术

一、牙片

1. 仪器　卡瓦赛特力-mind。

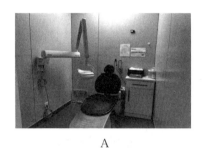
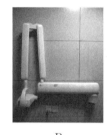
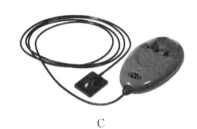

A　　　　　　　　B　　　　　　　　C

图 2-39　口腔 X 线摄影设备

2. 软件　SOPRO Imaging 。

3. 口腔数字化牙片机操作界面（SOPRO Imaging）

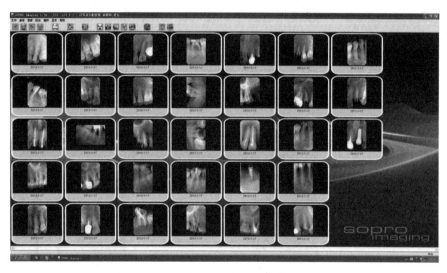

图 2-40　口腔数字化牙片机操作界面

4. 摄影条件　管电压 60/70 kV，管电流 100 mA，时间 0.125 s。

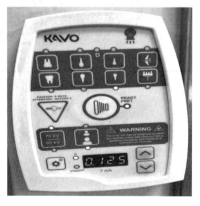

图 2-41　摄影参数控制面板

5. 摄影及步骤

(1) 打开 SOPRO 软件 。

(2) 在控制面板上选择所拍片子的正确程序及条件 。

(3) 按照医嘱拍摄对应牙位。

(4) 对图像进行翻转、调节对比度、测量等后处理(图 2-42)。

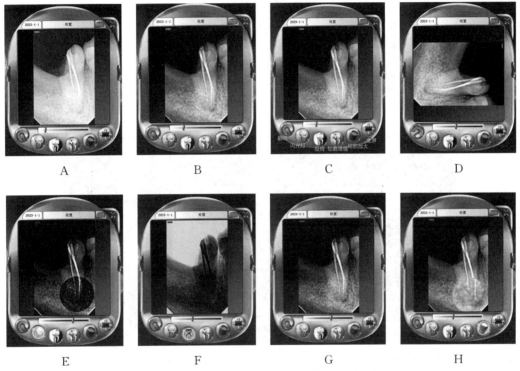

图 2-42 对 X 线摄影图像进行窗宽窗位调试

A:未处理前牙片图像;B:调节对比度后牙片图像;C:功能键;D:旋转后图像;
E:闪光灯效果图像;F:反转图像;G:轮廓增强后图像;H:局部放大图像。

(5) 对图像 DICOM 传输保存(将图像导入文件夹存储上传)。

(6) 使用牙片上传软件绑定打印(图 2-43)。

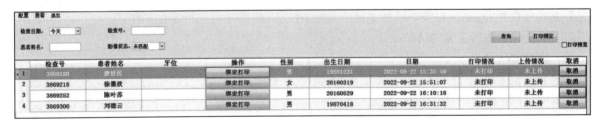

图 2-43 牙片传输系统界面

二、口腔全景机处理技术

1. 仪器 卡瓦 OC200D 数字全景机(图 2-44)。

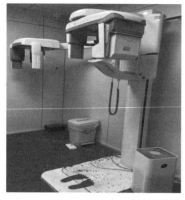 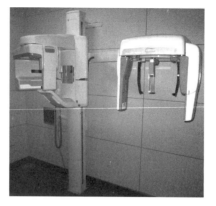

A   B

图 2-44 口腔全景机

2. 软件 CLINIVIEW 。

3. 口腔全景机操作界面(图 2-45)。

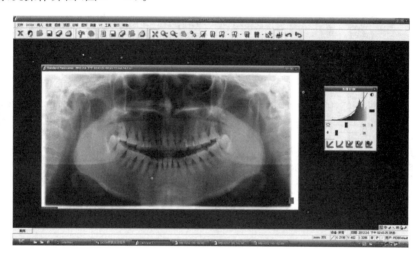

图 2-45 口腔全景机操作界面

4. 摄影条件 66 kV、6.3 mA、14.1 s。

5. 操作步骤

(1) 打开 CLINIVIEW 软件,调用好受检者的信息档案,如:姓名、ID 号等。

(2) 在控制面板上选择所拍片子的正确程序及条件。全自动、半自动和手动的摄影条件选择不当会直接影响片子的质量,然后再按下机器上定位起始点按钮,然后才可进行定位操作。

(3) 给受检者进行正确的体位设计。

(4) 定位方法

①全景定位方法:定位工具包括上颌窦枕、下颌枕、咬合棒,咬合叉。受检者前牙咬住咬合叉,三条激光定位线都应指向正确的位置。若中心线定位不正确,所摄照片左右将不对称。FH 线不正确片子将会上下牙大小比例不一,牙弓形状不正确等。尖牙线不正确,将导致影像牙列过于紧密,前牙部不清晰等。

②头颅片定位方法:选择头颅程序。受检者在拍头颅片位置进行定位。

(5) 待定位完成后,将受检者位置进行锁定。然后再回到电脑在 CLINIVIEW 软件里激活曝光预热按钮。当软件底部状态栏显示绿色时,此刻可以按住机器的曝光按钮,CLINIVIEW 软件里将显示出扫描的图像。待图像完全出来后,方可松开曝光按钮,否则扫描随即停止。

（6）利用 ![图像控制] 对图像进行窗宽、窗位调节（图2-46）。

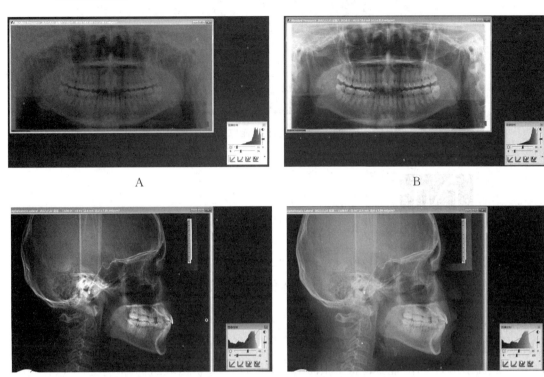

A   B

C   D

图2-46 对图像进行窗宽及窗位调节
A：未处理全景片；B：处理后全景片；C：未处理头侧片；D：处理后头侧片。

（7）对图像DICOM打印与上传传输。

三、口腔专用锥形束CT（CBCT）

1. 设备　NewTom 5G高端锥形束CT（图2-47）。

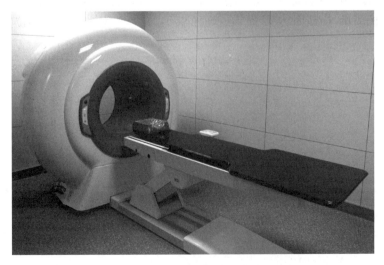

图2-47 口腔专用锥形束CT

2. 软件　NNT。

3. 操作界面(图 2 - 48)。

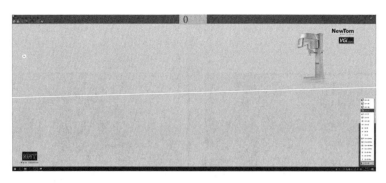

图 2 - 48　NNT 操作界面

4. 操作步骤

(1) 打开软件 。

(2) 根据登记列表选择受检者,点"受检者扫描"。

(3) 根据医嘱选择合适的扫描视野,正确设计体位,体位定位。

(4) 扫描正侧面定位像,最后点击"开始"扫描。

(5) 扫描完毕,电脑自动重建。

5. 临床应用优势

(1) 口腔颌面手术的应用:能获得整个颌面结构图像,针对检测区域的骨折、病变特点、骨质情况、牙弓结构,牙齿的排列,牙根、下颌神经管、上颌窦等给予准确的诊断。

(2) 颞下颌关节应用:颞颌关节区域的矢状面和冠状面的切片形成最佳的成像,能清晰显示颞颌关节骨质改变和关节间隙,三维增强图像的直观了解,对病症提供准确诊断。

(3) 在正畸中的应用:根据美容、正畸等不同治疗方案能给临床提供多种断层图像、全景图像,同时也能头影测量。

(4) 根管和牙周的应用:对根尖病变、根折、牙管治疗的诊断提供细节帮助。

(5) 种植牙手术的应用:影像能对种植面作出准确的分析,更精准地决定使用种植体的种类。对骨质的分析按 1∶1 比例测量,横断面、矢状面、冠状面的断层图及测量,为种植体的位置提供精准的判断。

(盛太平　王晶艳　王骏　刘小艳　周琪松　吴虹桥)

第三章　CT 图像后处理技术

第一节　医学图像三维重组技术

医学图像三维重组技术是指将计算机断层扫描(CT)、磁共振成像(MRI)等医学成像技术获得的二维图像数据重组为三维图像数据。结合计算机辅助设计(computer aided design,CAD)、生物力学有限元分析、快速成型技术(例如 3D 打印),医学图像三维重组技术在仿真计算、手术方案规划、虚拟手术、术后评估等领域有非常重要的应用价值。医学图像三维重组是一个多学科交叉的研究领域,融合了医学影像技术、数字图像处理、计算机技术、生物医学工程等学科。

目前用于医学图像三维重组的软件很多,由比利时 Materialise 公司开发的 Mimics(materialise's interactive medical image control system)是经典软件之一。它能直接导入 DICOM 格式的原始图像,重组所需的三维模型,并可输出通用的 CAD(计算机辅助设计)、FEA(有限元分析)和 RP(快速成型)格式,可用于进一步临床与科学研究。

下面介绍医学图像三维重组示例和医学图像三维重组的应用。

一、医学图像三维重组示例

Mimics 是一套高度整合且易用的三维图像生成及编辑处理软件,可提供断层图像(CT、MRI 等)的可视化、分割提取,以及对象的三维渲染。Mimics 为用户提供了许多模块来进行由二维图像到三维图像的转化,并且为其在不同领域的后续应用提供了各种格式的输出。Mimics 是模块化结构的软件,包括基础模块和可选模块。基础模块包括:图像导入、图像分割、图像可视化、图像配准、图像测量。可选模块包括:快速成型(RP)切片模块、Med CAD 模块、仿真模块、STL＋模块。各模块之间的联系如图 3 - 1 所示。

Mimics 可安装在普通计算机,利用 Mimics 获得的三维医学图像可任意角度观察并可切割显示内部结构,也可对三维图像进行编辑修改。

Mimics 进行三维重建基本步骤如下:

1. 导入 Dicom 图像　将所选病例的 Dicom 格式数据导入Mimics中,在方向窗口标识出图像解剖方向,软件将根据横断面图像自动生成矢状面和冠状面图像。

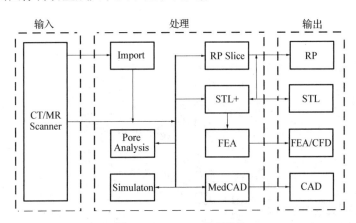

图 3 - 1　Mimics 处理模块

2. 三维图像分割　为提取目标部位三维图像,需要分割三维图像。常用的方法有阈值分割(thresholding)、区域增长(region growing)、编辑图像(edit masks)、计算三维模型(calculate 3D)。

3. 导出数据　重组的三维图像可以"stl"等格式输出保存。

本示例选取冠状动脉 CT 血管造影图像为例,三维重组冠状动脉的个体化血管模型。

将所选的 Dicom 格式图像数据导入 Mimics 中(图 3 - 2),并在方向窗口中标识出图像的解剖方向,自动定义前(anterior)后(posterior)左(left)右(right)方向,手动定义图像的上(top)和下(bottom)方向(图 3 - 3),软件将根据横断面图像自动生成矢状面和冠状面图像(图 3 - 4)。Mimics 的界面由三个视图组成,即轴向视图、冠状面视图和矢状面视图,三个视图是相互关联的,可以通过鼠标和定位工具快速定位感兴趣区域。

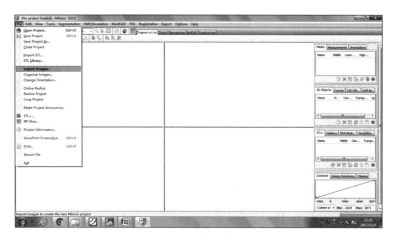

图 3 - 2　数据导入

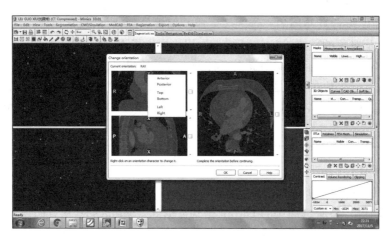

图 3 - 3　标注方向

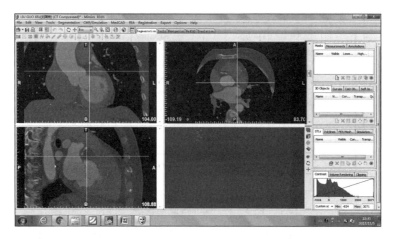

图 3 - 4　三视图界面

利用阈值分割技术,分割出与冠状动脉灰度阈值相似的部分。点击"Thresholding"按钮,选择一定的像素灰度阈值来定义一个对象（Mask），将和含对比剂的冠状动脉内血液的灰度阈值相近的部分选出，用绿色标记，该对象自动命名为"Green"。点击"Caculate 3D from Mask"按钮，重组三维图像（图3-5）。

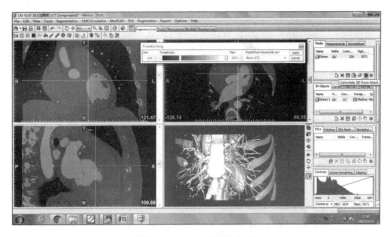

图3-5　初步阈值分割

进一步分割三维图像，旋转三维图像并观察，找出目标血管，即冠状动脉。点击"edit Masks"按钮，用"eraser"工具将目标血管与其他部位的连接处像素擦除，分离出目标血管。然后点击"Dynamic region growing"按钮，点击目标血管任意位置，将会把与目标血管相连的部分全部选中，生成新对象（Mask）。最后点击"Caculate 3D from Mask"按钮，再次重组三维图像。观察三维是否将目标血管提取出，若没有，则重复上一步骤，直至把与冠状动脉无关部分全部分离（图3-6）。

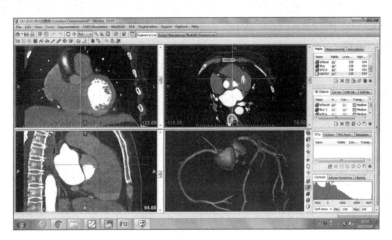

图3-6　目标血管三维重组

最后，以"STL"格式导出目标血管并保存（图3-7）。

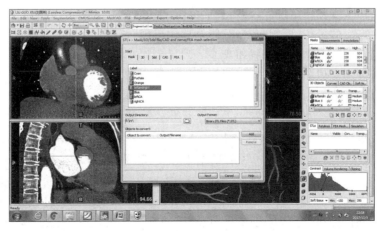

图3-7　保存数据

二、医学图像三维重组的应用

1. 计算机辅助设计（CAD） Mimics 软件重组的三维模型"STL"格式可导入计算机辅助设计软件，进一步处理三维图像。

2. 生物力学有限元计算 Mimics 软件重组的三维模型"STL"格式可导入其他逆向重构软件，如 Geomagic Studio、Solidworks 等，进一步处理三维图像。转换为三维有限元软件，如 ANSYS 可识别的格式，进而生成有限元模型，对模型进行生物力学计算分析。

3. 快速成型技术（如3D打印） Mimics 软件重组的三维模型"STL"格式可直接导入3D打印机，通过调节3D打印机本身及3D打印机切片软件中的各项参数制作1∶1的三维立体模型。

第二节　颅脑 CT 图像后处理技术

经 CT 机扫描获得的数据称之为原始数据（raw data），它实际上就是被扫描区域像素 CT 值的数字矩阵，采用机器语言"0"和"1"表示。为了得到能在电脑屏幕上显示且被人们肉眼所识别的图像就需要把这个数字矩阵经过计算机按照一定的算法进行重建，这就是 CT 图像的重建。

经过重建后的图像一般都是一层一层的轴位图像，往往只能提供给诊断医师该层面的有效信息，不利于结构或病变的整体显示，还需要做诸多处理才能更好地全面显示，图像的后处理技术正因如此而诞生。CT 图像的后处理技术就是应用一定的数学方法经计算机技术对已获取的像素 CT 值矩阵进行再加工处理，使图像能被方便地识别以利于快速获取准确的诊断信息并能够从定性到定量对图像进行分析的过程称为 CT 图像后处理技术。

CT 图像后处理技术的种类一般随成像系统所选用的计算机后处理软件的不同而异。一般 CT 机常规配备的有：窗口技术、在图像的任何位置测量或显示该位置的 CT 值、随意选择兴趣区（region of interest，ROI）、在 ROI 内进行统计学评价、测量（角度、距离）和计算面积等、同时存储几个测量区、图像以某一基线作出镜面像、图像位移与旋转、图像放大与缩小、多幅图像画面显示、图像相加或相减、图像过滤等。螺旋 CT 除了具备上述功能外，较为成熟和常见的功能还有：二维的多平面重组术（MPR）、曲面重组（CPR）以及三维重组技术的最大密度投影（MIP）、最小密度投影（MinIP）、表面阴影显示（SSD）、容积再现（VR）和仿真内镜（VE）等。

一、颅脑 CT 血管造影

1. 检查前准备

（1）受检者检查前禁食 4 h 以上。

（2）检查前询问受检者是否对碘过敏，是否是过敏体质。

（3）向受检者讲解注入对比剂后的正常机体反应，如全身发热、感觉恶心等属于正常反应，嘱受检者不必紧张，以减少受检者的紧张情绪。

2. 平扫

（1）定位像扫描：扫头颅侧位定位像，确定扫描范围、层厚等。

（2）扫描体位和方式：仰卧位，下颌内收，双侧外耳孔与台面等距；横断面螺旋扫描。

（3）扫描角度：与扫描床面呈 90°，扫描机架 0°。

（4）扫描范围：自颅颈交界向上扫描至头顶部。

（5）扫描视野（FOV）：25 cm×25 cm。

（6）重建层厚：≤1 mm。

（7）重建算法：软组织算法。

（8）窗宽、窗位：软组织窗窗宽 250～350 HU，窗位 25～35 HU。

（9）扫描参数：100 kV，150～180 mAs。

3. 对比增强扫描

（1）血管增强扫描时，扫描体位、方式、参数、层厚等通常与平扫一致。

（2）对比剂用量：压力注射器静脉注射非离子型对比剂 50~80 ml，注射速率 3.0~5.0 ml/s；儿童按体重用量为 1.0~1.5 ml/kg，或参照药品说明书使用。

（3）扫描时相：采用对比剂团注跟踪技术或注射开始后 20~25 s 行动脉期扫描，60~70 s 行静脉期扫描。

4. 打印和存档

（1）打印脑血管轴位、MPR、CPR 及 VR 重组图像。

（2）图像处理完成后，将头部血管造影原始图像及重组后图像完整上传至 PACS。

二、颅脑 CT 血管造影图像标准

1. 图像获取符合 CT 检查操作规范　①扫描方式：行动脉期和静脉期双期检查，采用螺旋扫描。②增强扫描的延迟时间：图像上颅内颈内动脉、椎动脉及其分支和颅内静脉、静脉窦的强化程度可在一定意义上反映扫描的延迟时间是否得当；可应用对比剂自动跟踪技术或团注实验法，多采用自动跟踪技术。③对比剂注射和具体扫描参数：同颅脑 CT 血管造影操作规范推荐或建议的参数。

2. 图像处理得当　①颅脑 CT 血管造影图像重建时，采用软组织算法，重建层厚≤1.0 mm。②根据临床诊断的需要，重建 MIP、VR 或 MPR、CPR 等后处理图像，并以多角度图像观察颅内颈内动脉、椎动脉及其主要分支和颅内静脉、静脉窦及其病变。③图像密度：本底灰雾密度值：D≤0.25；诊断区域的密度值：D 为 0.25~2.0；空扫描（无结构）区密度值：D>2.4。

3. 图像能满足影像诊断的需要　①图像包括全部颅内血管，尤其是感兴趣血管；②颅内血管结构显示清楚；③强化明显，与图像背景有良好的对比；④可满足评估颅内颈内动脉、椎动脉及其主要分支和颅内静脉、静脉窦及其病变的需要。

4. 图像上的信息准确　①图像上文字信息：应包括医院名称、受检者姓名、性别、年龄、检查号、层厚、间隔、扫描时间、扫描野、当前层面位置、扫描方位、千伏值、毫安秒和左右标识；字母、数字显示清晰；图像文字不能超出图片以外，也不能遮挡图像中影像。②图像上影像信息：图像必须足够大，可以用来评价颅内正常血管结构及其病变；后处理图像对比度好，最优地显示颅内大血管及其主要分支；图像中无影响诊断的伪影。

5. 图像质量的等级评价标准　主要观察颅脑动脉主干及分支：

0 级：双侧颈内动脉，椎基底动脉，大脑前、中、后动脉及分支轮廓显示不清，不能进行诊断。

1 级：双侧颈内动脉，椎基底动脉，大脑前、中、后动脉及分支轮廓显示较清晰，有伪影，但可区分解剖结构，基本不影响诊断。

2 级：双侧颈内动脉，椎基底动脉，大脑前、中、后动脉及分支轮廓显示良好，无伪影，可进行诊断。

3 级：双侧颈内动脉，椎基底动脉，大脑前、中、后动脉及分支轮廓显示清晰，血管边缘锐利，可明确诊断。

图像质量必须达到 1 级或 2、3 级方可允许打印图片及签发报告。

三、颅脑 CTA 常用方法

头颅 CTA 扫描有：常规减影 CTA、双能量 CTA、四维 CTA（电影 CTA 或者多时间分辨力 CTA）。

1. 常规减影 CTA　为 1 次平扫、1 次增强扫描。

Syngo Neuro DSA CT 是一个去除骨骼显示颅底区血管结构的后处理软件。该处理软件有助于显示颅底区的动脉瘤和其他的血管性疾病。

平扫和增强扫描两个容积数据集都必须通过颅底相同区域的扫描采集，才能用于计算，两个数据集都需采用相同的受检者体位。该计算过程全部自动完成，使用方便。骨结构减影后可产生用于诊断的、颅底范围内的颅内动脉和颈动脉图像。

2. 双能量 CTA　基于血液中碘成分与钙化或骨性成分在不同能量 X 线下的 X 线衰减率的差异，利用双能量模式扫描和算法处理直接分离出复杂结构中的血管，达到去除骨性结构的方法。

扫描参数：80 kV/140 kV。

优势：一次扫描即可获得去骨 CTA 及头颅虚拟平扫图像；减少受检者接受的辐射剂量；降低了图像

配准不良的概率。

3. 四维 CTA(时间分辨力 CTA)　利用多层螺旋 CT 灌注成像技术获取靶血管的容积数据,然后经后处理软件重组出动态三维效果图。主要用于脑缺血性病变及脑血管畸形等诊断,提供靶血管形态学信息及局部组织的血液动力学改变等功能性参数,是传统 CT Perfusion(CTP)技术的进一步扩展。

四、正常颅脑 CTA 规范处理

1. 利用 Syngo Neuro DSA 去骨

(1) 常规减影 CTA:选择增强 CT 0.75 mm/平扫 CT 0.75 mm。

(2) 双能量 CTA:选择增强 Mixed 0.75 mm/平扫 CT 0.75 mm。

(3) 四维 CTA:选择 CTP 6～8 次 0.75 mm/CTP 1 次 0.75 mm。

2. 传至 MMWP,显示局部血管、MIP 及 360°整体 VR。

例如 Willis 环的显示:大脑前动脉、大脑中动脉、大脑后动脉、椎基底动脉、小脑后下动脉(视情况而定)(图 3-8～图 3-12)。

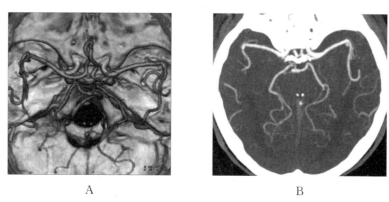

A　　　　　　　　　　　　　　B

图 3-8　Willis 环

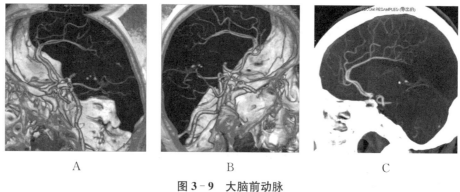

A　　　　　　　　　B　　　　　　　　　C

图 3-9　大脑前动脉

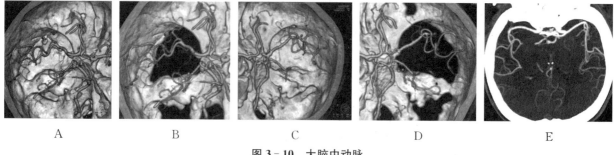

A　　　　　B　　　　　C　　　　　D　　　　　E

图 3-10　大脑中动脉

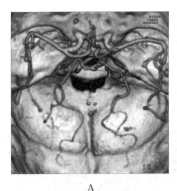
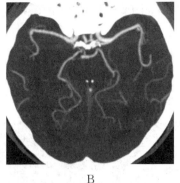
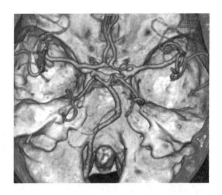

图 3 - 11　大脑后动脉

图 3 - 12　椎基底动脉

3. 标准化处理格式　1张彩图(VR)、2张胶片(平扫＋增强扫描)、3种方法(MIP,VR,突出显示)。

五、临床应用

主要应用于烟雾病、血管畸形(AVM和静脉畸形)、硬脑膜动静脉瘘、颈内动脉海绵窦瘘、脑静脉血栓等。以动脉瘤为例(图 3 - 13、图 3 - 14):

1. 术前评估　动脉瘤的位置、大小、形态、载瘤动脉、瘤颈、指向、瘤腔内部情况(钙化、血栓)以及与周围组织和颅骨的关系等。

2. 术后评估　①最终目的是及时发现残留、复发及再出血;②CTA可以较好评价瘤体闭塞程度、有无瘤颈残留、载瘤动脉及大血管的通畅程度、有无动脉痉挛等;③去骨CTA可以有效去除血管周围骨和金属瘤夹,清晰显示颅内血管树结构。

3. CTA后处理要点　①尽量显示出动脉瘤细节,有助于临床决策;②出血位置与动脉瘤的位置密切相关;③是否合并血栓;④血管痉挛;⑤烟雾病患者等。

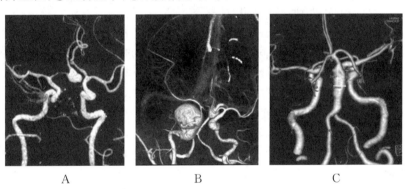

图 3 - 13　容积再现图像

A～C分别为前交通动脉瘤、右侧颈内动脉瘤、基底动脉梭形动脉瘤。

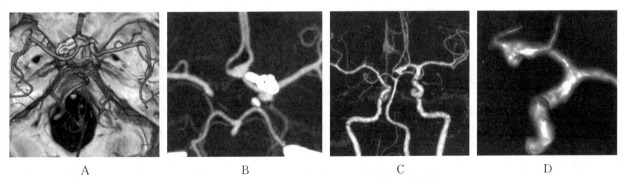

图 3 - 14　Syngo Neuro DSA 中的动脉瘤分割功能

某43岁女性前交通动脉瘤夹闭术后复查。

总之,在头颅血管后处理时,首先根据临床描述的情况,作初步判断,如急诊脑出血患者,不论有无外伤,都要考虑是否由动脉瘤破裂引起或是高血压所致;由高血压引起的脑出血一般在两侧基底节区,通常小脑出血的患者需考虑是否为动静脉畸形、小脑后下动脉瘤破裂等；自觉脑部有异常的患者，需考虑是否有硬脑膜动静脉瘘可能。

六、案例

病例 1 此例颅脑 CTA 采用 Toshiba Aquilion 64 排螺旋 CT 和 Vitrea 工作站，扫描范围从第 2 颈椎向上至颅顶。FOV 230 mm、管电压 120 kV、管电流 300 mA、采集矩阵 512×512、层厚 0.5 mm(图 3 - 15)。

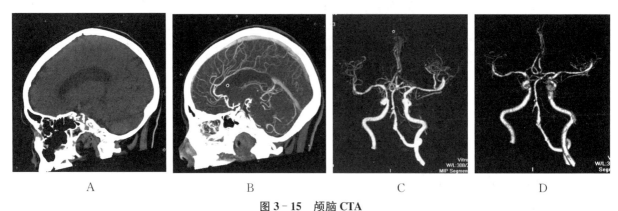

A   B   C   D

图 3 - 15　颅脑 CTA
A:颅脑二维 MPR 图像;B:颅脑二维 MIP 图像;C:脑血管三维 MIP 图像;D:脑血管三维 VR 图像。

CTA 法有直接法、Surestart 法(或团注示踪法)、减影法三种。①直接法:无需平扫，通过经验设置延迟时间触发增强扫描，获得脑动脉容积数据;②Surestart 法:是对比剂追踪触发程序，在主动脉弓处(或颈内动脉入颅段)设定触发 CT 值，当对比剂浓度在此处达到设定的阈值时，自动触发增强扫描，获得脑动脉容积数据，无需平扫;③减影法:先行小剂量对比剂测试扫描，确定脑动脉浓度峰值的延迟时间，然后对全脑平扫，以峰值延迟时间触发增强扫描，增强与平扫的参数完全一致。扫描中受检者静止，增强扫描与平扫的容积数据相减，得到减影容积数据。

高压注射器有 A、B 筒，A 筒为 370 mg I/ml 的碘海醇对比剂，B 筒为生理盐水，注射方案中，先用 B 筒试注 20 ml 生理盐水，在血管成像的同时，用 A 筒注射对比剂 1.5 ml/kg 剂量，速度为 4.0 ml/s，再用 B 筒 20 ml 的生理盐水进行冲管，把对比剂推入体循环。

放射师把容积数据发送到 Vitrea 工作站进行 MIP、VR、MPR、CPR 等后处理得出脑动脉全貌图，包括一系列去骨、勾画等工作，并进行多角度、多方位图像保存。

不同成像方法的脑动脉图像质量差别很大，直接法、Surestart 法、减影法中以减影法图像最好，Surestart 法图像较好，直接法图像一般。直接法靠经验设置延迟时间触发增强扫描，不同受检者存在差异，另在重建去骨时，充满对比剂的血管的 CT 值与颅脑部分骨骼密度接近，很可能把一些血管去掉。Surestart 法利用对比剂追踪触发程序，延迟时间较接近真实值，容积数据是在血管对比剂浓度高、充盈好时获得，但与直接法一样，在去骨时可能会把有用的血管去掉。减影法通过小剂量测试获得接近真实的延迟时间，与前两者最大的区别在于减影去骨与手工去骨相比具有准确、快捷和精度高的优点。手工去骨时，由于颅底骨质与充盈的血管 CT 值接近，通过调节组织透明度很难完全分离骨与血管，会出现剩余骨骼影或血管残缺的现象。减影去骨不受透明技术的限制，可直接去除大部分骨骼，剩余骨骼与血管不相贴可手工去除。图像质量大部分优良，颅底血管显示佳。用好减影去骨技术应做到:①受检者头部保持不动，必要时镇静;②减少增强、平扫间隔时间;③增强、平扫图像同层匹配;④增强与平扫参数一致。

延迟时间对获得优质脑动脉图像有较大影响，一般在 20～23 s 时，是对比剂最高浓度到达脑动脉，血管充盈最好的时段。延迟时间太短，脑动脉中对比剂浓度未达到峰值或者对比剂充盈不充分。延迟时间太长，对比剂浓度峰值已过，易受脑静脉的影响。

机架的旋转时间与螺距对获得的脑动脉图像亦有较大影响。旋转时间越短、螺距越大，获得的脑动脉图像质量越高;旋转时间长、螺距小的，图像质量差。原因是旋转时间短、螺距越大，确定体段所需的扫描时间越短，能在对比剂浓度最高、血管充盈最好的时间内完成扫描。脑动脉对比剂浓度保持高峰期的时间为 3～5 s，用旋转时间为 0.40 s、螺距 1.5 的方案时，完成扫描的时间在 4 s 左右，获得的脑动脉图像光滑、饱满。

对比剂单位剂量越大、注射速度越快的脑动脉图像质量越高,反之则图像质量差。对比剂单位剂量大、注射速度快意味着对比剂到达脑动脉时的浓度更高,峰值时间更长,有利于在血管充盈的高峰期完成扫描。但过量的对比剂和过快的速度会使血管产生痉挛、发热,受检者不适感加重,在一定程度上影响配合,因此对比剂单位剂量和注射速度有一定限制。

血管无钙化的脑动脉图像质量最高,随着受检者血管钙化程度的增加,图像变差。血管钙化对评估脑动脉疾病有影响,轻、中度的血管钙化经过后处理后,可对脑动脉疾病作出较准确的评估,而严重钙化产生的伪影对血管的影响,就很难评估。

另外,CT 机性能、扫描参数、注射器性能、对比剂浓度、是否用生理盐水冲管、血管重组技术、受检者性别、年龄、外界干扰、受检者检查体位和合作程度、放射师图像后处理水平等都有可能影响脑动脉 CTA 的质量。

病例 2 颅脑血管 CTA 的显示主要用于脑血管性肿瘤、脑血管发育畸形、脑血管闭塞、狭窄、硬化等疾病的诊断。主要应用容积再现(VR)、多平面重组(MPR)、曲面重组(CPR)、最大密度投影(MIP)技术处理(图 3 - 16)。

扫描技术:主动脉弓水平,阈值设定 150 HU 自动触发扫描技术。对比剂用量 70 ml,生理盐水 40 ml,注射速度:4 ml/s,扫描范围包括整个头颅。管电压 120 kV、毫安秒为 250 mAs、螺距 0.938、层厚 1 mm、层间距 0.5 mm,后处理软件 EBW:V4.5.4。

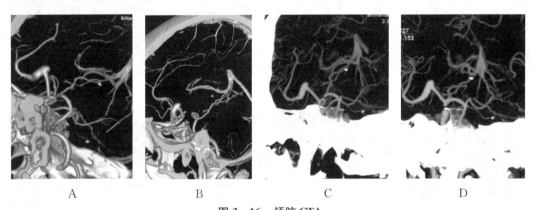

A   B   C   D

图 3 - 16 颅脑 CTA
A、B 为 VR 显示颅内动脉。通过选择不同的角度显示目标血管,
此病例为大脑中动脉动脉瘤;C、D 为 MIP 显示颅内动脉。

VR 像上不同角度更好地显示动脉瘤的大小、位置、生长方向、瘤颈。MIP 显示动脉瘤的形态、大小及瘤体。MIP 对血管壁的钙化及斑块的显示具有一定的优势。在颅内动脉的后处理技术中,运用 VR 和 MIP 这两种处理技术基本可以解决血管的问题。

病例 3 某患者,男,34 岁,2 型糖尿病,因左侧肢体偏瘫 24 h 入院,临床怀疑急性脑梗死,行头颅 CT 动脉及头颅 CT 灌注成像。后处理软件:Syngo MultiModality Workplace 软件版本 VE40B(图 3 - 17~图 3 - 22)。

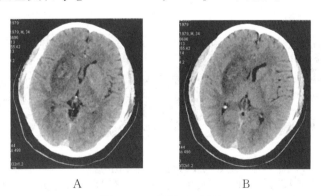

A   B

图 3 - 17 颅脑 CT 平扫
该患者平扫时右侧基底节区、侧脑室旁及半卵圆中心可见片状低密度影,
边缘不清,其内可见小片状高密度影,提示为脑梗死伴少量出血。

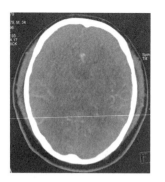

图 3 - 18　颅脑 CTA

该患者相同层面脑血管成像的轴位图像并未发现异常。

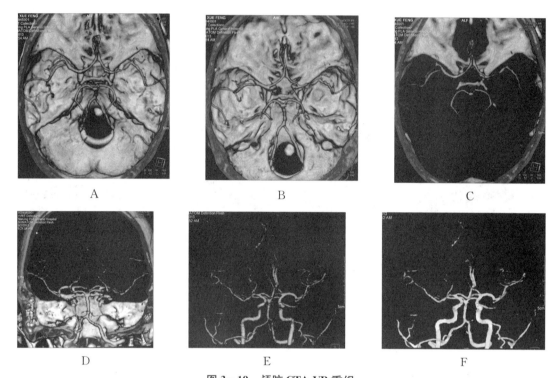

A　　　　　　　　　B　　　　　　　　　C

D　　　　　　　　　E　　　　　　　　　F

图 3 - 19　颅脑 CTA VR 重组

对该患者的脑动脉扫描时的原始轴位图像进行 VR 重组,可清晰
显示脑血管,发现该患者右侧大脑中动脉 M1 段中-重度狭窄。

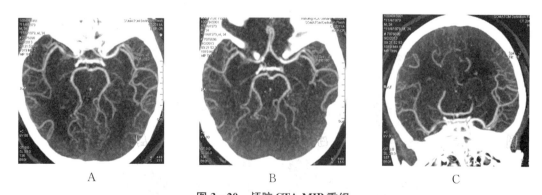

A　　　　　　　　　B　　　　　　　　　C

图 3 - 20　颅脑 CTA MIP 重组

对该患者的脑动脉扫描时的原始轴位图像进行厚层最大密度投影(MIPTHIN),
清晰显示脑血管,并可见右侧大脑中动脉 M1 段中-重度狭窄。

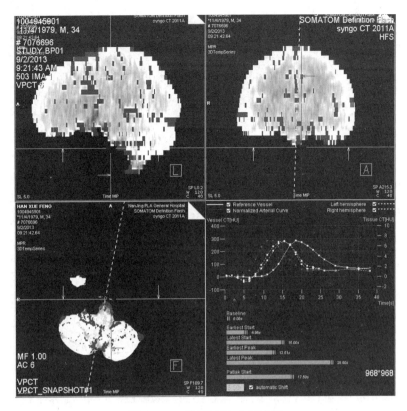

图 3-21 显示时间-血流曲线

右下角曲线图鲜绿色实线代表参考血管(此处选取上矢状窦静脉),红色实线代表正常脑动脉(此处选取大脑前动脉),白色虚线代表左侧大脑半球,黄色虚线代表右侧大脑半球(彩图 3-21)。

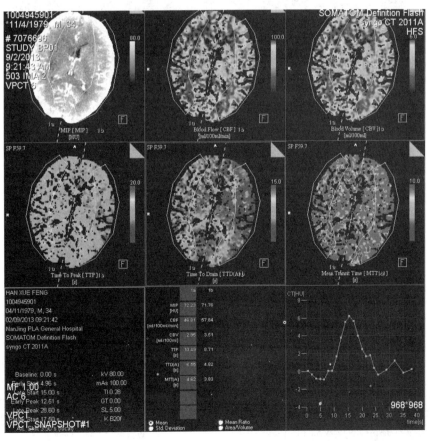

A

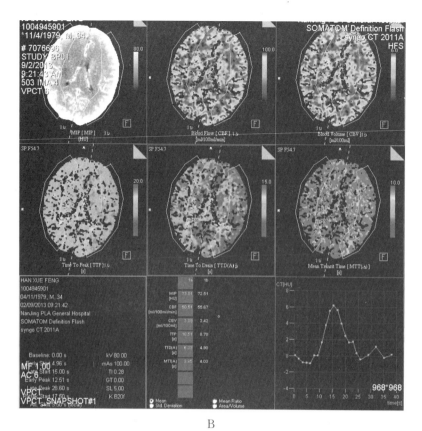

B

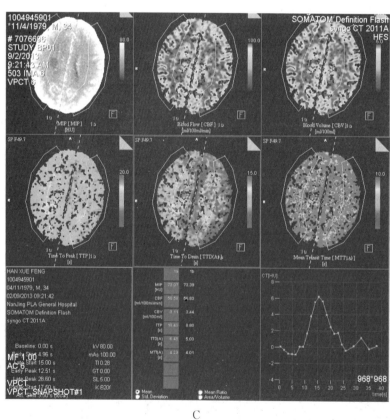

C

图 3-22　血流灌注图

A～C 分别显示了血流量（CBF）、血容量（CBV）、达到峰值时间（TTP）及平均通过时间（MTT）。该灌注血流图显示右侧大脑中动脉供血区及前后动脉分水岭区与左侧相比血流量（CBF）与血容量（CBV）下降，达到峰值时间（TTP）及平均通过时间（MTT）延长。

病例 4　患者，男性，77 岁。发现跌倒、不语 4 h＋，右侧肢体活动减少。行颅脑 CT 灌注成像。

（一）检查前准备

1. 去除检查范围内金属等异物。

2. 嘱受检者平静、自由呼吸。

3. 选用 18 G 以上留置针置于手臂粗大静脉，如肘前静脉等；建议优先选择右臂。

（二）检查体位

1. 仰卧位，双臂置于身体两侧，保持头颈部处于静止状态。

2. 头先进。

（三）对比剂注射计划

1. 对比剂选择　使用非离子型对比剂，注射血管不理想者可采用碘克沙醇。

2. 对比剂浓度　300～370 mg I/ml。

3. 对比剂剂量　成人 40～50 ml，婴幼儿按体重计算（0.9～1.0 ml/kg）。

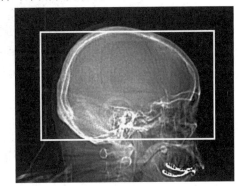

4. 注射速率　4～5 ml/s。

（四）扫描设备

GE Revolution 256 排螺旋 CT。

（五）检查技术

1. 扫描方式　轴位扫描。

2. 扫描范围　从颅底至颅顶，包括整个颅脑（图 3-23）。

3. 扫描参数　主要参数见表 3-1。

图 3-23　扫描定位像

表 3-1　全脑 CT 灌注扫描参数

	延迟时间(s)	管电压(kV)	管电流(mA)	转速	间隔时间(s)	Pass	探测器宽度 L(mm)
流入期	5	100	200	0.28 s	1.68	8	140、160
流出期		100	200	0.28 s	2.24	8	140、160

4. CT 扫描　先行颅脑 CT 平扫，再对全脑进行 CT 灌注扫描。

（六）图像后处理

1. 图像后处理工作站　GE ADW4.6 工作站。

2. 图像传输　放射技师将扫描所得原始数据通过 PACS 系统传至 GE ADW4.6 工作站。

3. 放射医师在 GE ADW4.6 工作站利用灌注软件对数据进行后处理，获得颅脑 CT 相关灌注图像。

（1）打开 GE ADW4.6 工作站进入列表框界面，可以通过被检者姓名、检查号查询所需要病例，在序列栏选取 CT 灌注原始图像序列，单击工具栏"Volume Viewer"→"CT Brain Stroke perfusion"（图 3-24 红色框所示，彩图 3-24）进入序列列表，单击"OK"进入"Review Settings"（图 3-25）。

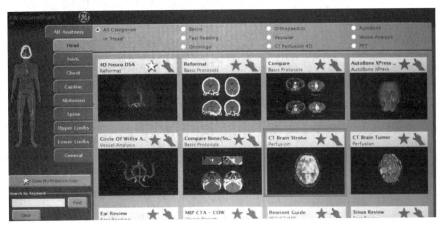

图 3-24　"CT Brain Stroke perfusion"图标

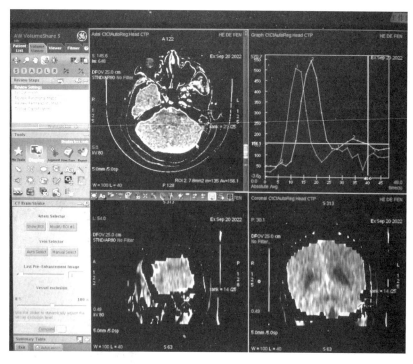

图 3－25　"Review Settings"操作界面

（2）预览图像及灌注曲线图,曲线图及原始图无异常(图3-25)则单击工具栏"Set Symmetry"图标(图3-26)调整中心线使其左右对称(便于定量分析),中心线调整合适后点击工具栏"Lock Plane";若灌注曲线走行异常(图3-27),则应重新标记ROI;先删除走行异常曲线[图3-26中静脉曲线异常,点击工具栏"CT Brain Stroke"→"Vein Selector"→"Modify ROI♯2",再点击键盘删除键(图3-28)],在利用工具栏2D"ROI"(图3-29)于静脉处(如乙状窦)勾画ROI(图3-30),并获得重置后灌注曲线(图3-25所示曲线);若部分序列存在运动伪影干扰(一般1～3个序列),则返回图像序列列表并从中剔除该序列。

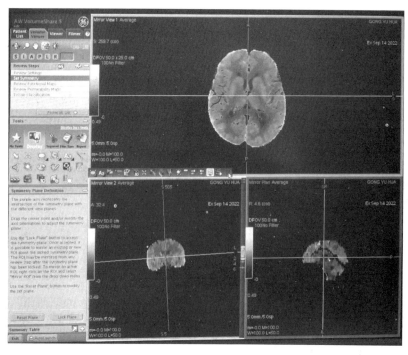

图 3－26　"Set Symmetry"操作界面

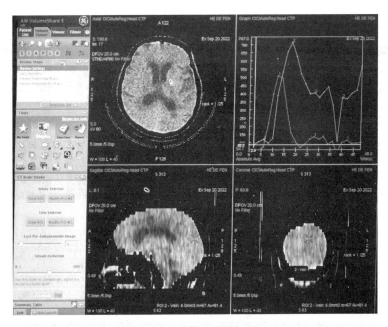

图 3 - 27 灌注曲线异常

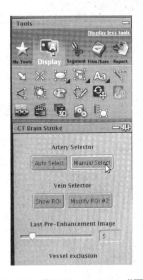

图 3 - 28 "CT Brain Stroke"图标

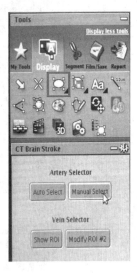

图 3 - 29 2D"ROI"图标

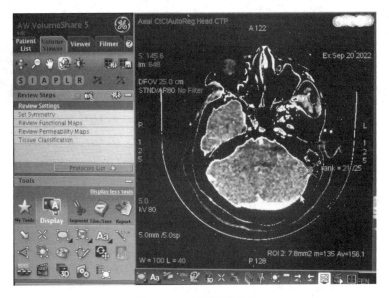

图 3 - 30 勾画静脉 ROI

（3）获得 CTP 相关图像：单击左上角工具栏中"Review Functional Maps"获得 CTP 图像（图 3 - 31）。

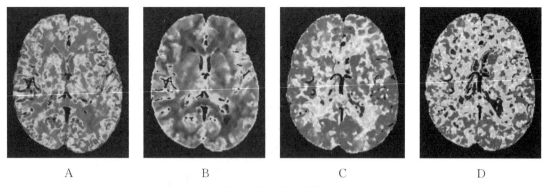

图 3 - 31　CTP 图像
A：CBF；B：CBV；C：TMax；D：MTT。

（4）CBF、CBV 等值的测定：鼠标单击工具栏中 2D"ROI"（图 3 - 30 所示），并于脑组织内勾画 ROI（异常灌注区域，应避开血管、脑室等）则获得勾画区域相应灌注值（图 3 - 32 箭头指示）。

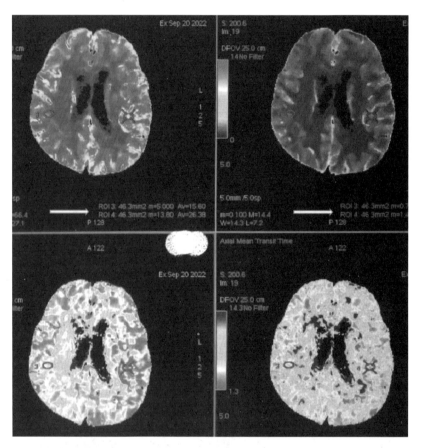

图 3 - 32　灌注值测定

（5）图像传输：将原始图像、灌注曲线及 CTP 相关图像等通过单击图像传输图标 ![icon] 并选择好传输路径后（图 3 - 33）通过 PACS 系统传至诊断工作站，以备书写影像诊断报告。

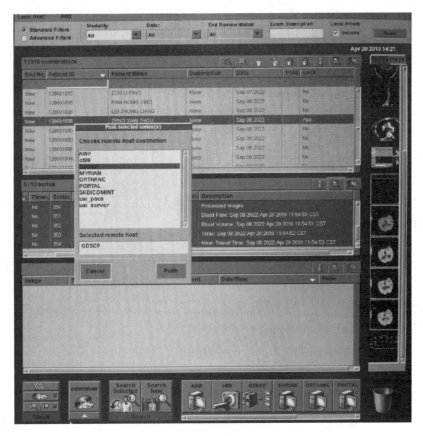

图 3-33　图像传输

第三节　头颈部 CT 图像后处理技术

头颈部 CT 后处理技术目前主要包括 MPR(多平面重组)、CPR(曲面重组)、容积重建(VR)、CT 血管成像(CTA 及 CTV)等。后处理方法临床主要应用如下：

1. MPR(多平面重组)　主要用于显示颈椎肿瘤、骨折及椎管内肿瘤。

2. CPR(曲面重组)　主要用于颈动脉的管腔内部显示,可以使迂曲的血管拉直到一个平面上显示,便于观察管腔内部狭窄情况。

3. 容积重建(VR)　主要用于观察颈椎退行性改变,重点可观察小关节的解剖结构、形态有无异常。亦可以观察颈部血管的三维立体结构,直观地显示血管狭窄、血管瘤、血管畸形等病变。

4. CTA　主要用于观察颈动脉血管粥样硬化及钙化改变,明确有无狭窄及血栓,颈动脉瘤、血管发育畸形、变异以及椎基底动脉系统疾病等。

一、颈部 CT 血管造影

1. 检查前准备

(1) 受检者检查前禁食 4 h 以上。

(2) 检查前询问受检者是否对碘过敏,是否为过敏体质。

(3) 向受检者讲解注入对比剂后的一些正常身体上的反应,如全身发热、感觉恶心等属于正常反应,嘱受检者不必紧张,减少受检者的紧张情绪。

(4) 扫描过程中患者不能做吞咽动作。

2. 平扫

(1) 定位像扫描:扫头颈正位定位像,确定扫描范围、层厚、层间距。

(2) 扫描体位和方式:仰卧位,下颌内收,两外耳孔与台面等距;横断面螺旋扫描。

（3）扫描角度：与扫描床面呈 90°，扫描机架 0°。

（4）扫描范围：自主动脉弓下方平面扫描至颅底。

（5）扫描视野(FOV)：(20 cm×20 cm)～(25 cm×25 cm)(视受检者体型而定，需包括颈部皮肤)。

（6）重建层厚：≤1 mm。

（7）重建算法：软组织算法。

（8）窗宽、窗位：软组织窗窗宽 250～350 HU，窗位 25～35 HU。

（9）扫描参数：100～120 kV，200 mAs。

3. 对比增强扫描

（1）增强扫描时，扫描体位、方式、参数、层厚等通常与平扫一致。

（2）对比剂用量：成年人用量为 50～80 ml 非离子型含碘对比剂，儿童按体重用量为 1.0～1.5 ml/kg，或参照药品说明书使用。

（3）注射方式：压力注射器静脉内团注，注射速率 3.0～5.0 ml/s。

（4）扫描开始时间：采用团注跟踪技术或对比剂注射开始后 15～20 s 行动脉期扫描，60～70 s 行静脉期扫描。

4. 打印和存档

（1）打印颈部血管轴位、MPR、CPR 及 VR 重组图像。

（2）图像处理完成后，将颈部血管造影薄层图像及重组后图像完整上传至 PACS。

二、颈部 CT 血管造影图像标准

1. 图像获取符合 CT 检查操作规范　①扫描方式：行动脉期和静脉期双期检查，采用螺旋扫描。②增强扫描的延迟时间：图像上颈总动脉、颈静脉及其主要分支的强化程度可在一定意义上反映扫描的延迟时间是否得当；延迟时间可应用对比剂自动跟踪技术或团注实验法，多采用自动跟踪技术。③对比剂注射和具体扫描参数：同颈部 CT 血管造影操作规范推荐或建议的参数。

2. 图像处理得当　①颈部 CT 血管造影图像重组时，采用软组织算法，重建层厚≤1.0 mm。②根据临床诊断的需要，重组 MIP、VR 或 MPR、CPR 等后处理图像，并以多角度图像反映血管结构及其病变。③图像密度：本底灰雾密度值：D≤0.25；诊断区域的密度值：D 为 0.25～2.0；空扫描（无结构）区密度值：D>2.4。

3. 图像能满足影像诊断的需要　①图像要包括全部颈部血管，尤其注意感兴趣血管；②动脉期图像能清楚显示双侧颈总动脉、颈外动脉和颈内动脉及其主要分支的形态及其异常改变，静脉期图像可显示颈静脉及其主要属支，能满足影像诊断的需要。

4. 图像上的信息准确　①图像上文字信息：应包括医院名称、受检者姓名、性别、年龄、检查号、层厚、间隔、扫描时间、扫描野、当前层面位置、扫描方位、千伏值、毫安秒值及左右标识；字母、数字显示清晰；图像文字不能超出图片以外，也不能遮挡图像中影像。②图像上影像信息：图像必须足够大，可以用来评价正常颈部血管结构及病灶；图像对比度良好，最优化地显示组织间的不同层次；图像中无影响诊断的伪影。

5. 图像质量的等级评价标准　主要观察颈动脉主干及其分支：

0 级：双侧颈总动脉，颈外、内动脉血管轮廓显示不清，不能进行诊断。

1 级：双侧颈总动脉，颈外、内动脉血管轮廓显示较清晰，有伪影，但可区分解剖结构，不影响诊断。

2 级：双侧颈总动脉，颈外、内动脉及其主要分支血管轮廓显示良好，无伪影，可进行诊断。

3 级：双侧颈总动脉，颈外、内动脉及其主要分支血管轮廓显示清晰，血管边缘锐利，可明确诊断。

图像质量必须达到 1 级或 2、3 级方可允许打印图片及签发报告。

三、常用检查技术

颈部 CTA 主要有以下三种检查技术：常规 CTA、数字减影 CTA、双能量 CTA。

因颈部组织层次多，成分复杂，骨、软骨及富血供的腺体（如甲状腺）等的存在增加了影像后处理的难度。因此,颈动脉 CTA 检查有相对特殊的要求,合理选择和设置对比剂注射参数,如对比剂的浓度、剂量、流率及精确的延迟时间对于成功的颈部 CTA 检查至关重要。

1. 常规 CTA　在 CT 平扫后,选择兴趣区,确定 CT 值。注入对比剂后,通过跟踪触发扫描,再经三维重组,获得相应的血管图像。

2. 数字减影 CTA　数字减影 CTA 的主要原理是通过 2 次空间位置相同的容积平扫和增强数据,用减影软件进行基于像素对像素的减影,即用增强后的容积数据减去增强前的容积数据,得到去骨后的血管图像。

3. 双能量 CTA　双能量 CTA 也可用于颈动脉的显示,其主要优势是在单次对比增强扫描利用特殊软件处理即可获得去骨的 CTA;利用该技术的虚拟平扫软件还可以获得足够诊断的颈部虚拟平扫图像,相比于数字减影 CTA 而言,减少了一次容积扫描,减少了受检者接受的辐射剂量。

四、图像后处理

1. 多平面重组(MPR)　是将扫描范围内所有的轴位图像叠加起来,再对某些标线、标定的重组线所指定的组织进行任意角度斜位图像重组。

2. 曲面重组　是一种特殊的 MPR,首先应用于血管病变,是将不在同一平面上的、迂曲走行的器官,经计算机软件后处理、数据重建,获得沿曲面拉直展开的图像(图 3 - 34)。

3. 最大密度投影(MIP)　是将经视线所通过的螺旋 CT 扫描容积组织或物体中的每个像素的最大强度值进行投影,反映的是组织结构密度的差异,故对比度很高。

4. 容积再现重组(VR)　以不同的灰阶(或彩色)及不同的透明三维显示容积内的各种结构,主要以三维立体观察血管情况,非常直观,弥补了 CT 断面图像的不足。

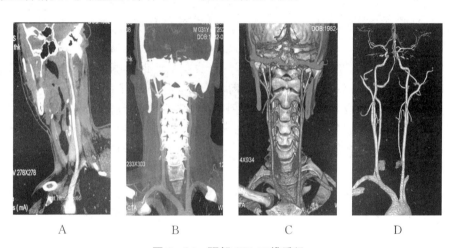

图 3 - 34　颈部 CTA 三维重组
A:右侧颈动脉曲面重组图像;B:最大密度投影 MIP;C:带骨的容积再现图像;D:去骨的容积再现图像。

多平面重组和曲面重组是颈部 CTA 最常用的图像后处理技术之一,能分辨颈动脉管腔、颈动脉壁的钙化和颈动脉内支架的情况,但对颈动脉管腔狭窄程度的判定可能因为重组时未严格画取中心线而使结果不可靠,对于有孔型椎动脉等的显示也不完整,必须结合横断面和其他重组图像进行判定。

最大密度投影可以真实反映颈动脉的实际 CT 值,能区分颈动脉管壁的钙化与血管内对比剂的密度;可以明确管腔狭窄的程度。该技术所显示的信息仅是投影角度上所遇到的最大密度值,当颈动脉狭窄或有 2 条血管重叠时,不能真实反映其密度差别,只有用多角度、多方位投影进行弥补;颈动脉管壁的钙化影响其狭窄部位残腔的显示;空间解剖关系显示较差。

容积再现利用每个层面容积资料中的所有体积元,可获得真实的颈动脉三维影像,其利用数据最充分。即使有严重的钙化存在,该技术也能精确评价颈动脉病变,对血管狭窄也能精确定量,提高颈动脉狭窄的诊断准确度。

五、案例

1. 颈部血管

病例1 采用 Toshiba Aquilion 64 排螺旋 CT 和 Vitrea 工作站,扫描范围包括:①颈部动脉,从主动脉弓下 3 cm 向上至两侧椎动脉汇合处上 3 cm;②头颈部动脉,从主动脉弓下 3 cm 向上至颅顶。视野 230 mm×230 mm,管电压 120 kV,管电流 350 mA,采集矩阵 512×512,层厚 0.5 mm(图 3-35)。

CTA 包括五种方法:①直接法:按照经验延迟时间行颈部或头颈部增强扫描,所得容积数据发送到工作站,无需平扫;②Surestart 法:利用对比剂追踪触发程序,在主动脉弓处达触发 CT 阈值时,触发颈部或头颈部增强扫描,所得容积数据发送到工作站,无需平扫;③小剂量测试法:利用小剂量颈动脉测试扫描获得延迟时间,以此值行颈部或头颈部增强扫描,所得容积数据发送到工作站,无需平扫;④Surestart 减影法:先行颈部或头颈部平扫,后注射对比剂,浓度在主动脉弓处达到触发 CT 阈值时,触发颈部或头颈部增强扫描,增强、平扫参数一致,受检者静止,通过 Addsub 软件把增强、平扫容积数据相减,得到减影数据,发送到工作站;⑤小剂量测试减影法:先行小剂量颈动脉测试扫描获得延迟时间,再行颈部或头颈部平扫,然后以此值行颈部或头颈部增强扫描,增强、平扫的参数一致,受检者静止,通过 Addsub 软件把增强、平扫容积数据相减,得到减影数据。

高压注射器有 A、B 筒,A 筒为 370 mgI/ml 的碘海醇对比剂,B 筒为生理盐水,注射方案中,先用 B 筒试注 20 ml 生理盐水,在血管成像的同时,用 A 筒注射对比剂 1.5 ml/kg 剂量,速度为 4.0 ml/s,再用 B 筒 20 ml 的生理盐水进行冲管,把对比剂推入体循环。

放射师把容积数据发送到 Vitrea 工作站进行 MIP、VR、MPR、CPR 等后处理得出颈部或头颈部动脉全貌图,包括一系列去骨、勾画等工作,并进行多角度、多方位图像保存。

头颈部结构复杂,平扫、增强扫描二期的骨骼、气管、软组织密度差异大和错综复杂,质量影响因素有层厚、重建间隔、螺距、床速、旋转时间、延迟时间、对比剂剂量与浓度、注射流率、重建技术、受检者合作程度等。

层厚是一个关键参数,当层厚大于靶血管直径时,在容积效应的影响下,图像的对比分辨力下降,不利于小血管及狭窄血管的显示;减小层厚能提高纵向分辨力,但单位时间扫描范围减少。

精确设定延迟时间至关重要,减影 CTA 要求平扫、增强扫描起始位置一致,采集数据的空间位置才能相同,达到减影目的;扫描起始位置有改变,可致减影失败。小剂量测试法,用到达峰值时间加预注射扫描延迟时间,再加 1~3 s,且该时间必须是球管旋转时间的整倍数,才可使球管在同一点采集,确保减影效果。

注射速率也是头颈动脉成像成功与否的关键因素,低注射速率使血液边缘的对比剂有限,重建后易导致血管边缘模糊、毛糙,易造成误诊、漏诊。4.0 ml/s 的注射速率,能很好地显示颈部或头颈动脉及其管壁的斑块。

减影 CTA 采用时间减影,先获得平扫、增强扫描容积数据,以平扫为蒙片,经计算机数字减影处理,使骨骼信息被去除,而血管保留,最后再进行三维处理。关键在于做好检查前准备,采用头托固定,去除义齿、耳环等金属,嘱咐受检者保持静止,平扫与增强扫描的位置、层面中心、体素及视野保持完全一致,是保证减影成像效果的前提条件,尽量缩短平扫、增强扫描的间隔时间,减少受检者不自主移动的影响。

减影 CTA 的原理表明,只要平扫、增强扫描颈部或头颈部动脉的 CT 值存在显著差异,血管以外组织的 CT 值没有什么变化,就可通过 Addsub 软件把增强扫描、平扫容积数据相减,去掉骨质、软组织等,而只保留高密度的动脉血管。对同层匹配的动脉、平扫期图像进行相减,密度相同的骨骼大部分都相抵消除,留下高密度的动脉以及其他少许残留结构,如喉呼吸伪影和强化而无法相减的部分脑膜,由于这些组织结构与血管相离较远,可手动去除,减影处理静脉系统时,部分受检者尚残留黯淡的动脉影,也可手动去除。

减影去骨能得到大范围血管三维结构,血管完整性明显好于手动去骨法,显示颈内动脉虹吸部以下的动脉瘤、血管狭窄等病变更加清晰,且对动、静脉畸形的引流静脉立体显示效果更好。

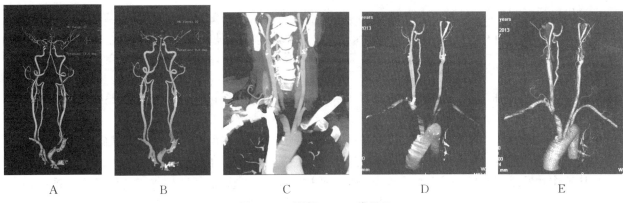

图 3 - 35　颈部 CTA 三维重组

A:头颈动脉三维 VR 图像;B:头颈动脉 MIP 图像;C:颈动脉二维 MIP 图像;D:颈动脉三维 MIP 图像;E:颈动脉三维 VR 图像。

病例 2　管电压 120 kV,螺距 0.938,层厚 1 mm、层间距 0.5 mm、重建间隔 1 mm,扫描时间 7.3 s。对比剂碘克沙醇(320 mg/ml)60 ml,生理盐水 40 ml,注射速率 4 ml/s。扫描技术:主动脉弓水平,阈值设定 150 HU 自动触发扫描技术。扫描范围从主动脉弓水平到蝶鞍。后处理软件 EBW:V4.5.4。

后处理步骤:从工作站界面"CT Viewer"进入,选择"Analysis",点击"AVA"运用功能键"Remove Skull"自动去骨生成血管的 VR 图像(图 3 - 36A、B)。在此基础上进入"Vessel Extraction"进行每一条血管分析。点击目标血管自动生成相应血管的 MPR 图像(图 3 - 36C、D)在先有的血管中心线上手动编辑调整血管中心线,使其更能充分显示病变血管的狭窄、斑块等。

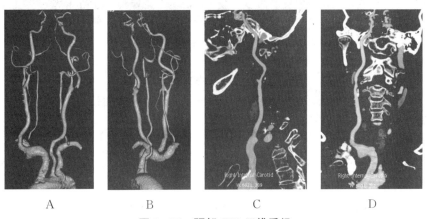

图 3 - 36　颈部 CTA 三维重组

A、B:应用 VR 显示颈部血管;C、D:应用 MPR 显示颈部血管。

2. 颅面部　主要用于头面部颅骨的骨性结构的显示,如颅骨、颌面骨、牙齿等骨质病变的后处理。主要应用容积再现(VR)、多平面重组(MPR)、曲面重组(CPR)技术处理(图 3 - 37)。

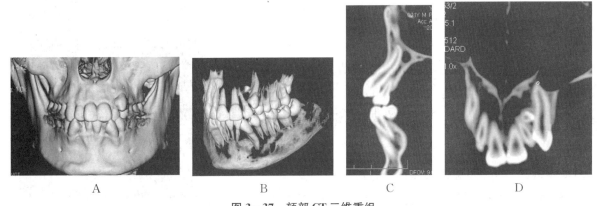

图 3 - 37　颌部 CT 三维重组

A:VR 自动生成的原始图像;B:经过手动调节窗宽窗位去骨显示牙齿
及牙根;C、D:应用 MPR 多角度显示多生牙的空间关系。

这里以牙齿的 CT 后处理技术为例。扫描技术:管电压 120 kV,毫安秒 200 mAs,螺距 0.938,层厚 1 mm,层间距 0.5 mm;扫描范围:上至颞颌关节下至下颌骨。后处理软件 EBW:V4.5。

VR 可显示所有牙齿及多生牙的形态、位置及空间关系。MPR 可显示多生牙的位置、形态与邻近正常牙齿的关系。

3. 颈椎 管电压 120 kV,螺距 0.938,层厚 1 mm,层间距 0.5 mm,重建间隔 1 mm,后处理软件 EBW:V4.5.4。

后处理步骤:从工作站界面"CT Viewer"进入,点击"Volume"在原始的 VR 图像基础上运用"Clip"切割功能键把重叠的、没有必要显示的骨骼切除,多角度显示颈椎结构(图 3-38)。

从工作站界面"CT Viewer"进入,点击"Slap"通过冠状位、矢状位、横断位等多角度显示颈椎结构。在颈椎 1、2 关节显示上,冠状位、矢状位作用尤为显著,可准确诊断颈椎 1、2 关节半脱位。

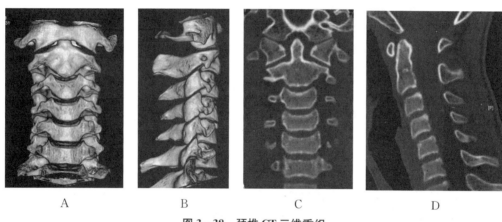

图 3-38 颈椎 CT 三维重组
A、B:颈椎 VR 显示;C、D:颈椎 MPR 显示。

病例 3 患者,男性,66 岁。突发左上肢乏力 20 h+。行颅内及颈部动脉 CTA 检查。

(一)检查前准备

1. 去除头颈部金属异物。

2. 向受检者介绍检查流程,告知注射对比剂后可能产生的不适反应,消除其紧张情绪。

3. 嘱受检者平静、自由呼吸,不做吞咽动作。

4. 选用 18 G 以上留置针置于手臂粗大静脉,如肘前静脉等;建议优先选择右臂。

(二)检查体位

1. 仰卧位,头先进。

2. 将双臂平放在扫描床上。

(三)对比剂注射计划

1. 对比剂选择 使用非离子型对比剂,如急诊或注射血管不理想者可采用碘克沙醇。

2. 对比剂浓度 300~370 mg I/ml。

3. 对比剂剂量 成人 40~50 ml,婴幼儿按体重计算(1~1.5 ml/kg)。

4. 注射速率 4~5 ml/s,用相同速率注射 40~50 ml 生理盐水进行冲管。

(四)扫描设备

GE Revolution 256 排螺旋 CT。

(五)检查技术

1. 扫描方式 螺旋扫描。

2. 扫描范围 从主动脉弓下缘至颅顶(图 3-39)。

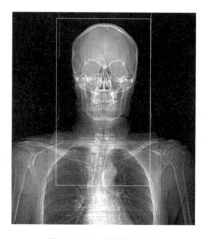

图 3-39 扫描定位像

3. 监测技术　采用对比剂智能跟踪技术,对胸主动脉进行监测;阈值设置为 150 HU,当监测层面胸主动脉 CT 值达到阈值时自动触发,并延迟 2.0 s 开始扫描(图 3-40)。

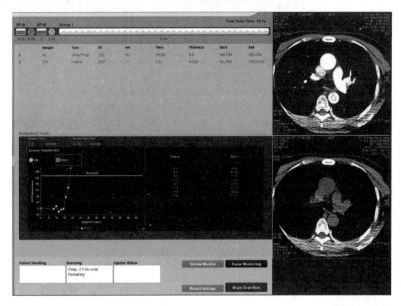

图 3-40　智能监测图

4. 扫描参数　管电压 100 kV,自动管电流(选择范围 10~720 mA),噪声指数 18,旋转时间 0.28 s/r,探测器宽度 80 mm,螺距 0.992,初始重建层厚 0.625 mm;重建层厚、类型:0.625 mm、标准(STND),扫描时间共计 16.1 s。

(六)图像后处理

1. 图像后处理工作站　飞利浦星云工作站(EBW)。

2. 图像传输　放射技师将扫描所得原始数据通过 PACS 系统传至 EBW 工作站。

3. 放射医师在 EBW 工作站对数据进行 MIP、CPR、MPR、VR 等处理,获得颅内及颈部动脉后处理图像。

(1)打开 EBW 工作站进入列表框界面,可以通过受检者姓名、检查号查询所需要病例,在序列栏选取颅内及颈部动脉 CTA 原始图像序列(图 3-41),点击工具栏"CT Viewer"(CT 查看器) (图 3-41 箭头所示)进入图像预览及处理界面二维模式(图 3-42)。

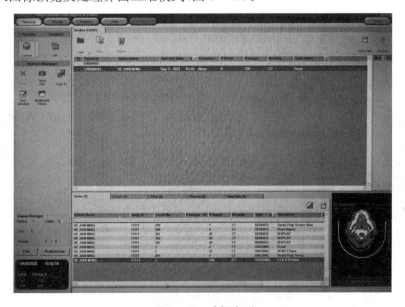

图 3-41　选择序列

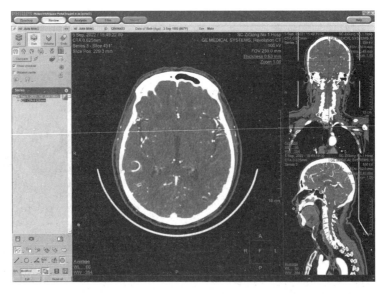

图 3 - 42 "CT Viewer"二维模式

（2）获得颅内动脉 MIP 图像：观察颅内及颈部动脉主干及主要分支，满足影像诊断者通过调整窗宽窗位获得颅内动脉 MIP 图像。首先于图像左下角下拉菜单中选择"MIP" （图 3 - 43A 箭头所示），并调节合适窗宽（WW）、窗位（WL）（图 3 - 43B 下框所示），同时调整图像右上角层厚（Thickness）10～20 mm（图 3 - 43B 上框所示）；获得颅内动脉 MIP 图像（图 3 - 44）。

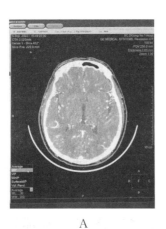
A

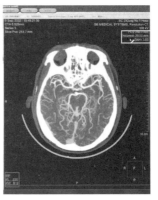
B

图 3 - 43 颅内动脉 MIP 图像
A:像后处理类型；B:窗宽调整及层厚调整。

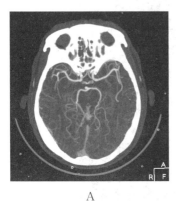
A

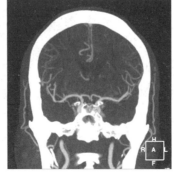
B

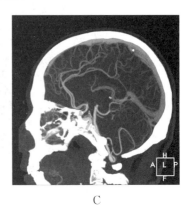
C

图 3 - 44 颅内动脉 MIP 图像
A:横断面图像；B:冠状面图像；C:矢状面图像。

（3）获得颅内及颈部动脉去骨图像：选择颅内及颈部动脉 CTA 原始图像，单击工具栏左上角"Analysis"中"AVA"图标（图 3 - 45）进入"Bone Removal"操作界面（图 3 - 46），单击工具栏（Series）→"Skull Removal"（图 3 - 47A）→"Remove Skull"图标（图 3 - 47B）则进入自动去除操作界面（图 3 - 47C）；通过工具栏中"裁剪"工具将血管外组织去除（图 3 - 48），获得颅内及颈部动脉去骨后 VR 图像并调整后处理方式同时可获得 MIP 图像（图 3 - 49）。

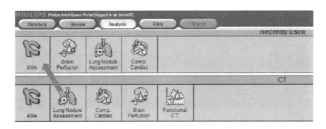

图 3 - 45 "AVA"图标

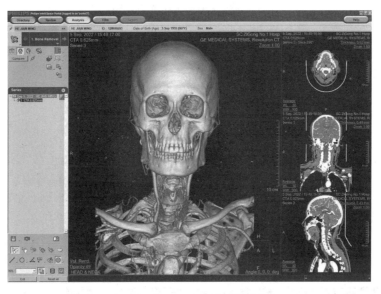

图 3 - 46 "Bone Removal"操作界面

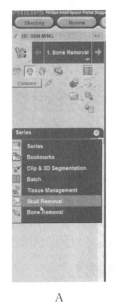 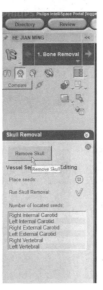 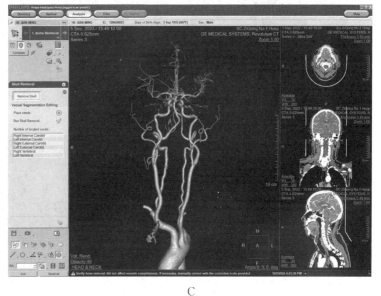

A   B   C

图 3 - 47 自动去骨操作流程

A、B：自动去骨图标；C：自动去骨后操作界面。

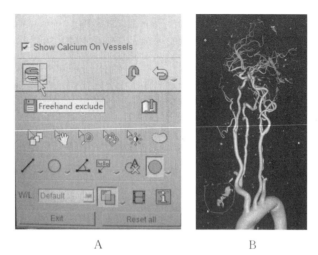

A   B

图 3 - 48   图像裁剪
A:裁剪工具图标;B:裁剪组织。

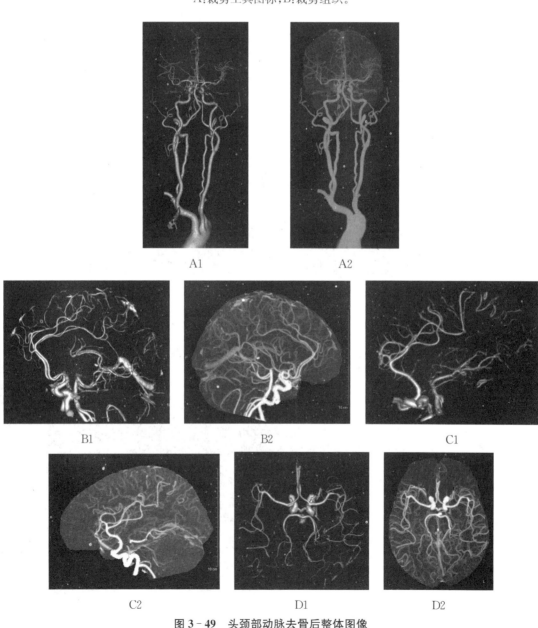

A1   A2

B1   B2   C1

C2   D1   D2

图 3 - 49   头颈部动脉去骨后整体图像
A1、A2:颈部动脉 VR 及 MIP 图像;B1、B2:大脑前动脉 VR 及 MIP 图像;
C1、C2:大脑中动脉 VR 及 MIP 图像;D1、D2:大脑动脉环 VR 及 MIP 图像。

（4）调整图像、去除镜像干扰：单击"Bone Removal"图标中 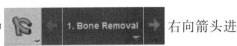 右向箭头进

入"2. Vessel Extraction"操作界面，工具栏"Extract/Edit Vessel"中显示有双侧颈内动脉、颈外动脉及椎动脉名称，点击任一血管，操作界面中 VR 图及 CPR 图中均能清楚显示其路径图（图 3-50A），走行无异常时直接保存图像，若走行异常（图 3-50B）则需通过图像编辑工具（Edit Vessel）中手动编辑图标（图 3-51A）进行编辑（图 3-51B），编辑完后单击图标 获得颈部动脉正常走行图像（图 3-51C）；在该界面双击右侧 CPR 图像（多选择冠状面、矢状面）分别获取双侧颈内动脉、颈外动脉、椎动脉 CPR 图像（图 3-52）。

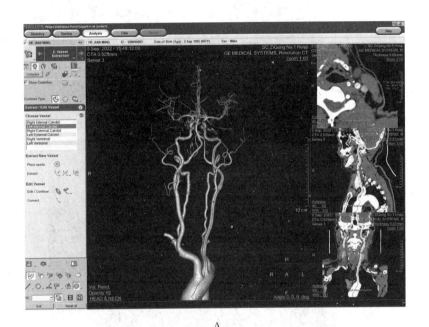

A

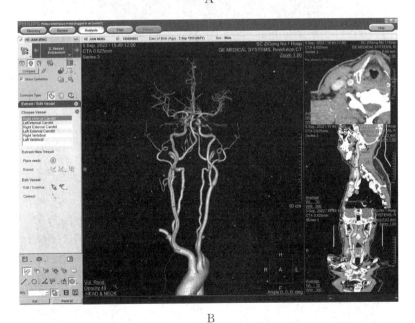

B

图 3-50　颈部动脉血管路径图
A：走行正常路径图；B：走行异常路径图。

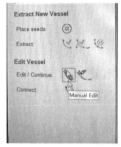

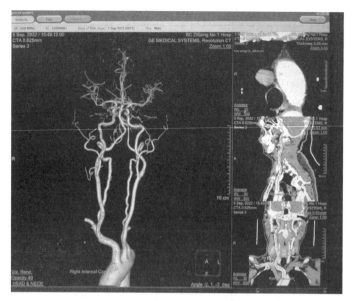

A B

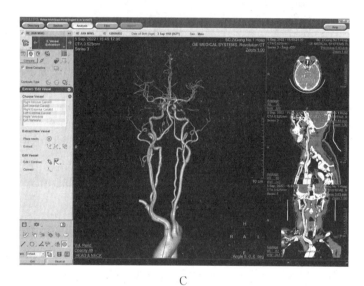

C

图 3 - 51 血管编辑

A:图像编辑工具图标;B:血管编辑路径显示;C:编辑后界面。

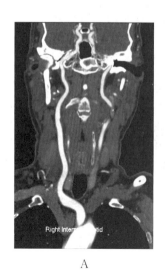

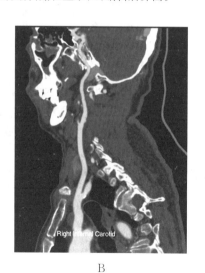

A B

图 3 - 52 右颈内动脉 CPR 图像

A:冠状面图像;B:矢状面图像。

（5）血管分析：单击"2. Vessel Extraction"操作界面 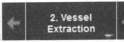 中右向箭头进入

"3. Measuiements"操作界面（图3-53A），通过调整窗宽、窗位获得颈部血管拉直图像（图3-53B），以及血管各层面宽度及面积。

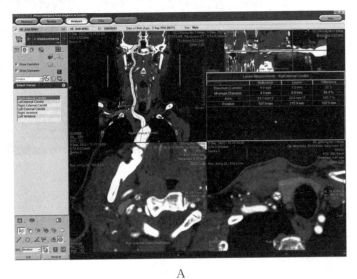
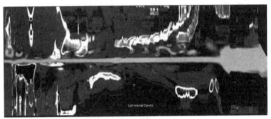

A   B

图3-53　血管分析

A：颈部动脉拉直图像操作界面；B：左侧颈内动脉拉直图像。

（6）获得颅内及颈部动脉带骨VR图像：图3-54操作界面下单击"Review"→"Volume"图标进入头颈部VR图操作界面（图3-54），单击工具栏"Cllp & Segmentation"中目标框图标（图3-55A、B），调整目标框（图3-55C）获得颈部、颅内动脉VR图像（图3-56）。

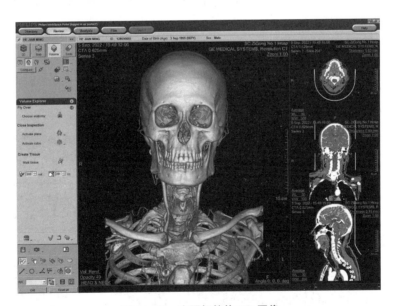

图3-54　头颈部整体VR图像

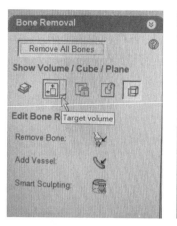
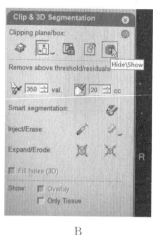
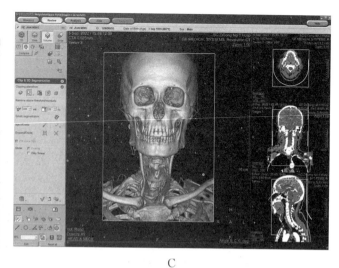

A   B   C

图 3‑55　目标框图标及操作
A:目标框图标;B:目标框隐藏图标;C:目标框操作界面。

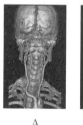
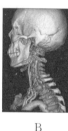
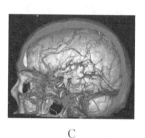
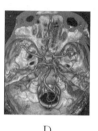

A   B   C   D

图 3‑56　头颈部动脉 VR 图像
A:颈部动脉冠状面图像;B:颈部动脉矢状面图像;C:颅内动脉矢状面图像;D:基底动脉环图像。

（7）后处理图像保存、打印:在"Film"栏中将所选取后处理图像单击红色框内图标(图 3‑57,彩图
3‑57)进行排版(4×4 或 5×4);点击工具栏左下角"图像保存"图标 <kbd>💾</kbd> (图 3‑58下框所示)将图像
保存至"Local";再将保存图像在"Printers"工具栏中(图 3‑59)设置好打印路径;最后点击工具栏左下
角"Print"图标打印图像。

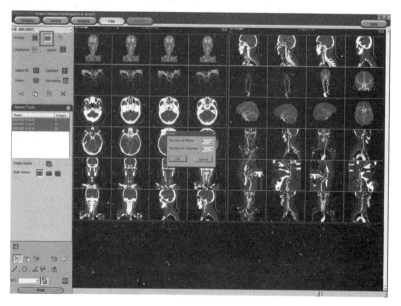

图 3‑57　后处理图像排版

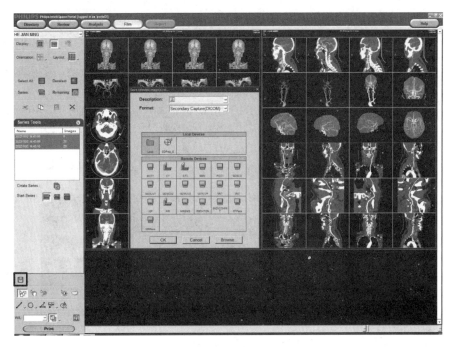

图 3 - 58 后处理图像保存

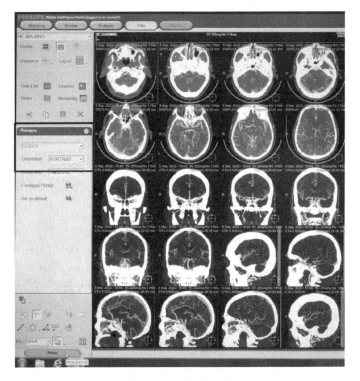

图 3 - 59 图像打印

（8）图像传输：在原始图像、后处理图像及剂量报告界面单击左侧工具栏"Copy To"图标 并选择好传输路径（CTPacs）后（图 3 - 60）通过 PACS 系统传至诊断工作站，以备书写影像诊断报告。

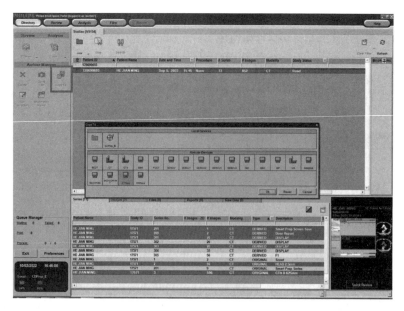

图 3-60　图像传输

第四节　胸部 CT 图像后处理技术

胸部 CT 后处理技术目前主要包括 MPR（多平面重组）、CPR（曲面重组）、容积再现（VE）、MinIP（最小密度投影）、CTA（CT 血管成像）、VB（仿真内镜技术）等。MPR、VR、CTA 原理如前所述。CPR 实质也是一种多平面重组的方法，它采用曲面获取三维数据，能较好显示弯曲的器官和组织。MinIP 是在三维投影显示图上对每条射线上的最小密度进行编码，主要用于气道的显示。VE 是在容积数据的基础上调整 CT 阈值及组织透明度，将不需要观察的组织透明度设为 100%，消除其影像，而把需要观察的组织透明度设为 0，保留其影像，再调节人工伪彩，即可获得类似纤维内镜观察的仿真色彩，并依据导航方法显示管腔内改变。合理应用该项技术，不仅可以显示空腔器官的内表面，还可以同时显示管壁及管壁外的情况，以及该器官的立体形态。胸部后处理技术主要临床应用有：

1. MPR　主要用于胸部骨折（胸骨、胸椎骨折）的显示。

2. CPR　主要用于肋骨骨折的显示。

3. VR　主要用于胸部骨折（肋骨、肩胛骨、锁骨骨折）的显示。

4. MinIP　主要用于气管及支气管病变及异物的显示。

5. CTA　主要用于主动脉病变，包括急性主动脉综合征（主动脉夹层、主动脉壁内血肿、穿透性粥样硬化性溃疡）、真性动脉瘤等的显示观察。此外，对肺动脉病变如肺动脉栓塞的诊断具有确定性意义。

6. VE　主要用于气管、支气管病变的显示观察。

就扫描序列来讲，有回顾性心电门控扫描、前瞻性心电门控扫描、Flash 扫描等。回顾性心电门控扫描采用螺旋扫描，采集全部心脏的容积数据，同时记录心电图供回顾性重建时选择，适用于心律不齐的患者，但辐射剂量大。而前瞻性心电门控扫描包括前瞻性心电门控螺旋扫描及前瞻性心电门控步进式扫描，前瞻性心电门控螺旋扫描利用 R 波出现，预先设定一个延迟时间然后曝光扫描；前瞻性心电门控步进式扫描则利用"步进、曝光"技术。它们要求受检者的心律齐，且辐射剂量较回顾性心电门控扫描低。而 Flash 扫描则采用前瞻性心电门控大螺距扫描，要求患者心律齐且心率低（小于 70 次/分），且辐射剂量最低。但无论何种扫描序列，均需根据扫描目的、受检者的心率及心律等选择合适的扫描序列。

一、冠状动脉 CT 血管造影

1. 冠状动脉钙化积分

(1) 检查前准备

①呼吸训练:检查前训练受检者做深吸气、屏气及呼气动作,并记录受检者屏气时的心率情况。

②安装心电图电极:粘贴心电检测电极(根据设备不同,分为三导联和四导联两种),确认 R 波信号正常且不受呼吸运动影响。

(2) 定位像扫描:胸部正位定位像(部分机型包含胸部侧位定位像),确定扫描范围和层次。

(3) 扫描体位和方式:仰卧位,两臂上举抱头,需采用心电门控,推荐采用低剂量前瞻性心电门控技术,横断面轴位扫描。

(4) 扫描角度:与扫描床面呈 90°,扫描机架 0°。

(5) 扫描范围:自气管隆突下扫描至心脏膈面。

(6) 扫描视野(FOV):(20 cm×20 cm)～(25 cm×25 cm)。

(7) 重建层厚:3 mm。

(8) 重建算法:软组织算法。

(9) 窗宽、窗位:窗宽 250～350 HU,窗位 25～35 HU。

(10) 扫描参数:100～120 kV,250～300 mAs。

2. 冠状动脉成像

(1) 检查前准备

①心率控制:对于基础心率过快的患者,在没有禁忌证的情况下,需服用 β 受体阻断剂控制心率;对于 64 排 CT,建议心率低于 70 次/分,双源 CT 建议心率低于 90 次/分。

②呼吸训练:检查前训练受检者做深吸气、屏气及呼气动作,并记录受检者屏气时的心率情况。

③建议使用硝酸甘油:CT 扫描前 5 min 舌下含服硝酸甘油片剂 0.5 mg 以提高冠状动脉细小分支的显示。

④安装心电图电极:粘贴心电检测电极(根据设备不同,分为三导联和四导联两种),确认 R 波信号正常且不受呼吸运动影响。

(2) 定位像扫描:胸部正位定位像(部分机型包含胸部侧位定位像),确定扫描范围和层次。

(3) 扫描体位和方式:仰卧位,两臂上举抱头,需采用心电门控技术,根据临床需要以前瞻或回顾性心电门控方式进行轴位扫描或螺旋扫描。

(4) 扫描角度:与扫描床面呈 90°,扫描机架 0°。

(5) 扫描范围:常规冠状动脉自气管隆突下扫描至心脏膈面,包括整个心脏;CAGB 术后患者自锁骨向下至心底,包括整个锁骨、心脏大血管。

(6) 扫描视野(FOV):(20 cm×20 cm)～(25 cm×25 cm)。

(7) 重建层厚:≤1 mm。

(8) 重建算法:软组织算法,对于支架患者应行支架高分辨算法,VR、MPR 及曲面重建各支冠状动脉。

(9) 窗宽、窗位:窗宽 600～800 HU,窗位 300～400 HU。

(10) 扫描参数:100～120 kV,400～700mA,0.3～0.35 s/r。

(11) 对比剂的使用

①对比剂用量:成年人用量为 50～80 ml 非离子型含碘对比剂,儿童按体重用量为 1.0～1.5 ml/kg,或参照药品说明书使用。

②注射方式:压力注射器静脉内团注,注射速率 4.5～5.5 ml/s。

③扫描开始时间:采用团注跟踪技术或小剂量对比剂测试技术。

3. 打印和存档

(1) 打印冠状动脉轴位图像,各冠脉分支 MRP、CPR 及 VR 重组图像。

（2）图像处理完成后,将冠状动脉扫描薄层图像及重组后图像完整上传至PACS。

二、冠状动脉CT血管造影图像标准

1. 图像获取符合CT检查操作规范　①图像能够反映检查前准备充分:包括心律控制、呼吸训练。②扫描方式:根据不同设备,选择螺旋扫描或断面扫描。③增强扫描延迟时间:图像上冠状动脉及其主要分支的强化程度可在一定意义上反映扫描的延迟时间是否得当;可采用自动跟踪技术和团注实验法,多采用前种方法。④对比剂注射及扫描参数等技术操作符合冠状动脉CT血管造影检查技术推荐或建议参数。

2. 图像处理得当　①重建横断面原始图像:根据采用的心电门控模式和采集时间窗、管电流等技术的使用情况,选择R-R间期中横断面最清晰图像进行重建;显示野(dFOV)应该包括整个心脏边界,一般为20～25 cm。②重建图像包括:二维重组图像(CPR、MPR);三维重组图像(MIP、VR)。③图像上,需对冠状动脉和病变血管进行测量,并标识测量值。④图像密度:本底灰雾密度值:D≤0.25;诊断区的密度值:D为0.25～2.0;空扫描(无结构)区密度值:D>2.4。

3. 图像能满足影像诊断的需要　①冠状动脉、心脏及周围解剖结构能够清晰分辨;左心室、主动脉流出道、左和右冠状动脉主干及主支内对比剂充盈满意,能与周围结构形成良好对比。②若发现冠状动脉主干及主支病变,则图像能够清楚显示病变,并可评估病变的形态、范围、程度、密度和进行准确测量。

4. 图像上的信息准确　①图像上文字信息:应包括医院名称、受检者姓名、性别、年龄、检查号、层厚、间隔、扫描时间、扫描野、扫描方位、千伏值、毫安秒值和左右标识,以及冠状动脉及主支的缩写标识;字母、数字显示清晰;图像文字不能超出图片以外,也不能遮挡图像中影像。②图像上影像信息:图像必须足够大,可以用来评价冠状动脉及主支的正常解剖结构及病变;图像对比度良好,最优化地显示组织间的不同层次;图像中无影响诊断的伪影,包括断层伪影、金属异物伪影、呼吸运动伪影、主动脉搏动伪影及设备引起的伪影。

5. 图像质量的等级评价标准

0级:无法观察冠状动脉及其主支,图像中伪影严重,不能诊断。

1级:各心腔及冠状动脉显示模糊,具有明显的呼吸运动伪影,心脏周围及图像背景干扰严重,不能达到诊断要求。

2级:各心腔及冠状动脉显示欠清晰,或略有呼吸运动伪影,心脏周围及图像背景略有干扰,但是基本不影响诊断。

3级:各心腔及冠状动脉显示清晰,无呼吸运动伪影,心脏周围及图像背景无干扰,完全符合诊断要求。

图像质量必须达到2级或3级方可允许打印图片及签发报告。

三、胸主动脉CT血管造影

1. 检查前准备

（1）受检者检查前禁食4 h以上。

（2）检查前询问受检者是否对碘过敏,是否是过敏体质。

（3）向受检者讲解注入对比剂后的一些正常身体上的反应,如全身发热、感觉恶心等属于正常反应,嘱受检者不必紧张,减少受检者的紧张情绪。

2. 对比增强扫描

（1）定位像扫描:胸部正位定位像,确定扫描范围和层次。

（2）扫描体位和方式:仰卧位,两臂上举抱头;横断面螺旋扫描。

（3）扫描角度:与扫描床面呈90°,扫描机架0°。

（4）扫描范围:从胸廓入口平面扫描至膈肌平面。

（5）扫描视野(FOV):(35 cm×35 cm)～(40 cm×40 cm)(视受检者体型而定,需包括胸壁皮肤)。

（6）重建层厚:≤1 mm。

（7）重建算法:软组织算法。

(8) 窗宽、窗位:窗宽 600~800 HU,窗位 300~400 HU。

(9) 扫描参数:100~120 kV,自动管电流(100~300mA),0.5~1.0 s/r。

(10) 对比剂的使用

①对比剂用量:成年人用量为 50~80 ml 非离子型含碘对比剂,儿童按体重用量为 1.0~1.5 ml/kg。

②注射方式:压力注射器静脉内团注,注射速率 3.5~5.0 ml/s。

③扫描开始时间:采用团注跟踪技术或小剂量对比剂测试技术。

3. 打印和存档

(1) 打印胸主动脉轴位图像及 MRP、CPR、VR 重组图像。

(2) 图像处理完成后,将胸主动脉扫描薄层图像及重组后图像完整上传至 PACS。

四、胸主动脉 CT 血管造影图像标准

1. 图像获取符合 CT 检查操作规范　①扫描方式:常规增强检查,采用螺旋扫描。②增强扫描的延迟时间:图像上胸主动脉及其主要分支的强化程度可在一定意义上反映扫描的延迟时间是否得当;可应用对比剂自动跟踪技术或团注实验法,多采用自动跟踪技术。③对比剂注射及扫描参数:同胸主动脉 CT 血管造影操作常规推荐或建议的参数。

2. 图像处理得当　①图像进行重建时,采用软组织算法,重建层厚≤1.0 mm。②根据临床诊断需要,常规重建 MIP、VR 或 MPR、CPR 等后处理图像,并以多角度图像观察血管与病变情况。③图像密度:本底灰雾密度值:D≤0.25;诊断区的密度值:D 为 0.25~2.0;空扫描(无结构)区密度值:D>2.4。

3. 图像能满足影像诊断的需要　①图像要包含完整的胸主动脉,从主动脉瓣至膈肌裂孔,包括主动脉弓的头臂动脉分支(显示范围在 2 cm 以上);②轴位图像上,胸主动脉解剖结构清晰,强化明显,与图像背景有良好的对比,静脉结构应尽可能少显示;③MIP、VR 或 MPR、CPR 等重组图像能清晰显示胸主动脉及其主支的形态、密度和异常改变。

4. 图像上的信息准确　①图像上文字信息:应包括医院名称、受检者姓名、性别、年龄、检查号、层厚、间隔、扫描时间、扫描野、扫描方位、千伏值、毫安秒值和左右标识;字母、数字显示清晰;图像文字不能超出图片以外,也不能遮挡图像中影像。②图像上影像信息:图像必须足够大,可以用来评价胸主动脉及主支的正常解剖结构及病变;图像对比度良好,最优化地显示组织间的不同层次;图像中无影响诊断的伪影,包括金属异物伪影、呼吸运动伪影、主动脉搏动伪影及设备引起的伪影。

5. 图像质量的等级评价标准　主要是观察胸主动脉主干及其主要分支。

0 级:胸主动脉全程显示不清,不能进行诊断。

1 级:胸主动脉全程显示较清晰,有伪影,但可区分解剖结构,不影响诊断。

2 级:胸主动脉全程显示良好,无伪影,可进行诊断。

3 级:胸主动脉全程显示清晰,血管边缘锐利,可明确诊断。

图像质量必须达到 1 级或 2、3 级,方可允许打印图片及签发报告。

五、肺动脉 CT 血管造影

1. 检查前准备

(1) 受检者检查前禁食 4 h 以上。

(2) 检查前询问受检者是否对碘过敏,是否为过敏体质。

(3) 向受检者讲解注入对比剂后的一些正常身体上的反应,如全身发热,感觉恶心等属于正常反应,嘱受检者不必紧张,减少受检者的紧张情绪。

2. 对比增强扫描

(1) 定位像扫描:胸部正位定位像,确定扫描范围和层次。

(2) 扫描体位和方式:仰卧位,两臂上举抱头;横断面螺旋扫描。

(3) 扫描角度:与扫描床面呈 90°,扫描机架 0°。

(4) 扫描范围:从膈肌平面扫描至胸廓入口平面。

(5) 扫描视野(FOV):(35 cm×35 cm)~(40 cm×40 cm)(视受检者体型而定,需包括胸壁皮肤)。

（6）重建层厚：≤1 mm。

（7）重建算法：软组织算法。

（8）窗宽、窗位：窗宽 600～800 HU，窗位 300～400 HU。

（9）扫描参数：100～120 kV，自动管电流（100～300mA），1.0 s/r。

（10）对比剂的使用

①对比剂用量：成年人用量为 40～60 ml 非离子型含碘对比剂，儿童按体重用量为 1.0～1.5 ml/kg，或参照药品说明书使用。

②注射方式：压力注射器静脉内团注，注射速率 3.5～5.0 ml/s。

③扫描开始时间：采用团注跟踪技术或小剂量对比剂测试技术。

3. 打印和存档

（1）打印肺动脉轴位图像及各支 MRP、CPR、VR 重组图像。

（2）图像处理完成后，将肺动脉扫描薄层图像及重组后图像完整上传至 PACS。

六、肺动脉 CT 血管造影图像标准

1. 图像获取符合 CT 检查操作规范　①扫描方式：常规增强检查，采用螺旋扫描；②增强扫描的延迟时间：图像上肺动脉的强化程度可在一定意义上反映扫描的延迟时间是否得当，延迟时间可应用对比剂自动跟踪技术或团注实验法，多采用自动跟踪技术，以气管分叉层面肺动脉作为采集层面，并选定触发阈值；③对比剂注射及扫描参数：同肺动脉 CT 血管造影操作规范推荐或建议的参数。

2. 图像处理得当　①图像进行重建时，采用软组织算法，重建层厚≤1.0 mm。②根据临床诊断需要，常规重建 MIP、VR 或 MPR、CPR 等后处理图像，并以多角度图像观察血管与病变情况。③图像密度：本底灰雾密度值：D≤0.25；诊断区的密度值：D 为 0.25～2.0；空扫描（无结构）区密度值：D>2.4。

3. 图像能满足影像诊断的需要　①图像上，可显示肺动脉主干直至肺动脉的 4、5 级分支，其内有足够浓度的对比剂，可清晰显示这些血管的形态和密度及其异常改变；②MIP、VR 或 MPR、CPR 等后处理图像能够逼真显示肺动脉主干、主支或全貌。

4. 图像上的信息准确　①图像上文字信息：应包括医院名称、受检者姓名、性别、年龄、检查号、层厚、间隔、扫描时间、扫描野、扫描方位、千伏值、毫安秒值和左右标识；字母、数字显示清晰；文字不能超出图像以外，也不能遮挡图像中影像。②图像上影像信息：图像必须足够大，可以用来评价肺动脉及主支的正常解剖结构及病变；图像对比度良好，最优化地显示组织间的不同层次；图像中无影响诊断的伪影。

5. 图像质量的等级评价标准　主要是观察肺动脉主干至肺动脉分支。

0 级：肺动脉主干及分支显示不清，不能进行诊断。

1 级：肺动脉主干及分支显示较清晰，有伪影，但可区分解剖结构，不影响诊断。

2 级：肺动脉主干及分支显示良好，无伪影，可进行诊断。

3 级：肺动脉主干及分支显示清晰，血管边缘锐利，可明确诊断。

图像质量必须达到 1 级或 2、3 级，方可允许打印图片及签发报告。

七、肺静脉与左心房 CT 血管造影

1. 检查前准备

（1）受检者检查前禁食 4 h 以上。

（2）检查前询问受检者是否对碘过敏，是否是过敏体质。

（3）向受检者讲解注入对比剂后的一些正常身体上的反应，如全身发热、感觉恶心等属于正常反应，嘱受检者不必紧张，减少受检者的紧张情绪。

（4）心率控制：对于基础心率过快的患者，在没有禁忌证的情况下，需服用 β 受体阻断剂控制心率；对于 64 排 CT，建议心率低于 70 次/分，双源 CT 建议心率低于 90 次/分。

（5）呼吸训练：检查前训练受检者做深吸气、屏气及呼气动作，并记录受检者屏气时的心率情况。

（6）安装心电图电极：粘贴心电检测电极（根据设备不同，分为三导联和四导联两种），确认 R 波信

号正常且不受呼吸运动影响。

2. 对比增强扫描

(1) 定位像扫描:胸部正位定位像,确定扫描范围和层次。

(2) 扫描体位和方式:仰卧位,两臂上举抱头;横断面螺旋扫描。

(3) 扫描角度:与扫描床面呈 90°,扫描机架 0°。

(4) 扫描范围:从膈肌平面扫描至胸廓入口平面。

(5) 扫描视野(FOV):(25 cm×25 cm)～(30 cm×30 cm)。

(6) 重建层厚:≤1 mm。

(7) 重建算法:软组织算法。

(8) 窗宽、窗位:窗宽 600～800 HU,窗位 300～400 HU。

(9) 扫描参数:100～120 kV,400～700 mA,0.3～0.35 s/r。

(10) 对比剂的使用

①对比剂用量:成年人用量为 50～80 ml 非离子型含碘对比剂,儿童按体重用量为 1.0～1.5 ml/kg,或参照药品说明书使用。

②注射方式:压力注射器静脉内团注,注射速率 3.5～5.0 ml/s。

③扫描开始时间:采用团注跟踪技术或小剂量对比剂测试技术。

3. 打印和存档

(1) 打印肺静脉、左心房轴位图像及其 MRP、CPR、VR 重组图像。

(2) 图像处理完成后,将肺静脉、左心房扫描薄层图像及重组后图像完整上传至 PACS。

八、常用检查方法

1. 两期扫描 ①肺动脉期(7～9 s):右心房、右心室及肺动脉显影,左心房提前显影(心内血管畸形);②静脉期(21～23 s):肺动脉、肺静脉均可显示异常交通血管的来源和去处。

2. 扫描成败的关键 ①对比剂的注射速率和剂量;②合适的延迟时间。

3. 后处理技术 ①MIP;②MPR;③VR;④双能量 CT。不同疾病采用的后处理技术有所不同。

九、常见疾病的后处理方法

1. 肺栓塞

(1) MPR:任意的平面重组影像,多平面、多角度显示。

(2) 可以根据需要显示的栓子的大小调整 MIP 的厚度,中央型的栓子减小层厚可以显示栓子的形态、位置,增加层厚可以观察分支堵塞情况,外周性的小栓子需要适当减小层厚(图 3-61)。

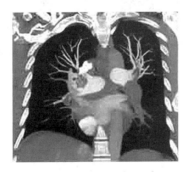

图 3-61 MIP

能清晰显示异常供血动脉的起源、路径、分支及其静脉回流,并可明确其与病变结构的关系。

2. 先天性肺动静脉瘘

(1) MPR:显示动、静脉血管之间的关系,动脉畸形病灶的大小、形态及位置和长度。

(2) MIP:显示迂曲血管的全貌,同时通过调节窗宽、窗位可鉴别钙化及对比剂,对显示病变有一定帮助。

（3）VR 再现技术：使得图像立体感强，能清晰显示病灶空间关系，与术中所见完全一致，并可以进行任意角度的旋转。

增强 CT 原始横断面逐层观察是诊断肺动静脉瘘（PAVM）的基础。MPR 显示了动脉血管之间及静脉血管之间的关系，通过多方位成像旋转观察肺部血管结构及动脉畸形病灶的大小、形态及位置，准确地测量其大小和长度，更清晰地显示动静脉血管之间的关系。MIP 可以显示迂曲血管的全貌，同时通过调节窗宽、窗位可鉴别钙化与对比剂，对显示病变有一定帮助。VR 使得图像立体感强，能清晰显示病灶空间关系，与术中所见完全一致，并可以进行任意角度的旋转（图 3-62）。

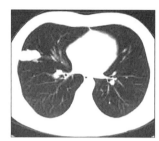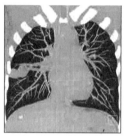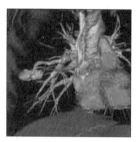

图 3-62　胸部 CT 扫描及 CTA 三维重组
增强 CT 原始横断面、以 MIP（层厚选择）及 VR 再现技术为主测量瘤
体大小，为临床介入或外科手术治疗提供准确、丰富的影像学信息。

3. 肺隔离症
（1）MIP：显示肺内病变及血管的关系。
（2）VR：对解剖结构的立体空间关系，直观显示异常供血的体动脉。

后处理重组方法主要有 VR 和 MIP，相较而言，VR 在对解剖结构的立体空间关系显示上会更具有优势，更能立体而直观地显示异常供血动脉的数目、起源以及走行分支等情况，还可从多个角度观察异常供血血管与邻近重要大血管的毗邻关系，也能显示病变静脉的引流情况。而 MIP 可以弥补 VR 无法同时显示肺内病变及血管的关系，且其成像效果与传统的血管成像类似，能为外科手术前准备提供有力而准确的影像学资料。

4. 肺静脉畸形连接　通常采用 MIP+VR 显示（图 3-63）。

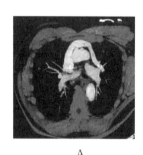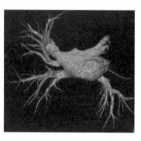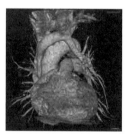

A　　　　　　　　　B　　　　　　　　　C

图 3-63　部分型肺静脉畸形连接
A：最大密度投影图像，左肺静脉分支经上腔静脉引流至上腔静脉，最后至右心室；B：肺静脉容积再
现图像，左肺上静脉呈盲端；C：心血管容积再现图像，显示肺静脉引流至上腔静脉整体结构。

5. 肺癌　通常采用肺动脉期、静脉期结合及综合处理，显示肺癌与周围组织的关系（肺动、静脉，腔静脉，心包，气管等），如 MIP、MPR、VR、双能量 CT 等。肺动脉、肺静脉、腔静脉主要是利用多平面重组，气管可以采用 VR，也可以用最小密度投影，对于气管插管或气管受侵需要后处理的患者，可以考虑这两种方法，显示效果非常直观。对于肺癌侵犯肺动脉引起狭窄的患者，还可以进一步利用双能量 CT Lung PBV 软件评估肺灌注状态，以及肺窗显示肺内密度是否均匀（图 3-64）。

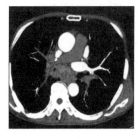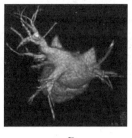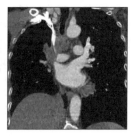

图 3-64 胸部 CTA 三维重组

A:最大密度投影图像,显示右肺动脉主干被包绕,管腔重度狭窄;B:容积再现图像;C:多平面重组图像,显示右肺上静脉闭塞,上腔静脉狭窄。

十、案例

【冠状动脉】

病例 1 某女,68 岁,气急、胸闷来院检查。受检者于检查前 1 h 到 CT 室等候,保持平静状态。测试受检者心率、血压和呼吸情况,认真交代检查中的各种注意事项,对心率在 80 次/分以上的受检者,由放射科医生根据实际情况让受检者服用一定剂量的美托洛尔(倍他洛克),使心率达到检查要求。

使用 Toshiba Aquilion 64 排螺旋 CT 进行扫描,先做胸部钙化积分分析,扫描范围上缘包括主动脉弓,下缘包括心脏膈面下 2 cm,使用前瞻性心电门控技术,扫描参数为管电压 120 kV,管电流 130 mA,旋转时间 0.4 s,扫描时间 3～7 s,获得的图像用来测定钙化积分值。

在行冠状动脉成像前,连接好心电监测仪,在受检者肘关节或手背或脚背插入注射针,使注射器处于准备工作状态,再一次向受检者交代检查中注意事项,由前面的钙化积分图像确定好扫描范围,采用回顾性心电门控技术,使用 Surestart 触发扫描程序,扫描延迟时间通过设定触发冠状动脉扫描的 CT 值,一般选择 180 HU,扫描参数为管电压 120 kV,毫安秒 350 mAs,层厚 0.5 mm,旋转时间 0.4 s,扫描时间 7～12 s。

注射器有 A、B 筒,A 筒为 370 mgI/ml 的碘海醇对比剂,B 筒为生理盐水,注射方案中,先用 B 筒试注射 20 ml 生理盐水,在冠状动脉成像的同时,用 A 筒注射对比剂 1.5 ml/kg 剂量,速率 5 ml/s,再用 B 筒 20 ml 的生理盐水进行冲管,把对比剂推入体循环。

尽量使呼吸上下幅度不超过 10%,然后开始进行呼吸训练,达要求后,屏气进行触发 CT 冠状动脉扫描。

放射师选择显示效果好的一层图像,从 5%～95% 对这一层面进行间隔 5% 或 2% 的重建,由重建得到的图像选择图像质量好的时相,进行整个冠脉成像范围的重组,并把容积数据发送到 Vitrea 工作站。

医师在 Vitrea 工作站使用探针技术,对容积数据进行 MIP、CPR、MPR、VR 等处理,获得冠状动脉的全貌图,多角度、多方位保存图像,再进行全面的分析。

心率越快,图像质量越差,可能是心率快导致心动周期缩短,舒张期缩短时间较收缩期更加明显,在相对短的舒张期采集信息时,由于时间分辨力的限制,冠状动脉运动幅度比较大,运动伪影明显,特别是 RCA 和 LCX,分别走行于右、左房室沟内,更易受到心脏搏动的影响。而心率慢时,心动周期长,舒张期相对延长,采集信息时能在冠状动脉运动幅度相对较弱的状态下进行,运动伪影相对较小。因此 CT 时间分辨力的提高可降低心率快对冠状动脉图像质量的影响。心脏搏动快慢对冠状动脉成像的质量起主要作用,因为冠状动脉成像的扫描采用回顾性心电门控技术,对时间分辨力有所提高,过快的心率会对冠状动脉的图像质量产生影响,心电门控采用的是左心室的模拟信号,对心房的搏动难以监控,心率快会导致右冠状动脉显影质量下降,甚至中段血管显示不清,无法评价管腔情况。心率在 55～70 次/分较合适,图像搏动伪影少。

心率变化幅度越大,图像的质量越差。心率变化幅度与总体冠状动脉及 4 支主干图像质量密切相关,尤以 RCA 和 LCX 最为明显,可能是回顾性心电门控在同一 R-R 间期内进行图像重建,在一个心动周期内心率变化幅度过大导致 R - R 间期不同比例的延长或缩短,造成图像不能完全在相同时相重建,易出现血管模糊或中断现象,导致图像质量的下降。期前收缩和心律失常的患者的心率变化幅度很大,有的甚至在 50% 以上,从而影响数据采集,造成图像锯齿样改变,影响冠状动脉的观察,对于有室性期前收缩的患者,如果有较多的室性早搏甚至二联律、三联律的出现,不宜行 CT 冠状动脉成像,此外房颤应视为 CT 检查的禁忌证。心率变化幅度在 20% 以下的受检者的图像质量比较理想。

屏气好的受检者获得高质量的图像,而屏气差的受检者获得的图像质量较差,原因在于:屏气好,胸腹部呼吸运动幅度小,从而减少呼吸运动伪影,使得心脏在运动幅度不大的情况下完成扫描。呼吸运动是影响冠状动脉成像质量的重要因素。因此在实际工作中,训练受检者的屏气能力和技巧十分重要,检查前向受检者交代检查的过程及注意事项,使受检者心里有数,数次扫描保持一致的呼吸状态,扫描途中屏气,这样得出的冠状动脉图像质量高,利于诊断。

呼吸频率越低,获得的图像质量越高,而气紧、呼吸频率高的受检者获得的图像质量相对较差,可能在于呼吸频率越低,受检者的屏气能力越强,而气紧的患者基本上没有屏气能力。在理论上,呼吸频率在 30 次/分以上的患者,获得的图像质量比较差。告知患者保持平静的呼吸,控制在 25 次/分以下以获得较理想的图像质量。

延迟时间设定对获得优质的图像有较大的影响,正确的设定延迟时间是为了获得冠状动脉最佳浓度图像。静脉内注射对比剂时,相对较短的注射时间(约 8 s)可以获得钟形的动脉增强曲线,随着注射时间的延长,动脉增强继续不对称地增加到一定的程度,而对比剂结束时,动脉增强迅速下降。一般来说,注射对比剂后 20~26 s 内,冠状动脉血管对比剂充盈好、浓度高,从而获得的冠状动脉图像光滑、圆满,能获得较理想的图像质量。

重建时相最佳大部分位于心脏运动较弱的舒张中后期(70%~80%),其次是位于收缩晚期和舒张早期(40%~50%)。从理论上说,LCX 走行于左室心肌表面,其最佳重建时相应位于左心室壁相对静止的舒张中期(50%~70%);LM 和 LAD 亦走行于左心室表面,但其运动幅度与 LCX 相比明显为低;RCA 的运动主要来自右心房心肌的收缩,其最佳重建时相应位于左心房相对静止的收缩晚期和舒张早期(30%~60%)。引起上述差异的原因可能还有不同机型和扫描设置参数、重建技术和受检者的心率分布情况不同等。一般选择重建时相 70% 或 75% 获得优质的图像。

随着管电压、管电流的增加和旋转时间的减少,可以保证 CT 扫描与心脏活动近似同步,获得的图像质量越来越高,但也不是越高越好,一方面受检者接受的辐射剂量增加;另一方面,条件的提高受限于 CT 扫描仪的性能,也许,扫描参数提高一小点,在 CT 扫描仪硬件与软件的投入就要增加许多。

随着对比剂的总量与注射速度的增加,获得的图像质量越来越好,可能是在更短的时间内对比剂到达冠状动脉的血管里的浓度更大,从而在浓度最高时间段内完成冠状动脉扫描。不过,对比剂总量与注射速率受限于受检者,受检者短时间内接受对比剂的总量有限,不然会产生严重的不良反应。另外,受检者血管短时间内耐受对比剂的压力有限,所以对比剂的注射速率也有一定的限制。

血管无钙化获得的图像质量最高,随着血管钙化程度的增加,获得的图像质量越来越差,血管钙化对冠状动脉狭窄程度的分析有不小的影响,对轻中度血管钙化经过后处理后,对冠状动脉的狭窄能做出比较准确的分析,对严重钙化,因产生的伪影及对远端血管的影响,就比较难分析。

服用 β 受体阻滞剂的受检者心率变化幅度明显小于未服用的受检者,二者对比有显著性差异,其冠状动脉图像质量对比亦有明显差异。β 受体阻滞剂的主要作用是降低受检者的心率,因此对于心率慢但心率变化幅度较大的受检者,服用 β 受体阻滞剂可降低心率变化的幅度,从而提高图像质量;而对于心率高但心率变化幅度较小的受检者,不服用 β 受体阻滞剂也可获得良好的图像质量。随着服用倍他洛克剂量的增加,冠状动脉图像质量逐步下降,可能基于 β 受体阻滞剂的不良反应和受检者本身原因,常规检查前一次服用倍他洛克 50 mg。

年龄越低,获得的图像质量越高;年龄越大,获得的图像质量越差。原因在于:年龄越低的受检者心脏功能比较好,心肌强健,冠状动脉各分支供血充足,并能理解与配合医生在检查中提及的各种注意事项;而年龄大的受检者,除了心脏、心肌功能差外,大部分还有其他并发症,而且在配合检查方面也欠缺。

另外,期前收缩与心律失常、CT 扫描仪性能、受检者血压、注射器性能、受检者性别、注射针置于受检者的位置、外界对受检者的干扰、受检者的检查体位、心电监护、心电图编辑、对比剂浓度、重组技术等都有可能影响冠状动脉成像的质量(图 3‐65)。

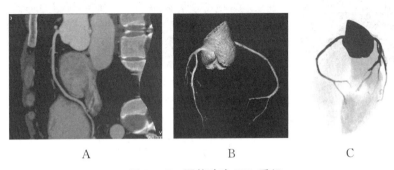

　　　　　　A　　　　　　　　　　　B　　　　　　　　　　　C

图 3‐65　冠状动脉 CTA 重组
A:冠状动脉的二维 CPR 显示;B:三维 VR 显示;C:三维 MIP 黑白反转图像。

　　病例 2　某女,80 岁,既往有类风湿性关节炎病史 57 年,冠心病史 37 年,脑梗死病史 24 年,高血压病史 7 年,阵发性心房纤颤 8 年,肺纤维化病史 2 年,慢性肾功能不全病史 1 年。因突发心前区疼痛不适,申请 CT 冠状动脉检查。利用后处理软件 syngo MultiModality Workplace 软件版本 VE40B 进行后处理(图 3‐66~图 3‐68)。

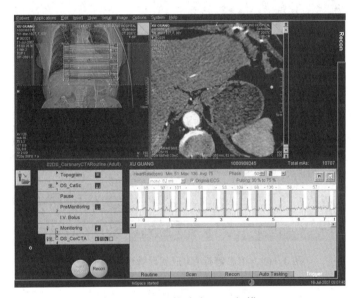

图 3‐66　冠状动脉 CTA 扫描
该患者由于有阵发性心房纤颤,因此冠状动脉检查时由于心电图异常导致冠状动脉显示中断。

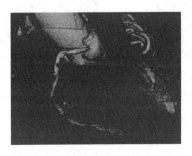

图 3‐67　冠状动脉 CTA VR 重组
对扫描后的数据进行冠状动脉 VR 重组发现右冠状动脉至少有 2 处显示不连续、有中断。

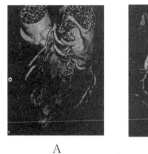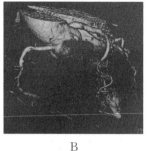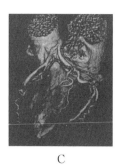

A   B   C

图 3-68　冠状动脉 CTA 三维重组

A:对扫描后的数据进行冠状动脉重组,发现左冠状动脉有重影且有中断,远端无法显示;B:对该患者进行心电编辑后再进行冠状动脉重组,发现右冠状动脉显示连续,基本无干扰,能满足诊断需要;C:对该患者进行心电编辑后再进行冠状动脉重组,发现左冠状动脉重影消失,显示基本连续,基本满足诊断需要。

病例 3　某女,75 岁,因直肠癌入院,近日感觉胸闷、心前区不适。行 CT 冠状动脉造影检查。利用后处理软件 syngo MultiModality Workplace 软件版本 VE40B 进行后处理(图 3-69～图 3-79)。

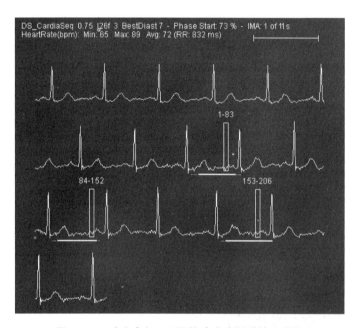

图 3-69　该患者行 CT 冠状动脉造影时的心电图

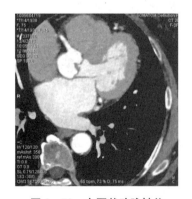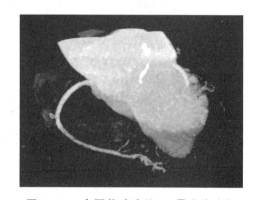

图 3-70　右冠状动脉轴位
影像重组

仅能看到冠状动脉的轴切面,无法完整显示整个冠状动脉情况。

图 3-71　右冠状动脉处 3D 最大密度投
影(3D MIP)渲染模式

可以清晰观察右冠状动脉的显示,未见明显异常。

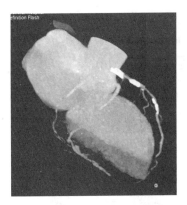

图 3 - 72　左冠状动脉三维最大密度投影（3D MIP）渲染模式

可以完整地观察左冠状动脉，见左冠状动脉多发钙化、多处狭窄。

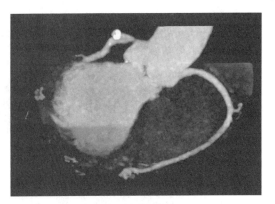

图 3 - 73　右冠状动脉处 8 mm 厚层最大密度投影（MIP slab）渲染模式

可以清晰、完整地观察右冠状动脉的显示，未见明显异常。

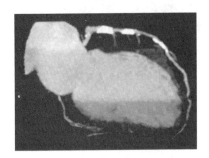

图 3 - 74　左冠状动脉处 8 mm 厚层最大密度投影（MIP slab）渲染模式

可以完整地观察左冠状动脉，见左冠状动脉有多发钙化、多处狭窄。

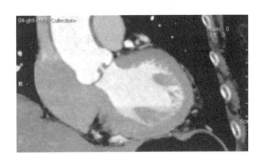

图 3 - 75　多平面重组（MPR）渲染模式（矢状位）

对右房室口行斜矢状位多平面重组，可以清晰地显示三尖瓣闭合状态。

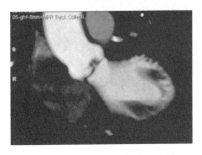

图 3 - 76　8 mm 厚层多平面重组（MPR Thick）渲染模式（矢状位）

对右房室口行斜矢状位多平面重组，亦可以清晰地显示三尖瓣闭合状态。

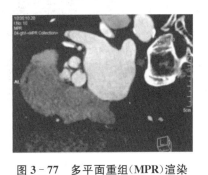

图 3 - 77　多平面重组（MPR）渲染模式（轴位）

对右房室口行轴位多平面重组，可以清晰地显示闭合的三个瓣膜。

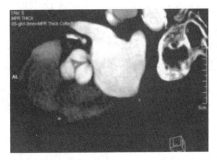

图 3 - 78　8 mm 厚层多平面重组（MPR Thick）渲染模式（轴位）

对右房室口行轴位多平面重组，可清晰地显示闭合的三个瓣膜。

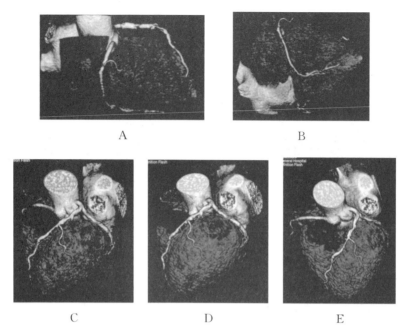

A   B

C   D   E

图 3 - 79　容积再现技术(VRT)渲染模式加伪彩着色
可以接近真实地显示心脏的三维结构。

　　病例 4　某女,44 岁。发现血压升高 20 年,尿检异常 9 月余,临床诊断为慢性肾炎、高血压肾损害。行 CT 冠状动脉钙化积分分数测定。利用后处理软件 syngo MultiModality Workplace 软件版本 VE40B 进行后处理(图 3 - 80~图 3 - 84)。

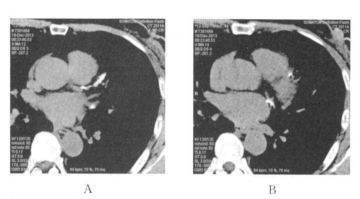

A   B

图 3 - 80　左冠状动脉原始扫描图像
可见左冠状动脉多处钙化,但不能直观说明钙化的严重程度。

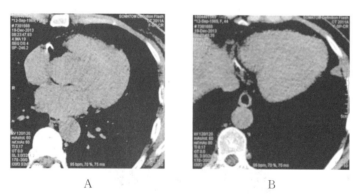

A   B

图 3 - 81　右冠状动脉原始扫描图像
可见右冠状动脉多处钙化,但不能直观说明钙化的严重程度。

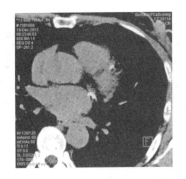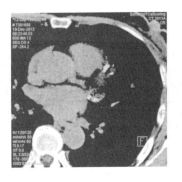

图 3‑82 钙化积分左冠状动脉钙化标记图

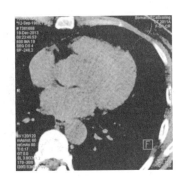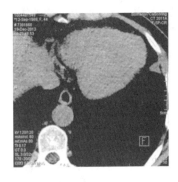

图 3‑83 钙化积分右冠状动脉钙化标记图

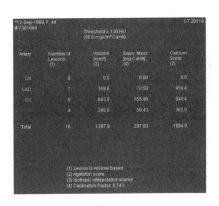

图 3‑84 钙化积分总的分值图

病例 5 某女,48 岁。头昏、头晕伴恶心、呕吐及发作性心慌 3 年余,发作性心慌以活动和夜间明显,血压控制不佳。行冠状动脉 CTA 检查。利用后处理软件 syngo MultiModality Workplace 软件版本 VE40B 进行后处理(图 3‑85~图 3‑91)。

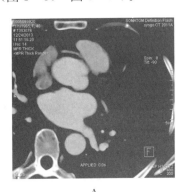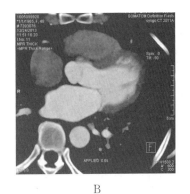

A   B

图 3‑85 冠状动脉轴位图像

仅能显示心脏轴位切面图像,并不能显示整个冠状动脉情况。

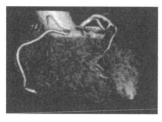 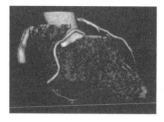 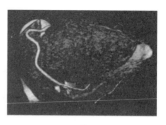

A   B   C

图 3-86　右冠状动脉 VR 图像
可清晰地显示右冠状动脉,未见明显异常。

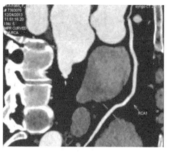 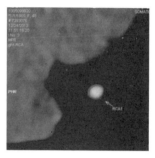

图 3-87　右冠状动脉曲面重组的图像　　　图 3-88　右冠状动脉横断面图像
　　未见明显斑块及狭窄。　　　　　　　　可完整地观察血管有无斑块及狭窄。

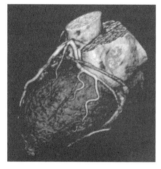 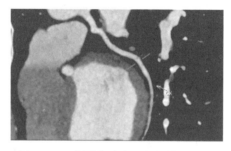 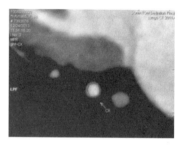

图 3-89　冠状动脉 VR 图像　　图 3-90　左冠状动脉回旋支的曲面　　图 3-91　左冠状动脉回旋
可清晰地显示左冠状动脉回旋　　　　　重组图像　　　　　　　　　　　　支横断面情况
支,未见明显异常。　　　　　　　未见明显斑块及狭窄。　　　　　可完整地观察整个血管有无斑块
　　　　　　　　　　　　　　　　　　　　　　　　　　　　　　　及狭窄情况。

病例 6　某女,84 岁。头晕、心累、气促 20 余天,伴视物旋转、行走不稳,活动后心累、气促。行冠状动脉 CTA 检查。

(一)检查前准备

1. 去除胸部金属异物。

2. 向受检者介绍检查流程,告知注射对比剂后可能产生的不适反应,消除其紧张情绪。

3. 呼吸训练　受检者不能屏气配合,则要求其平静、自由呼吸即可,切忌大口呼吸。

4. 连接心电监护仪　尽量避免将电极放置于扫描范围内。

5. 选用 18 G 以上留置针置于手臂粗大静脉,如肘前静脉等;建议优先选择右臂。

(二)检查体位

1. 仰卧位,足先进。

2. 将双臂举过顶,不建议将双臂平放在扫描床上。

(三)对比剂注射计划

1. 对比剂选择　使用非离子型对比剂,如急诊或注射血管不理想者可采用碘克沙醇。

2. 对比剂浓度　300~370 mg I/ml。

3. 对比剂剂量　成人 50～70 ml,婴幼儿按体重计算(0.9～1.0 ml/kg)。

4. 注射速率　4～6 ml/s,用相同速率注射 40～50 ml 生理盐水进行冲管。

（四）扫描设备

GE Revolution 256 排螺旋 CT。

（五）检查技术

1. 扫描方式　轴层扫描。

2. 扫描范围　从气管分叉至心底(图 3-92),先行钙化积分扫描(图 3-93)。

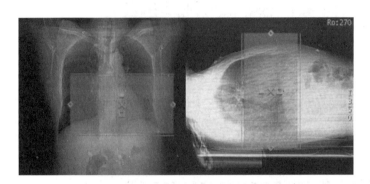

图 3-92　扫描定位像

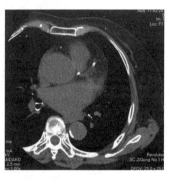

图 3-93　钙化积分图像

3. 监测技术　采用对比剂智能跟踪技术,对胸主动脉进行监测;阈值设置为 150 HU,当监测层面胸主动脉 CT 值达到阈值时自动触发,并延迟 5.9 s 开始扫描(图 3-94)。

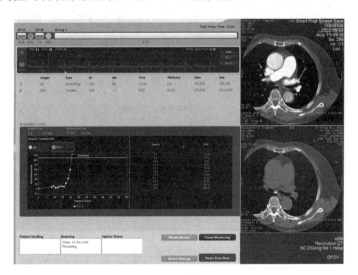

图 3-94　智能监测图

4. 扫描参数　管电压 120 kV,自动管电流(选择范围 10～720 mA),噪声指数 25,旋转时间 0.28 s,探测器宽度 140 mm,螺距 0,初始重建层厚 0.625 mm。

（六）图像后处理

1. 图像期相选择　放射技师将扫描所得原始数据间隔 2% 或 5% 进行图像重建,再选择其中重建图像质量最好的一组数据,采用冠状动脉追踪冻结技术(napShot Freeze,SSF)对冠状动脉进行采样、建模和重建,并将所得数据发送至 GE ADW4.6 工作站。

2. 放射医师在 ADW4.6 工作站对数据进行 MIP、CPR、MPR、VR 等处理,获得冠状动脉的全貌及各分支图像。

（1）序列选择:打开 ADW4.6 工作站进入列表框界面,可以通过受检者姓名、检查号查询所需要病例,在序列栏选取冻结组图像(图 3-95)。

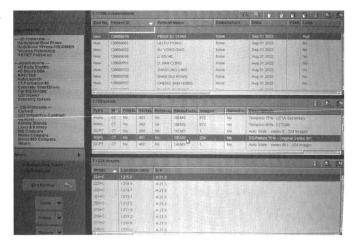

图 3 - 95　选择冻结序列（箭头所示）

（2）后处理工具栏中选择"Cardiac"→"Auto Coronary Analysis"（图 3 - 96 左上框所示），数据自动处理并进入图像操作界面（图 3 - 97）。

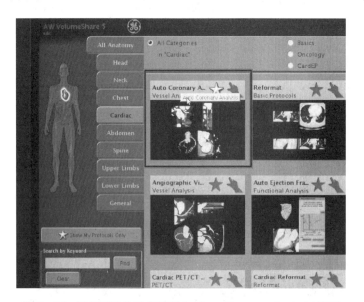

图 3 - 96　冠状动脉自动处理程序（Auto Coronary Analysis）图标

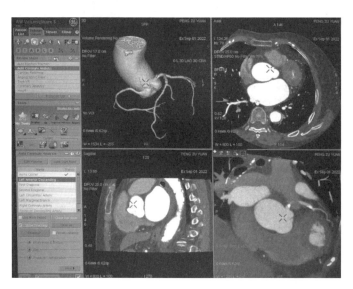

图 3 - 97　冠状动脉图像操作界面

（3）浏览图像：冠状动脉主要分支显示良好者，选取三四张不同角度冠状动脉树 VR 图像（图 3－98A）保存，并在视图类型活动注释框中选择"MIP"则可获得冠状动脉树 MIP 图像（图 3－98B）；若冠状动脉主要分支部分节段显示欠佳，则通过"Tools"（工具栏）中"Segment"图标 （图 3－99A 如箭头所示）－"Auto Select"图标 （图 3－99B）－"Small Vessels"图标（图 3－99C）添加血管，添加完后再保存冠状动脉树 VR 及 MIP 图像。

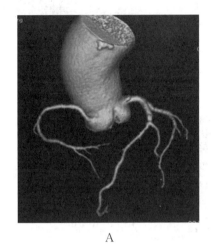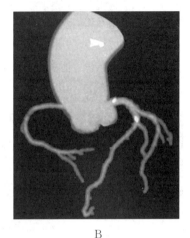

A   B

图 3－98　冠状动脉树图像

A：VR 图像；B：MIP 图像。

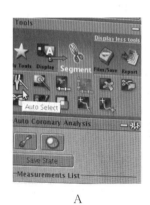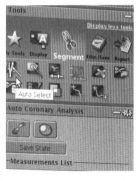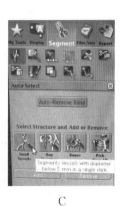

A   B   C

图 3－99　冠状动脉血管添加

A："Segment"图标；B："Auto Select"图标；C："Small Vessels"图标。

（4）冠状动脉树（VR 图）与 3D 图像进行融合：鼠标右键单击视图类型活动注释框并选择"VR"（图 3－100A）将心脏原始图像转换为 VR 图像（图 3－100B）；单击工具栏中图像融合图标（图 3－101A），再利用鼠标将冠状动脉树（VR 图）移至带心肌冠状动脉 VR 图上，选择"Drep here to mergeivews"（图 3－101B 箭头所示）使之两者融合（在裁剪时不会损伤到冠状动脉）。

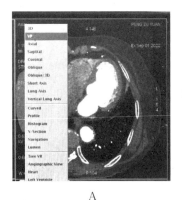
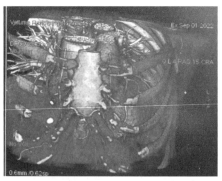

A   B

图 3－100　心脏 VR 图像转换

A:视图类型活动注释框;B:心脏 VR 图像。

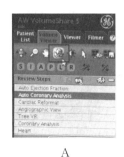
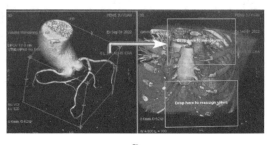

A   B

图 3－101　图像融合

A:图像融合工具图标;B:图像融合路径。

（5）获得心脏 VR 图像:左侧工具栏中单击"解剖刀"图标(图 3－102A),裁剪多余组织仅保留心肌及冠状动脉,得到心肌及冠状动脉整体 VR 图像(图 3－102B、C),以显示冠状动脉开口、三大主支。

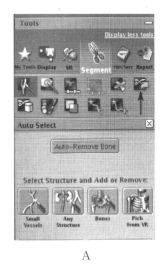
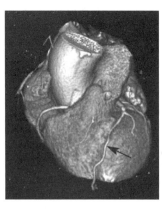
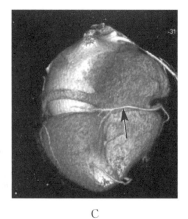

A   B   C

图 3－102　心脏及冠状动脉整体 VR 图像

A:解剖刀图标;B:左前降支 VR 图像;C:右冠状动脉 VR 图像(心底面观)。

（6）冠状动脉命名:①中心点放置:工具栏"Name"中选中"Aorta Center",利用键盘"Shift"键及鼠标将图标(图 3－103 中十字所示)放置升主动脉近段中心;②血管命名:单击"Name"中任一血管,并将左侧工具栏中"Use Multi Points"打上"√",利用鼠标从所选冠状动脉起始部开始到其远端依次描点,再将"Show Tracking"打上"√",可将冠状动脉各主支(LAD、LCX、RCA)及所示分支进行命名(图 3－104);

③血管编辑:所得图像若出现错层等情况,则需通过工具栏中编辑按钮(Edit trace)中 **Edit trace**

图标(图 3‑105 左下框所示)对冠状动脉进行编辑,所有冠状动脉编辑合适后点击 `Accept` 图标保存。

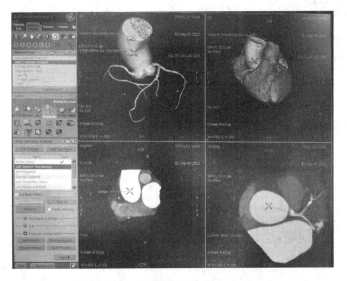

图 3‑103　主动脉起始点(Aorta Center)

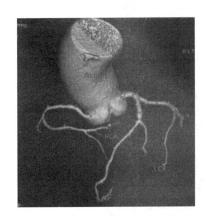

图 3‑104　冠状动脉三主支命名

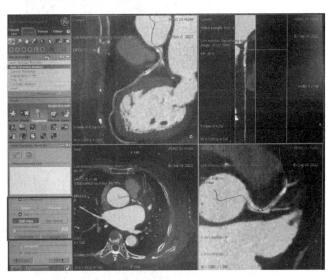

图 3‑105　血管编辑(左下框内指示编辑工具)

(7) 获得冠状动脉 CPR 及拉直图像:完成图像编辑后点击左下角工具栏中"Next"图标进入冠状动脉多方位图像操作界面(图 3‑106),按顺序保存图像,包括 CPR 图像、拉直图像及融合图像(图 3‑107~图 3‑109)。

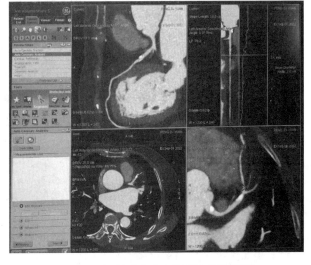

图 3‑106　冠状动脉多方位图像操作界面

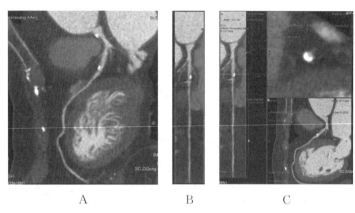

图 3－107　左前降支图像
A:CPR 图像;B:拉直图像;C:融合图像。

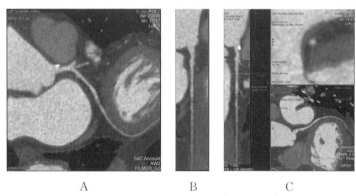

图 3－108　左回旋支图像
A:CPR 图像;B:拉直图像;C:融合图像。

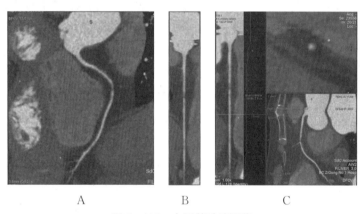

图 3－109　右冠状动脉图像
A:CPR 图像;B:拉直图像;C:融合图像。

　　(8) 后处理图像排版、打印及保存:根据后处理图像采集数量进行排版(4×4 或 5×4)(图 3－110A);设置打印路径(图 3－110B 深色框所示)及图像保存、打印(图 3－110B 白色框所示)。

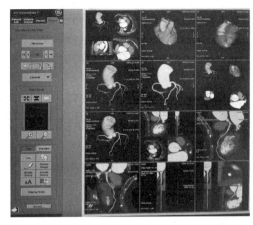
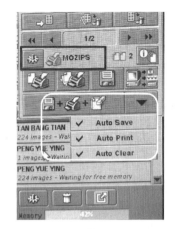

A   B

图 3-110 图像排版、保存及打印
A:图像排版;B:打印设置(路径及保存、打印、清除)。

(9)图像传输:将原始图像、冻结图像、后处理图像及剂量报告通过单击图像传输图标 ![icon] 并选择好传输路径后(图 3-111)通过 PACS 系统传至诊断工作站,以备书写影像诊断报告。

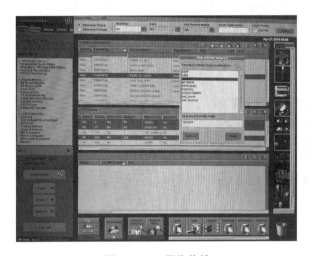

图 3-111 图像传输

【胸部血管】

病例 1 某男,气急胸闷行胸部 CTA 检查。使用 Toshiba Aquilion 64 排螺旋 CT 机平扫,扫描范围从主动脉弓上 3 cm 到膈肌下 3 cm,参数为管电压 120 kV、毫安秒 300 mAs,层厚 0.5 mm。动脉扫描使用对比剂追踪 Surestart 程序,触发点选择:①胸主动脉选择在胸部降主动脉显示最清晰的层面;②选择在肺动脉显示最清晰的层面,触发 CT 值为 120 HU,扫描范围和参数与平扫一致。

高压注射器有 A、B 筒,A 筒为 370 mg I/ml 的碘海醇对比剂,B 筒为生理盐水。注射方案中,先用 B 筒试注 20 ml 生理盐水,在血管成像的同时,用 A 筒注射对比剂 1.5 ml/kg 剂量,速率为 4.0 ml/s,再用 B 筒 20 ml 的生理盐水进行冲管,把对比剂注入体循环。

放射师把容积数据发送到 Vitrea 工作站进行 MIP、VR、MPR、CPR 等后处理得出胸主动脉或肺动脉的全貌图,包括一系列去骨、勾画等工作,并进行多角度、多方位图像保存。

延迟时间对获得优质肺动脉或胸主动脉图像质量有较大影响,在 18~22 s(肺动脉)、24~28 s(胸主动脉)时段,对比剂在肺动脉或胸主动脉的浓度最高,血管充盈处于高峰期,在对肺动脉或胸主动脉区域进行快速容积数据采集,获得的图像再经计算机后处理,合成三维肺动脉或胸主动脉影像。若延迟时间太短,肺动脉或胸主动脉的对比剂不能达到最高浓度或对比剂充盈不充分;若延迟时间太长,对比剂完全充盈时刻已过,易受周围静脉的影响。

机架旋转时间越短，获得的肺动脉或胸主动脉图像质量越高；旋转时间越长，图像质量越差，因旋转时间短，CT 机能在肺动脉或胸主动脉对比剂浓度最高、血管充盈最好的时间内完成扫描。肺动脉或胸主动脉对比剂保持高浓度的时间为 3～5 s，旋转时间为 0.4 s 时，完成扫描的时间在 5 s 左右，因此获得的图像光滑、清晰。

对比剂单位剂量越大、注射速度越快，获得的肺动脉或胸主动脉图像质量越高，因对比剂能快速在肺动脉或胸主动脉达到高浓度，使扫描能在血管充盈的高峰期完成；对比剂单位剂量越小、注射速度越慢，获得的图像质量越差。因受检者短时间内接受对比剂总量和血管短时间内耐受对比剂的压力有限，因此对比剂单位剂量和注射速率有一定限制。

屏气好的受检者，获得的肺动脉或胸主动脉图像质量高；反之则质量差。因为屏气好，受检者的胸部运动幅度小，能保持肺动脉或胸主动脉的稳定，很大程度减少了呼吸运动及血管搏动引起的伪影。检查前需训练受检者的屏气能力，交代检查注意事项，使受检者在数次扫描中保持一致的呼吸状态，这样获得的图像质量较高，有利于诊断。

年龄越小，获得肺动脉或胸主动脉的图像质量越高；反之则质量越差。因年龄小的受检者肾功能好、血管各分支供血充足并能配合检查，而年龄大的受检者，除肾脏、血管供血功能差外，大多有其他并发症，在配合检查方面也欠缺。

动脉无钙化获得的肺动脉或胸主动脉图像质量最高，随着动脉钙化程度的增加，图像质量降低。动脉钙化对肺动脉或胸主动脉狭窄程度的分析有影响，轻中度钙化经后处理后，能对肺动脉或胸主动脉病变作出较准确的评估，严重钙化产生的伪影对血管的影响，评估较难。此外，CT 扫描仪的性能、参数设置、注射器性能、对比剂浓度、血管后处理手段、受检者性别、血压、外界的干扰、受检者检查体位等都有可能影响肺动脉或胸主动脉 CTA 的质量（图 3 - 112）。

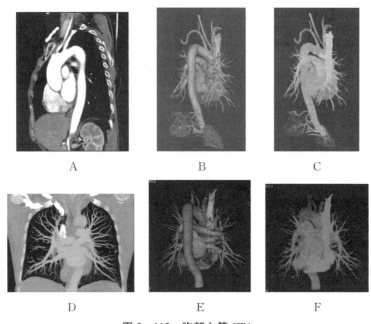

图 3 - 112　胸部血管 CTA

A：胸主动脉的二维 MIP 显示；B：胸主动脉的三维 VR 显示；C：胸主动脉的三维 MIP 显示；
D：肺动脉的二维 MIP 显示；E：肺主动脉的三维 VR 显示；F：肺主动脉的三维 MIP 显示。

病例 2　某男不适，来院做主动脉 CTA 检查。检查参数：管电压 120 kV，毫安秒 250 mAs，螺距 0.938，层厚 1 mm，层间距 0.5 mm，重建间隔 1 mm，扫描时间 6.8 s。对比剂名称碘克沙醇（320 mg/ml），用量 70 ml，生理盐水 40 ml，注射速率 4 ml/s。

扫描技术：升主动脉水平，阈值设定 100 HU 自动触发扫描技术。对比剂用量 70 ml，生理盐水 40 ml，注射速率 4 ml/s，扫描范围从主动脉弓上 3 cm 到腰 1 水平。后处理软件 EBW：V4.5.4。

后处理步骤：VR 重组从工作站界面"CT Viewer"进入，点击"Volume"，在原始的 VR 图像基础上运用"Clip"切割功能键把重叠的没有必要显示的骨骼和血管切除,多角度显示主动脉形态。

MIP 重组从工作站界面"CT Viewer"进入,点击"Slap",在 MPR 技术基础上加大层厚(一般在 20 mm),选择 MIP 通过冠状位、矢状位、横断位三个方位的最佳组合,最大截面充分显示主动脉(图 3 - 113)。

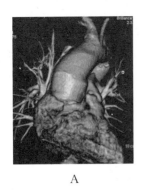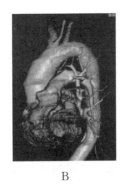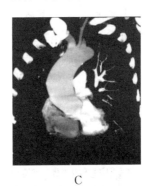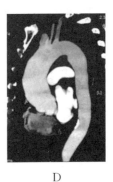

A   B   C   D

图 3 - 113 主动脉 CTA

A、B:VR 显示主动脉全貌;C、D:MIP 显示主动脉,血管腔内、管壁清晰显示。

病例 3 患者,女性,66 岁。心悸不适半月伴胸痛 5 h。行胸主动脉 CTA 检查。

(一)检查前准备

1. 向受检者介绍检查流程,告知注射对比剂后可能产生的不适反应,消除其紧张情绪。

2. 去除检查范围内金属等异物。

3. 嘱受检者平静、自由呼吸。

4. 选用 18 G 以上留置针置于手臂粗大静脉,如肘前静脉等;建议优先选择右臂。

(二)检查体位

1. 仰卧位,将双臂举过头顶。

2. 头先进。

(三)对比剂注射计划

1. 对比剂选择 使用非离子型对比剂,如急诊或注射血管不理想者可采用碘克沙醇。

2. 对比剂浓度 300～370 mg I/ml。

3. 对比剂剂量 70～80 ml(成人),婴幼儿按体重计算(1～1.5 ml/kg)。

4. 注射速率 4～5 ml/s,用相同速率注射 40～50 ml 生理盐水进行冲管。

(四)扫描设备

GE Revolution 256 排螺旋 CT。

(五)检查技术

1. 扫描方式 螺旋扫描。

2. 扫描范围 从肺尖至心底(图 3 - 114)。

3. 监测技术 采用对比剂智能跟踪技术,对胸主动脉进行监测;阈值设置为 150 HU,当监测层面胸主动脉 CT 值达到阈值时自动触发,并延迟 5.9 s 开始扫描(图 3 - 115)。

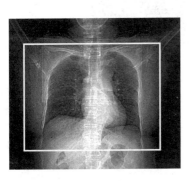   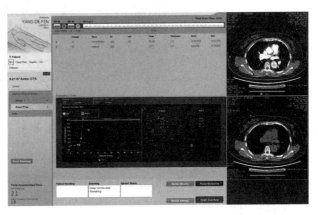

图 3 - 114 扫描定位像   **图 3 - 115 智能监测图**

4. 扫描参数 管电压 100 kV,自动管电流(选择范围 10～720 mA),噪声指数 18,旋转时间 0.28 s,探测器宽度 80 mm,螺距 0.992,初始重建层厚 0.625 mm,重建层厚 0.625 mm,类型标准(STND)。

(六) 图像后处理

1. 图像后处理工作站 飞利浦星云工作站(EBW)。

2. 图像传输 放射技师将扫描所得原始数据通过 PACS 系统传至 EBW 工作站。

3. 放射医师在 EBW 工作站对数据进行 MIP、CPR、MPR、VR 等处理,获得胸主动脉后处理图像。

(1) 打开 EBW 工作站进入列表框界面,可以通过受检者姓名、检查号查询所需要病例,在序列栏选取胸主动脉 CTA 原始图像序列,点击工具栏"CT Viewer"(CT 查看器) (图 3-116 箭头所示)进入图像预览及处理界面 2D 模式(图 3-117)。

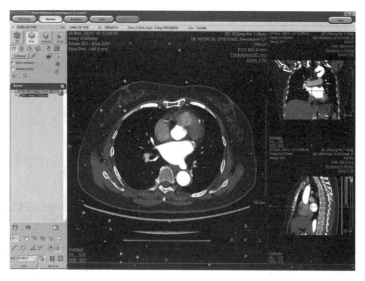

图 3-116 选择序列

图 3-117 "CT Viewer"2D 模式

(2) 获得胸主动脉 MIP 图像:观察胸主动脉及主要分支,满足影像诊断者通过调整窗宽、窗位及层面获得胸主动脉 MIP 图像。首先于图像左下角下拉菜单中选择"MIP",并调节合适窗宽(WW)、窗位(WL) ,同时调整图像右上角层厚(Thickness)10～20 mm(图 3-118) ;获得胸主动脉 MIP 图像(图 3-119)。

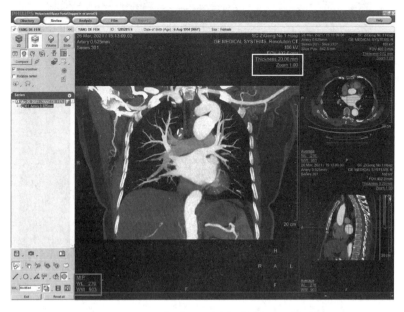

图 3 - 118 图像后处理类型、窗宽及层厚调整

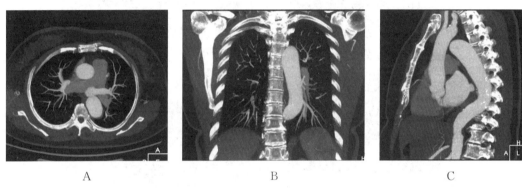

A   B   C

图 3 - 119 胸主动脉 MIP 图像
A:横断面图像;B:冠状面图像;C:矢状面图像。

（3）获得胸主动脉去骨图像:选择胸主动脉 CTA 原始图像,鼠标单击工具栏左上角"Analysis"→
"AVA"图标 ![icon] （图 3 - 120）进入"Bone Removal"操作界面（图 3 - 121）,依次单击工具栏"Series"→
"Bone Removal"（图 3 - 122A）→"Remove All Bones"（图 3 - 122B）进入去骨后操作界面（图 3 - 122C）,
通过裁剪工具 ![icon] （图 3 - 123）裁剪多于组织获得的胸主动脉 VR 图像（图 3 - 124A）,并通过调换后
处理方式获得胸主动脉 MIP 图像（图 3 - 124B）。

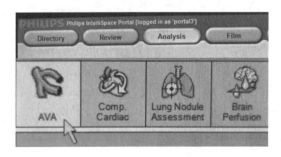

图 3 - 120 "AVA"图标

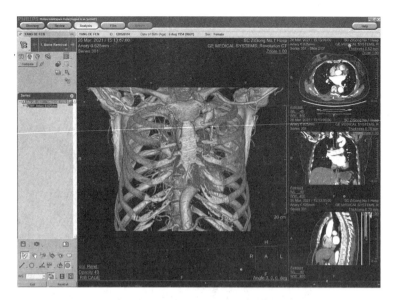

图 3–121　胸主动脉 VR 操作界面

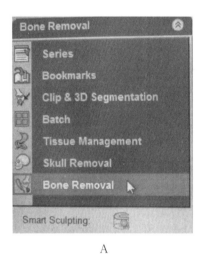

A

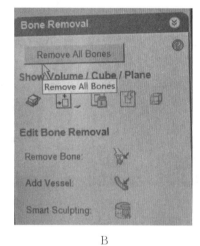

B

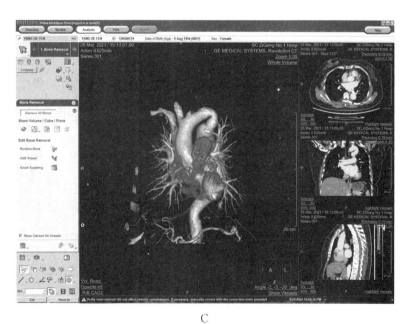

C

图 3–122　自动去骨操作流程

A、B:自动去骨工具;C:胸主动脉自动去骨后 VR 操作界面。

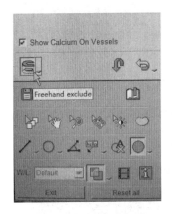

图 3‑123　图像裁剪图标

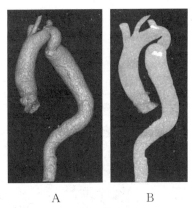

A　　　　　　B

图 3‑124　胸主动脉去骨后 VR 及 MIP 图像

A：VR 图像；B：MIP 图像。

（4）获得胸主动脉 CPR 及拉直图像：单击图 3‑122C 左上角图标 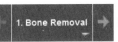 中右

向箭头进入"2. Vessel Extraction"操作界面（图 3‑125），利用工具栏中旋转工具 可获得胸主动脉

CPR 图像及拉直图像（图 3‑126）。

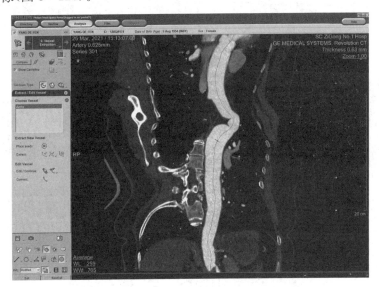

图 3‑125　"Vessel Extraction"操作界面

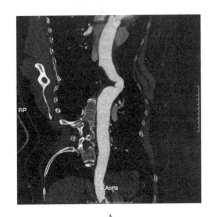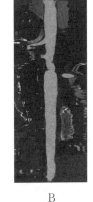

A　　　　　　　B

图 3‑126　胸主动脉 CPR 及拉直图像

A：CPR 图像；B：拉直图像。

（5）胸主动脉血管分析：单击图 3 - 125 图标 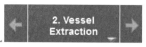 中右向箭头进入
"3. Measuiements"（血管分析）操作界面（图 3 - 127），可获得血管各层面宽度相应数值（宽带、面积等）
（图 3 - 128）。

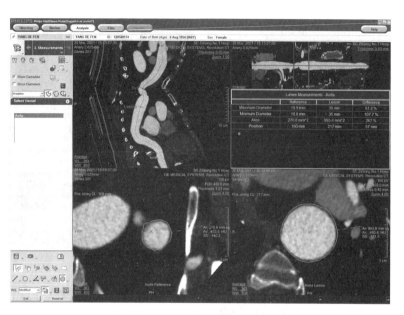

图 3 - 127　血管分析操作界面

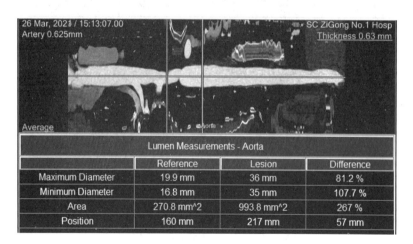

图 3 - 128　血管目标层面数值

（6）获得胸主动脉带骨 VR 图像：图 3 - 129 操作界面下单击"Review"→"Volume"进入 VR 操作界
面（图 3 - 129），通过工具栏"Clip & 3D Segmentation"→"Target volume"中目标框图标（图 3 - 130A）、
目标框隐藏图标（图 3 - 130B）调整范围，并利用图像裁剪工具 去除遮挡胸主动脉的组织，获得
胸主动脉带骨 VR 图（图 3 - 131）。

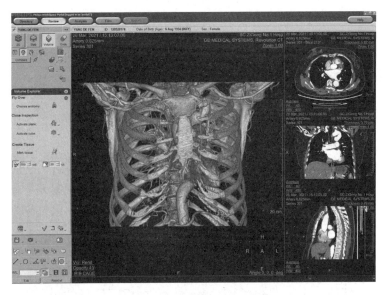

图 3-129　胸主动脉 VR 操作界面

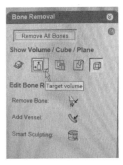
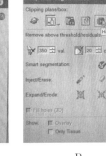

A　　　　　　B

图 3-130　目标框图标

A:目标框图标;B:目标框隐藏图标。

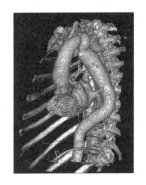

图 3-131　胸主动脉带骨
VR 图像

（7）后处理图像保存、打印:在"Film"栏中将所选取后处理图像单击黄色框图标进行排版（3×4 或 4×4）（图 3-132A），点击工具栏右下角"图像保存"图标 $\boxed{}$ （左下白色框,彩图 3-132）将图像保存至"Local",再将保存图像设置好打印路径后单击工具栏中左下角"Printers"图标打印图像（图 3-132B）。

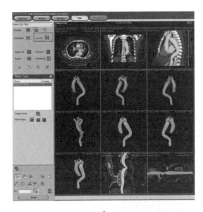
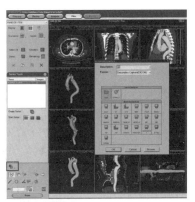

A　　　　　　　　　　　B

图 3-132　图像排版、保存及打印

A:排版;B:图像保存、打印。

（8）图像传输：在原始图像、后处理图像及剂量报告界面单击左侧工具栏"Copy To"图标 并选择好传输路径（CTPacs）后（图3-133）通过PACS系统传至诊断工作站，以备书写影像诊断报告。

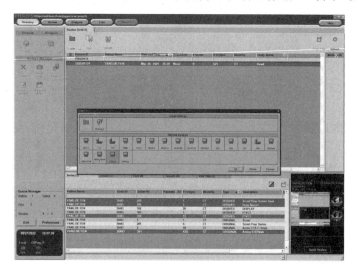

图3-133　图像传输

病例4　患者，女性，77岁。胸痛5 h。行胸主动脉CTA检查。

（一）检查前准备

1. 向受检者介绍检查流程，告知注射对比剂后可能产生的不适反应，消除其紧张情绪。

2. 去除检查范围内金属等异物。

3. 嘱受检者平静、自由呼吸。

4. 选用18 G以上留置针置于手臂粗大静脉，如肘前静脉等；建议优先选择右臂。

（二）检查体位

1. 仰卧位，将双臂举过头顶。

2. 头先进。

（三）对比剂注射计划

1. 对比剂选择　使用非离子型对比剂，如急诊或注射血管不理想者可采用碘克沙醇。

2. 对比剂浓度　300～370 mg I/ml。

3. 对比剂剂量　成人70～80 ml，婴幼儿按体重计算（1～1.5 ml/kg）。

4. 注射速率　4～5 ml/s，用相同速率注射40～50 ml生理盐水进行冲管。

（四）扫描设备

GE Revolution 256排螺旋CT。

（五）检查技术

1. 扫描方式　螺旋扫描。

2. 扫描范围　从肺尖至心底（图3-134）。

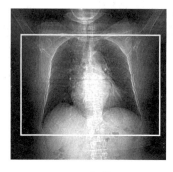

图3-134　扫描定位像

3. 监测技术　采用对比剂智能跟踪技术,对肝顶层面腹主动脉进行监测;阈值设置为 150 HU,当监测层面腹主动脉 CT 值达到阈值时自动触发,并延迟 5.9 s 开始扫描(图 3 - 135)。

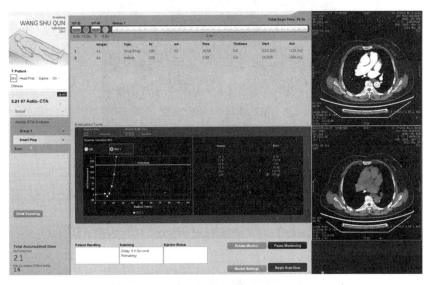

图 3 - 135　智能监测图

4. 扫描参数　管电压 100 kV,自动管电流(选择范围 10～720 mA),噪声指数 18,旋转时间 0.28 s,探测器宽度 80 mm,螺距 0.992,初始重建层厚 0.625 mm,重建层厚 0.625 mm,类型标准(STND)。

(六) 图像后处理

1. 图像后处理工作站　GE ADW4.6 工作站。

2. 图像传输　放射技师将扫描所得原始数据通过 PACS 系统传至 GE ADW4.6 工作站。

3. 放射医师在 GE ADW4.6 工作站对数据进行 MIP、CPR、MPR、VR 等处理,获得胸主动脉后处理图像。

(1) 打开 GE ADW4.6 工作站进入列表框界面,可以通过被检者姓名、检查号查询所需要病例,在序列栏选取胸主动脉原始图像序列,通过左上角"Volume Viewer"(图 3 - 136A 深色框所示)→"Reformat"图标(图 3 - 136B)进入图像预览界面(图 3 - 136C)。

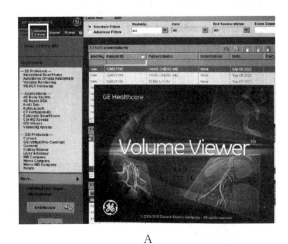

A

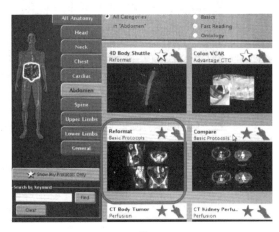

B

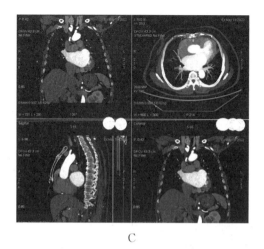

C

图 3-136 调阅胸主动脉图像
A:"Volume Viewer"工具;B:"Reformat"图标;C:胸主动脉预览操作界面。

（2）调整窗宽、窗位及层厚（图 3-137），获得胸主动脉 MIP 图像（图 3-138）。

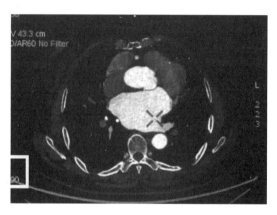

图 3-137 窗宽、窗位及层厚调整

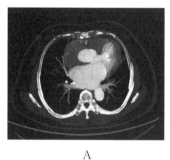
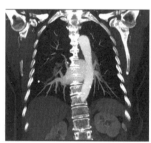
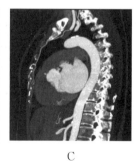

A   B   C

图 3-138 胸主动脉 MIP 图像
A:横断面图像;B:冠状面图像;C:矢状面图像。

（3）获得胸主动脉 VR 图像：鼠标右键单击视图类型活动注释框并选择"VR"（图 3-139A）进入胸主动脉 VR 操作界面（图 3-139B），单击工具栏"解剖刀"图标 （图 3-139C）裁剪遮挡的血管组织获得胸主动脉 VR 图像（图 3-139D）。

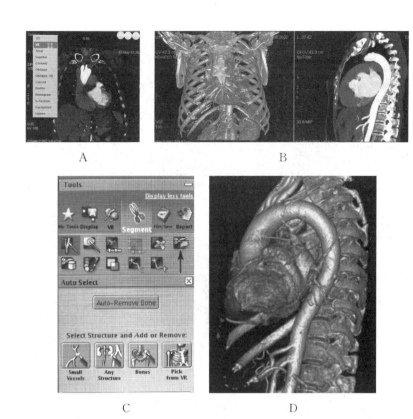

图 3 - 139 获得胸主动脉 VR 图像

A:视图类型活动注释;B:VR 操作界面;C:"解剖刀"图标;D:VR 图像。

(4) 胸主动脉自动去骨:①3D - VR 操作界面下,在左侧工具栏依次单击"Protocols List"→"Chest"→"AutoBone XPress CHEST"(图 3 - 140)进入去骨后胸主动脉操作界面(图 3 - 141)。②在序列栏选取胸主动脉原始图像序列,通过"Volume Viewer"→"AutoBone XPressCHEST" ![icon](图 3 - 142)进入去骨后胸主动脉操作界面。

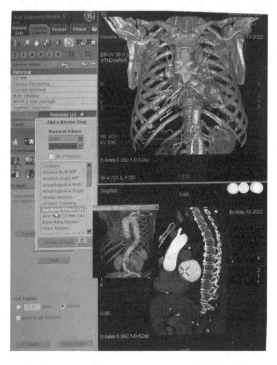

图 3 - 140 "AutoBone XPress CHEST"流程

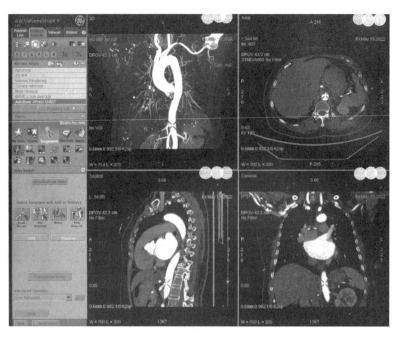

图 3 - 141　胸主动脉自动去骨后操作界面

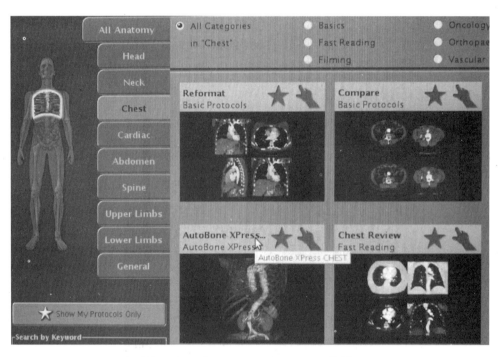

图 3 - 142　"AutoBone XPress CHEST"图标

（5）添加血管：自动去骨后部分血管可能丢失，在 Tools（工具）部分，依次单击"Segment"（分段）图标 选项卡→"Auto Select"（自动选择）图标 （图 3 - 143A）→"Small Vessels"图标 （图 3 - 143B）对血管进行添加，获得胸主动脉 VR 图像（图 3 - 144A），并在视图类型活动注释框中选择"MIP"，即可获得去骨后 MIP 图像（图 3 - 144B）。

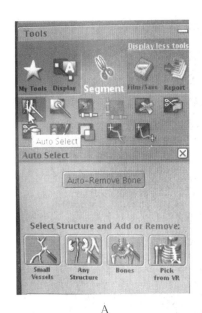
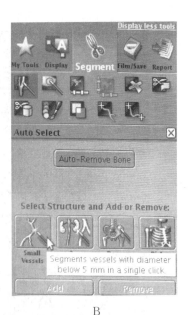

A   B

图 3-143　添加血管工具
A："Auto Select"图标；B："Small Vessels"图标。

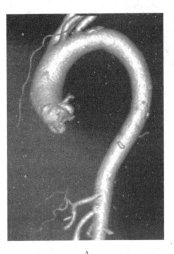
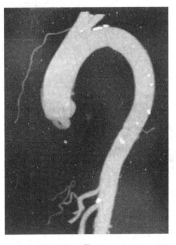

A   B

图 3-144　胸主动脉 VR 及 MIP 图像
A：VR 图像；B：MIP 图像。

　　(6) 血管分析：单击工具栏"Thoracict Aorta Analysis"（图 3-145）进入血管分析界面；对胸主动脉进行命名：单击"Name"工具栏中"Start of Section"（图 3-146A），按住键盘"Shift"键及利用鼠标将图标放置升主动脉根部中心（图 3-146B），再单击工具栏中"Distal Descending Aorta"，并将"Use Multi Points"打上"√"，利用鼠标从升主动脉根部到胸主动脉远端依次进行描点，再将"Show Tracking"打上"√"，则获得胸主动脉 CPR 及拉直图像，若无镜像伪影则可直接保存胸主动脉 CPR 及拉直图像（图 3-147）；若镜像伪影严重，则需利用编辑工具对胸主动脉进行编辑（图 3-148），再获得胸主动脉 CPR 及拉直图像。

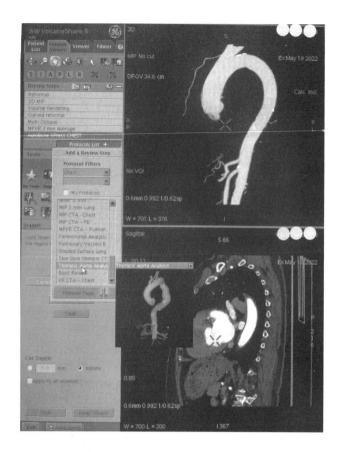

图 3 - 145　"Thoracict Aorta Analysis"图标

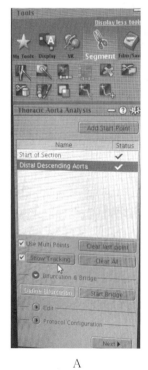

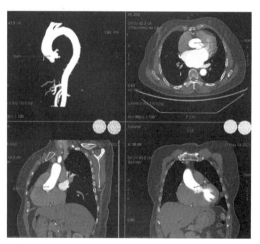

A　　　　　　　　　　　　　　　　B

图 3 - 146　血管命名

A:血管命名工具栏;B:"Start of Section"放置。

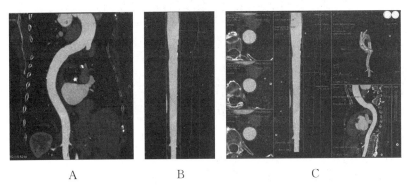

图 3-147 胸主动脉 CPR 图像

A:CPR 图像;B:拉直图像;C:融合图像。

（7）后处理图像保存、打印：在"Film"栏中将所选取后处理图像进行排版（4×4 或 5×4），设置打印路径，图像保存并打印（图 3-149 白色框所示）。

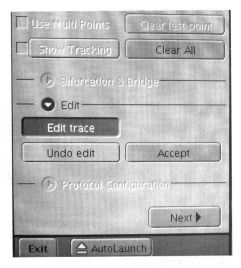

图 3-148　血管编辑图标

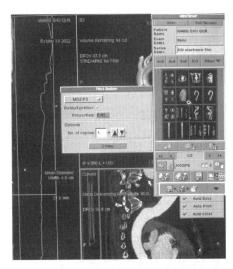

图 3-149　后处理图像排版、打印、保存设置

（8）图像传输：将原始图像、后处理图像及剂量报告通过单击图像传输图标选择好传输路径后（图 3-150）通过 PACS 系统传至诊断工作站，以备书写影像诊断报告。

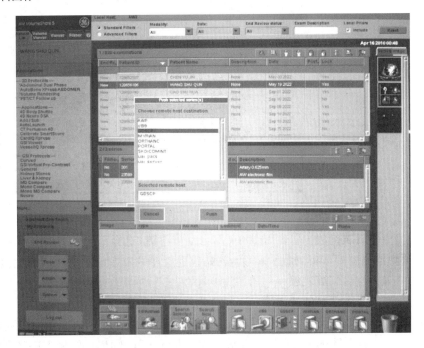

图 3-150　图像传输

病例5 患者,男性,77岁。反复咳嗽、咳痰40余年,心累、气促30余年,复发加重3天。行肺动脉CTA检查。

(一)检查前准备

1. 去除胸部金属异物。

2. 向受检者介绍检查流程,告知注射对比剂后可能产生的不适反应,消除其紧张情绪。

3. 呼吸训练 受检者不能屏气配合,则要求其平静、自由呼吸即可,切忌大口呼吸。

4. 选用18 G以上留置针置于手臂粗大静脉,如肘前静脉等;建议优先选择右臂。

(二)检查体位

1. 仰卧位,头先进。

2. 将双臂举过顶,不建议将双臂平放在扫描床上。

(三)对比剂注射计划

1. 对比剂选择 使用非离子型对比剂,如急诊或注射血管不理想者可采用碘克沙醇。

2. 对比剂浓度 300～370 mg I/ml。

3. 对比剂剂量 成人25～35 ml,婴幼儿按体重计算(0.9～1.0 ml/kg)。

4. 注射速率 4～5 ml/s,用相同速率注射40～50 ml生理盐水进行冲管。

(四)扫描设备

GE Revolution 256排螺旋CT。

(五)检查技术

1. 扫描方式 螺旋扫描。

2. 扫描范围 从肺尖至心底(图3-151)。

3. 监测技术 采用对比剂智能跟踪技术,对肺动脉进行监测;阈值设置为120 HU,当监测层面肺动脉CT值达到阈值时自动触发,并延迟3.1 s开始扫描(图3-152)。

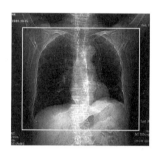

图3-151 扫描定位像

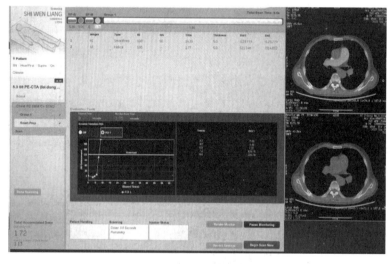

图3-152 智能监测图

4. 扫描参数 管电压100 kV,自动管电流(选择范围10～720 mA),噪声指数25,旋转时间0.28 s,探测器宽度80 mm,螺距0.992,初始重建层厚0.625 mm,总共扫描时间8.6 s。

(六)图像后处理

1. 图像后处理工作站 飞利浦星云工作站(EBW)。

2. 图像传输 放射技师将扫描所得原始数据通过PACS系统传至EBW工作站。

3. 放射医师在EBW工作站对数据进行MIP、CPR、MPR、VR等处理,获得肺动脉图像。

(1)打开EBW工作站进入列表框界面,可以通过受检者姓名、检查号查询所需要病例,在序列栏选取肺动脉 CTA 原始图像序列(图 3 - 153),点击工具栏"CT Viewer"(CT 查看器) 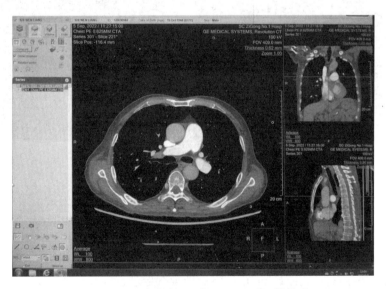 (箭头所示)进入图像预览及处理界面二维模式(图 3 - 154)。

图 3 - 153 选择肺动脉 CTA 扫描序列

图 3 - 154 肺动脉 CTA"CT Viewer"二维模式

(2) 获得肺动脉 MIP 图像:观察肺动脉干及主要分支,满足影像诊断者通过调整窗宽、窗位获得 MIP 图像。首先于图像左下角下拉菜单中选择"MIP",并调节合适窗宽(WW)、窗位(WL)(图 3 - 155 深色框所示),同时调整图像右上角层厚(Thickness)10~20 mm(图 3 - 155 白色框所示),获得肺动脉带骨 MIP 图像(图 3 - 156)。

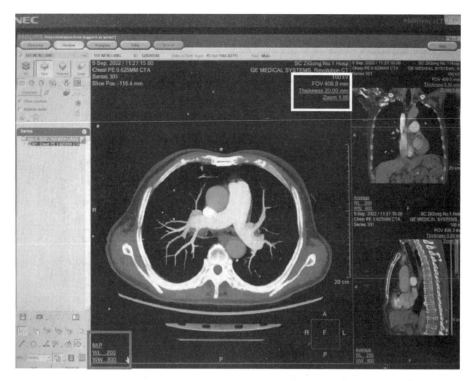

图 3‑155 后处理方式、窗宽窗位及层厚调整

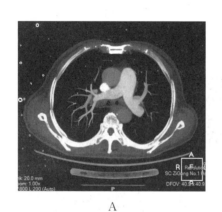

A

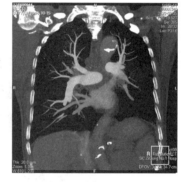

B

图 3‑156 肺动脉 MIP 图像

A:横断面;B:冠状面。

　　(3) 获取肺动脉 VR 图:将肺动脉 CTA 原始图像通过单击工具栏"Volume"图标进入 VR 图像界面(图 3‑157),再单击工具栏中"裁剪"图标(图 3‑158A)或"Create Tissue"‑"Mark tissue"(图 3‑158B)中调节 CT 值去除肺动脉之外组织结构;获得肺动脉 VR 及 MIP 图像(图 3‑159)。

　　(4) 后处理图像保存、打印:在"Film"栏中将后处理图像进行排版(4×4 或 5×4)(图 3‑160),单击工具栏左下角"图像保存"图标 💾 将图像保存至"Local",再将后处理图像在"Printers"工具栏中设置好打印路径,最后单击工具栏左下角"Print"图标打印图像(图 3‑161)。

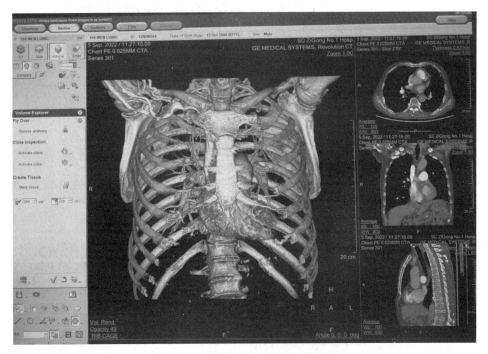

图 3-157　VR 后处理界面

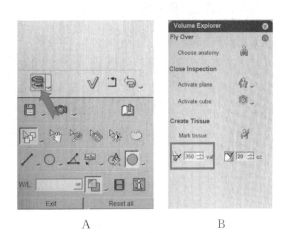

A   B

图 3-158　图像裁剪

A：裁剪工具图标（黑箭头）；B：CT 值调整（黑色框）。

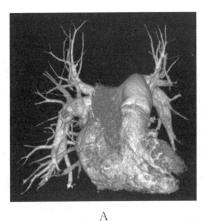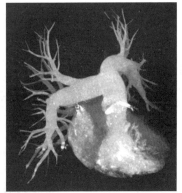

A   B

图 3-159　肺动脉图像

A：VR 图像；B：MIP 图像。

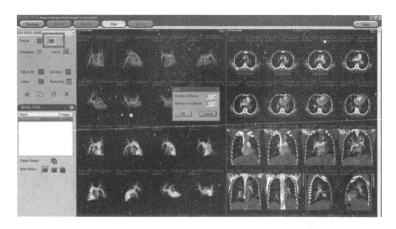

图 3‑160　后处理图像排版

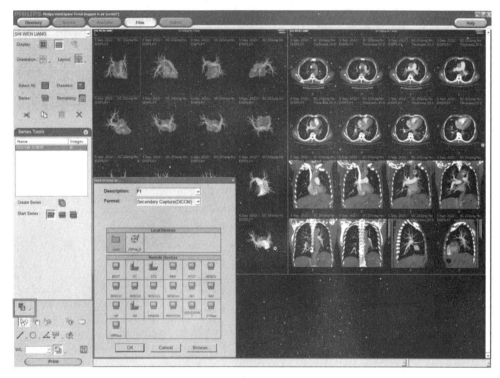

图 3‑161　后处理图像保存及打印

（5）图像传输　单击左侧工具栏 "Copy To"图标 并选择好传输路径"CTPacs"后（图 3‑162）将原始图像、后处理图像及剂量报告通过 PACS 系统传至诊断工作站，以备书写影像诊断报告。

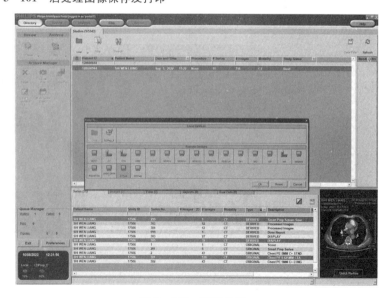

图 3‑162　图像传输

病例 6 患者,女性,84 岁。头晕、心累、气促 20 余天,伴视物旋转、行走不稳,活动后心累、气促。行肺静脉 CTA 检查。

(一)检查前准备

1. 去除胸部金属异物。

2. 向受检者介绍检查流程,告知注射对比剂后可能产生的不适反应,消除其紧张情绪。

3. 呼吸训练 受检者不能屏气配合,则要求其平静、自由呼吸即可,切忌大口呼吸。

4. 选用 18 G 以上留置针置于手臂粗大静脉,如肘前静脉等;建议优先选择右臂。

(二)检查体位

1. 仰卧位,头先进。

2. 将双臂举过顶,不建议将双臂平放在扫描床上。

(三)对比剂注射计划

1. 对比剂选择 使用非离子型对比剂,如急诊或注射血管不理想者可采用碘克沙醇。

2. 对比剂浓度 300～370 mg I/ml。

3. 对比剂剂量 成人 70～80 ml,婴幼儿按体重计算(0.9～1.0 ml/kg)。

4. 注射速率 4～5 ml/s,用相同速率注射 40～50 ml 生理盐水进行冲管。

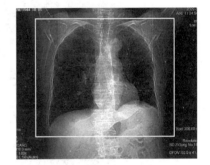

图 3-163 扫描定位像

(四)扫描设备

GE Revolution 256 排螺旋 CT。

(五)检查技术

1. 扫描方式 螺旋扫描。

2. 扫描范围 从肺尖至膈底(腰 1 椎体平面,图 3-163)。

3. 监测技术 采用对比剂智能跟踪技术,对左心房进行监测;阈值设置为 120 HU,当监测层面左心房 CT 值达到阈值时自动触发,并延迟 6 s 开始扫描(图 3-164)。

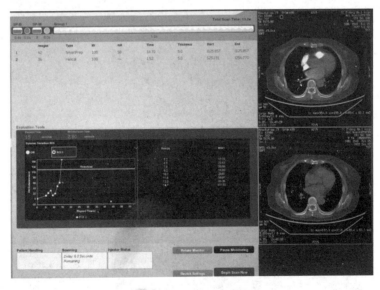

图 3-164 智能监测图

4. 扫描参数 管电压 100 kV,自动管电流(选择范围 10～720 mA),噪声指数 25,旋转时间 0.28 s,探测器宽度 80 mm,螺距 0.992,初始重建层厚 0.625 mm,扫描总时间 13.2 s。

(六)图像后处理

1. 图像后处理工作站 飞利浦星云工作站(EBW)。

2. 图像传输 放射技师将扫描所得原始数据通过 PACS 系统传至 EBW 工作站。

3. 放射医师在 EBW 工作站对数据进行 MIP、CPR、MPR、VR 等处理,获得肺静脉后处理图像。

（1）打开 EBW 工作站进入列表框界面,可以通过被检者姓名或检查号查询所需要病例,在序列栏选取肺静脉 CTA 原始图像序列(图 3-165),点击工具栏"CT Viewer"图标(CT 查看器) （箭头所示)进入图像预览及处理界面二维模式(图 3-166)。

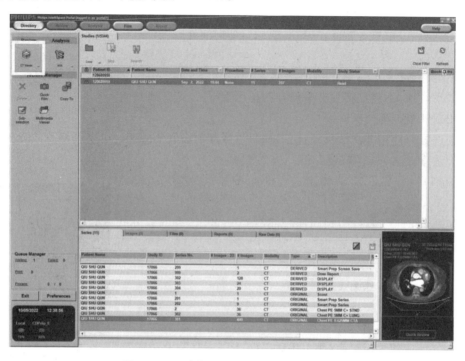

图 3-165　肺静脉 CTA 原始图像序列选择

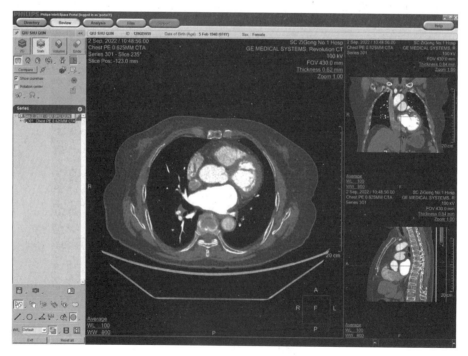

图 3-166　肺静脉 CTA"CT Viewer"二维模式

（2）获得肺静脉 MIP 图像:观察肺静脉干及主要分支,满足影像诊断者通过调整窗宽、窗位获得 MIP 图像。首先于图像左下角下拉菜单中选择"MIP",并调节合适窗宽(WW)、窗位(WL),同时调整图像右上角层厚(Thickness)10～20 mm(图 3-167),获得肺静脉 MIP 图像(图 3-168)。

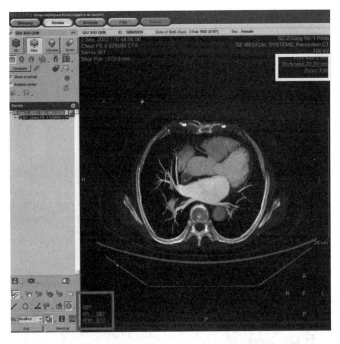

图3-167 图像后处理方式、窗宽窗位(黑色框)及层厚调整(白色框)

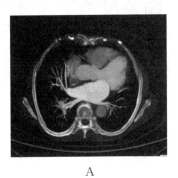
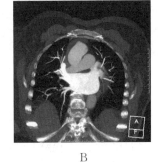

A   B

图3-168 肺静脉MIP图像

A:横断面;B:冠状面。

(3) 获得肺静脉VR图像:将肺静脉CTA原始图像通过单击工具栏"Volume"图标进入VR操作界面(图3-169),再利用工具栏中"裁剪"工具或"Create Tissue - Mark tissue"(图3-170,彩图3-170)中调节CT值去除肺静脉及左心房以外组织结构,获得肺静脉VR图像(图3-171,彩图3-171)。

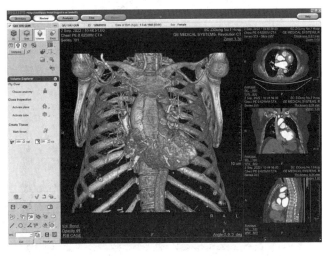

图3-169 VR操作界面

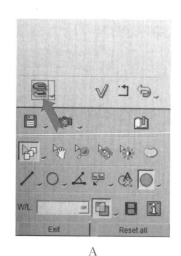
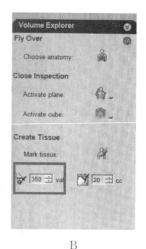

A   B

图 3‑170　图像裁剪
A:裁剪工具(红箭头);B:CT 值调整(红色框)。

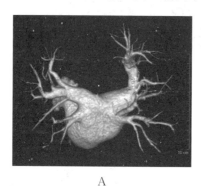
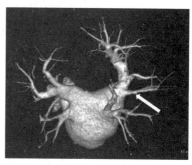

A   B

图 3‑171　肺静脉 VR 图像
A:VR 图像;B:肺静脉异常分支(箭头所示)。

(4)后处理图像保存、打印:在"Film"栏中将所选取后处理图像进行排版(根据采集图像数,图 3‑172),单击工具栏左下角"图像保存"图标 ⊟ 将图像保存至"Local",再将保存图像通过"Printers"工具栏设置好打印路径,最后单击工具栏左下角"Print"图标打印图像(图 3‑173)。

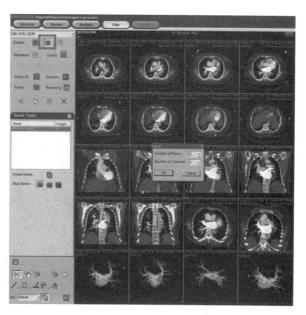

图 3‑172　后处理图像排版

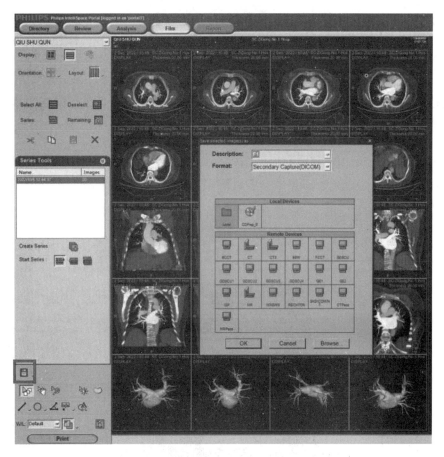

图 3-173　后处理图像保存及打印

（5）图像传输：在原始图像、后处理图像及剂量报告等界面单击左侧工具栏"Copy To"图标并选择好传输路径后"CTPacs"（图 3-174）通过 PACS 系统传至诊断工作站，以备书写影像诊断报告。

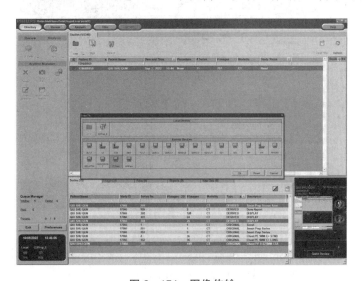

图 3-174　图像传输

病例 7　患者，男性，76 岁。发现阵发性心房颤动 3 个月。行左心耳 CT 成像检查。

（一）检查前准备

1. 去除胸部金属异物。

2. 向受检者介绍检查流程，告知注射对比剂后可能产生的不适反应，消除其紧张情绪。

3. 呼吸训练　受检者不能屏气配合，则要求其平静、自由呼吸即可，切忌大口呼吸。

4. 选用 18 G 以上留置针置于手臂粗大静脉，如肘前静脉等；建议优先选择右臂。

（二）检查体位

1. 仰卧位,头先进。

2. 将双臂举过顶,不建议将双臂平放在扫描床上。

（三）对比剂注射计划

1. 对比剂选择　使用非离子型对比剂,如急诊或注射血管不理想者可采用碘克沙醇。

2. 对比剂浓度　300～370 mg I/ml。

3. 对比剂剂量　成人 25～35 ml,婴幼儿按体重计算(1～1.5 ml/kg)。

4. 注射速率　4～5 ml/s,用相同速率注射 40～50 ml 生理盐水进行冲管。

（四）扫描设备

GE Revolution 256 排螺旋 CT。

（五）检查技术

1. 扫描方式　轴位扫描。

2. 扫描范围　从气管分叉至心底(图 3-175)。

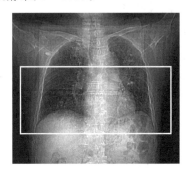

图 3-175　扫描对位像

3. 监测技术　采用对比剂智能跟踪技术,对胸主动脉进行监测;阈值设置为 220 HU,当监测层面胸主动脉 CT 值达到阈值时自动触发,并延迟 3.0 s 开始扫描(图 3-176)。

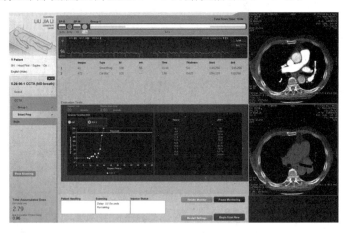

图 3-176　智能监测图

4. 扫描参数　管电压 100 kV,自动管电流(选择范围 10～720 mA),噪声指数 25,旋转时间 0.28 s,探测器宽度 80 mm,螺距 0.992,初始重建层厚 0.625 mm。

（六）图像后处理

1. 图像后处理工作站　飞利浦星云工作站(EBW)。

2. 图像传输　放射技师将扫描所得原始数据通过 PACS 系统传至 EBW 工作站。

3. 放射医师在 EBW 工作站对数据进行 MIP、CPR、VR 等处理,获得左心耳图像。

(1) 打开 EBW 工作站进入列表框界面,可以通过受检者姓名、检查号查询所需要病例,在序列栏选

取左心耳原始图像序列,点击工具栏"CT Viewer"(CT 查看器) (图 3-177 箭头所示)进入图像预

览及处理界面二维模式(图3-178)。

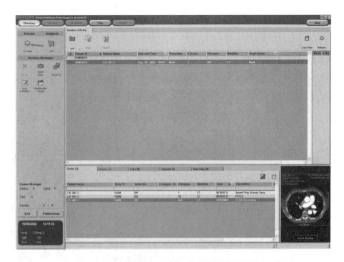

图3-177　选择左心耳扫描序列

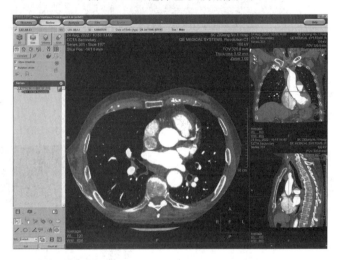

图3-178　左心耳"CT Viewer"2D模式

(2)获得左心耳MIP图像:观察左心耳形态及充盈程度,满足影像诊断者通过调整窗宽、窗位获得MIP图像。首先于图像左下角下拉菜单中选择"MIP",并调节合适窗宽(WW)、窗位(WL)(图3-179黑色框所示),同时调整图像右上角层厚(Thickness)10~20 mm(图3-179白色框所示),获得左心耳MIP及CPR图像(图3-180)。

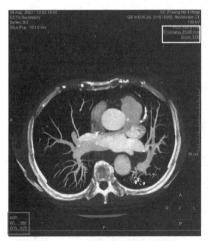

图3-179　后处理方式、窗宽
窗位及层厚调整

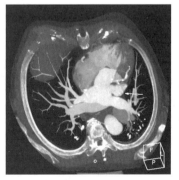
A

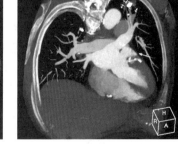
B

图3-180　左心耳MIP图像
A:MIP图像;B:CPR图像。

（3）获得左心耳 VR 图像：在左心耳原始图像界面单击工具栏"Volume"图标进入 VR 操作界面（图 3-181），再利用工具栏中"裁剪"工具（图 3-182）将遮挡组织裁掉即可获得左心耳 VR 图像（图 3-183 箭头所示）。

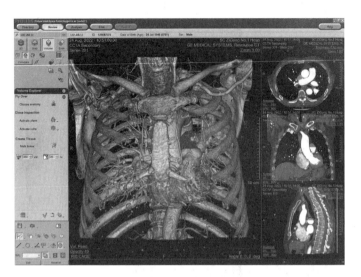

图 3-181　VR 后处理界面

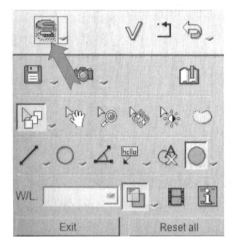

图 3-182　裁剪图标

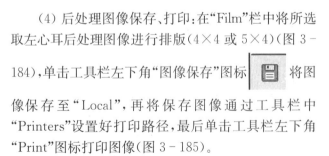

图 3-183　左心耳 VR 图像

（4）后处理图像保存、打印：在"Film"栏中将所选取左心耳后处理图像进行排版（4×4 或 5×4）（图 3-184），单击工具栏左下角"图像保存"图标 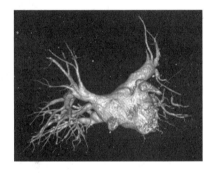 将图像保存至"Local"，再将保存图像通过工具栏中"Printers"设置好打印路径，最后单击工具栏左下角"Print"图标打印图像（图 3-185）。

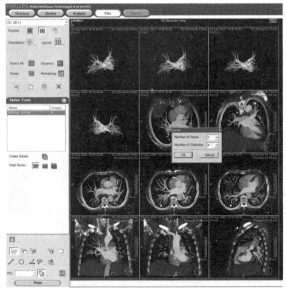

图 3-184　后处理图像排版

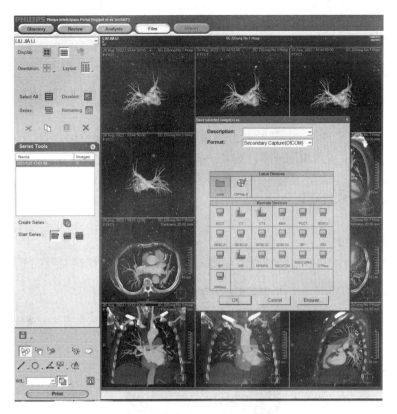

图 3-185　后处理图像保存及打印

（5）图像传输：在原始图像、后处理图像及剂量报告界面单击左侧工具栏"Copy To"图标 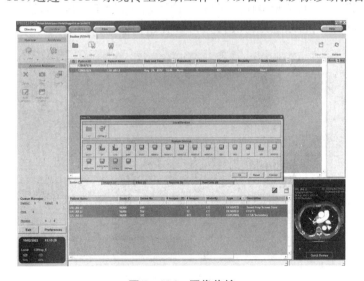 选择好传输路径后（图 3-186）通过 PACS 系统传至诊断工作中，以备书写影像诊断报告。

图 3-186　图像传输

病例 8　男，49 岁，因间断咯血 3 年余，复发 5 天余，加重 1 天。行支气管动脉 CTA 检查。

（一）检查前准备

1. 去除胸部金属异物。

2. 向受检者介绍检查流程，告知注射对比剂后可能产生的不适反应，消除其紧张情绪。

3. 呼吸训练　受检者不能屏气配合，则要求其平静、自由呼吸即可，切忌大口呼吸。

4. 选用 18 G 以上留置针置于手臂粗大静脉，如肘前静脉等；建议优先选择右臂。

（二）检查体位

1. 仰卧位，头先进。

2. 将双臂举过顶，不建议将双臂平放在扫描床上。

（三）对比剂注射计划

1. 对比剂选择　使用非离子型对比剂，如急诊或注射血管不理想者可采用碘克沙醇。

2. 对比剂浓度　300～370 mg I/ml。

3. 对比剂剂量　成人 50～70 ml，婴幼儿按体重计算（0.9～1.0 ml/kg）。

4. 注射速率　4～5 ml/s，用相同速率注射 40～50 ml 生理盐水进行冲管。

（四）扫描设备

GE Revolution 256 排螺旋 CT。

（五）检查技术

1. 扫描方式　螺旋扫描。

2. 扫描范围　上至锁骨上窝（包括锁骨下动脉），下至腰 1 椎体上缘（包括腹腔干，图 3 - 187）。

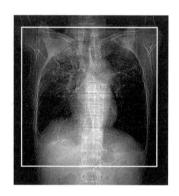

图 3 - 187　扫描定位像

3. 监测技术　采用对比剂智能跟踪技术，对支气管分叉层面胸主动脉进行监测；阈值设置为 200 HU，当监测层面 CT 值达到阈值时自动触发，并延迟 5.9 s 开始扫描（图 3 - 188）。

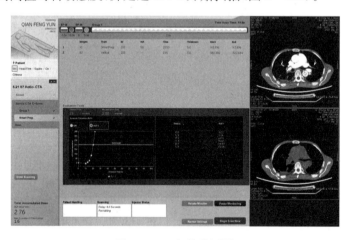

图 3 - 188　智能监测图

4. 扫描参数　管电压 100 kV，自动管电流（选择范围 10～720 mA），噪声指数 25，旋转时间 0.28 s，探测器宽度 80 mm，螺距 0.992，初始重建层厚 0.625 mm。

（六）图像后处理

1. 图像后处理工作站　飞利浦星云工作站（EBW）。

2. 图像传输　放射技师将扫描所得原始数据通过 PACS 系统传至 EBW 工作站。

3. 放射医师在 EBW 工作站对数据进行 MIP、CPR、MPR、VR 等处理，获得支气管动脉后处理图像。

(1) 打开 EBW 工作站进入列表框界面，可以通过受检者姓名、检查号查询所需要病例，在序列栏选取支气管动脉CTA 原始图像序列（图3-189），点击工具栏 CT Viewer(CT 查看器) [CT Viewer]（箭头所示）进入图像预览及处理界面二维模式（图3-190）。

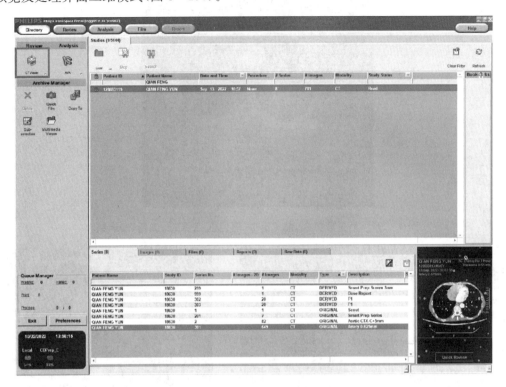

图 3-189 选择序列

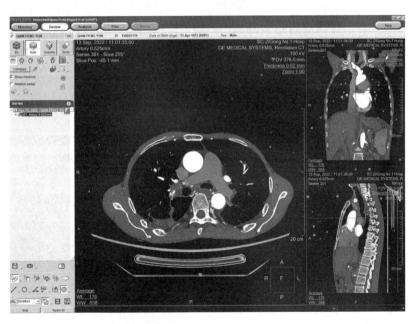

图 3-190 "CT Viewer"二维模式

(2) 获得支气管动脉 MIP 图像：观察支气管动脉起始及走行，满足影像诊断者通过调整窗宽、窗位获得 MIP 图像。首先于图像左下角下拉菜单中选择"MIP"，并调节合适窗宽(WW)、窗位(WL)，同时调整图像右上角层厚(Thickness)10～20 mm（图3-191），获得支气管动脉带骨 MIP 及 CPR 图像（图3-192）。

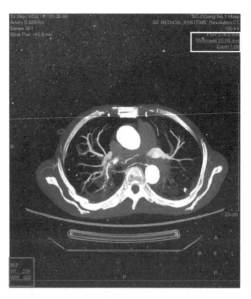

图 3 - 191 后处理方式、窗宽窗位(黑色框)及层厚(白色框)调整

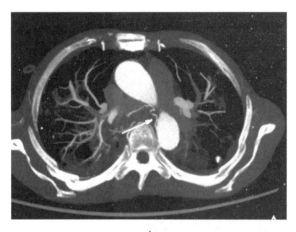

A

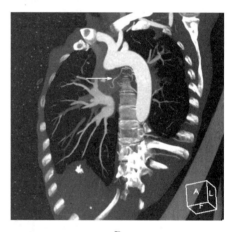

B

图 3 - 192 支气管动脉 MIP 及 CPR 图像(箭头所示)
A:MIP 图像;B:CPR 图像。

(3) 获得支气管动脉 VR 图:在支气管动脉 CTA 原始图像界面单击工具栏"Volume"图标进入 VR 图像界面(图 3 - 193),再利用工具栏中"裁剪"图标 (图 3 - 194,彩图 3 - 194)及"Clip & 3D Segmentation"→"Target Volume"(目标框)功能(图 3 - 195 左侧黑色框所示)去除心脏、肺动脉等组织结构;获得支气管动脉 VR 图像(图 3 - 196)。

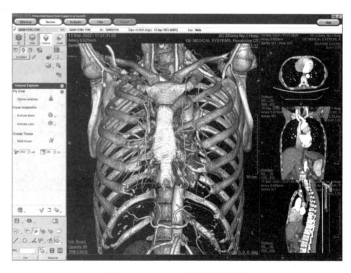

图 3 - 193 VR 后处理界面

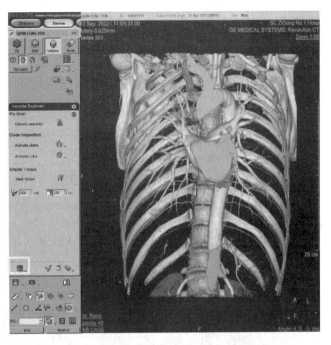

图 3-194 裁剪工具图标（黄色框）及组织裁剪

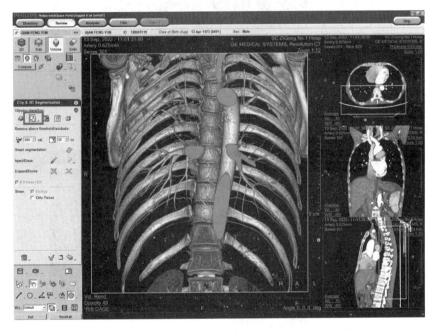

图 3-195 "Target Volume"图标及功能

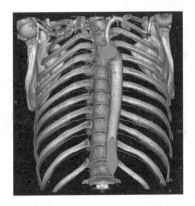

图 3-196 支气管动脉 VR 图像

（4）后处理图像保存、打印：在"Film"栏中将所选取后处理图像进行排版（4×4 或 5×4）（图 3-197），点击工具栏右下角"图像保存"图标 （此处为图标）将后处理图像保存至"Local"，再将后处理图像在"Printers"工具栏中设置好打印路径，最后点击工具栏左下角"Print"图标打印图像（图 3-198）。

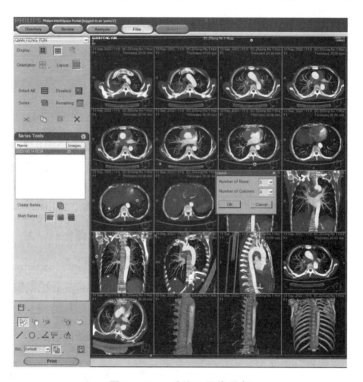

图 3-197　后处理图像排版

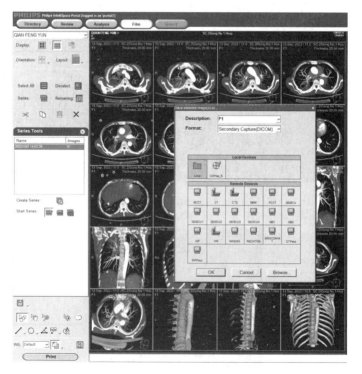

图 3-198　后处理图像保存及打印

（5）图像传输：在原始图像、后处理图像及剂量报告界面单击左侧工具栏"Copy To"图标 并选择好传输路径后(图 3 - 199)通过 PACS 系统传至诊断工作站,以备书写影像诊断报告。

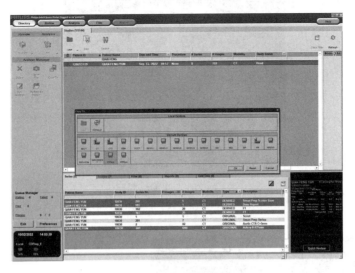

图 3 - 199　图像传输

【肋骨】

检查参数:管电压 120 kV,螺距 0.938,层厚 1 mm,层间距0.5 mm,重建间隔 1 mm。

在做肋骨三维扫描时,由于 16 排 CT 时间分辨力不是很高,所以对受检者的呼吸屏气时间较长,一般在 10 s。为了减少受检者呼吸运动的影响,扫描方向选择从足到头。

后处理步骤:从工作站界面"CT Viewer"进入,点击"Volume",在原始的 VR 图像基础上运用"Clip"切割功能键把重叠的没有必要显示的骨骼切除,多角度显示肋骨。肋骨 VR 处理时要求不高,只需做几幅不同方位的图像(图 3 - 200),简单、快捷、直观。

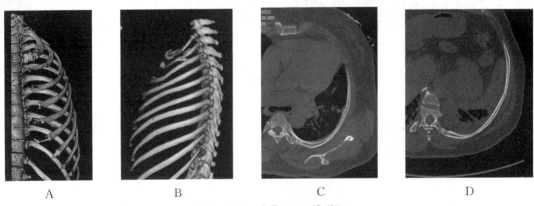

A　　　　　　　　B　　　　　　　　C　　　　　　　　D

图 3 - 200　肋骨 CT 三维重组

A、B:VR 多角度显示左侧肋骨多发性骨折,C、D:MPR 显示每一根肋骨骨折的部位,形态。

从工作站界面"CT Viewer"进入,点击"Slap"运用 MPR 技术通过冠状位、矢状位、横断位三个方位的最佳组合显示骨折肋骨。观察时要有规律,从左到右,自上而下每一根肋骨都要仔细观察,调整各个方向的角度尽量把每一根肋骨的全貌显示在一个平面上。同时对骨折处加以标记。

【胸部】

病例　患者,男,60 岁,个人年度健康体检并无不适,行胸部 CT 平扫,发现右肺中叶外侧段胸膜下结节。利用后处理软件 syngo MultiModality Workplace 软件版本 VE40B 进行后处理(图 3 - 201~图 3 - 215)。

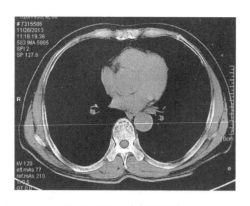

图 3‑201　胸部纵隔窗

通过纵隔窗来观察肺部情况未发现任何异常及小结节。

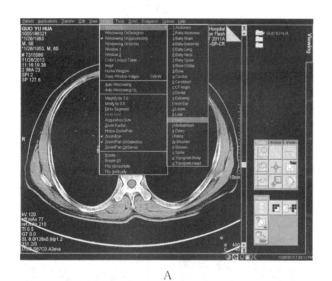

A

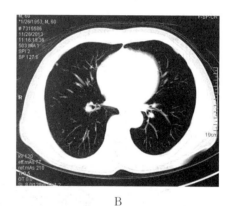

B

图 3‑202　胸部窗口技术

将纵隔窗(mediastinum)调整为肺窗(lung)再进行观察发现右肺中叶外侧段胸膜下小结节。

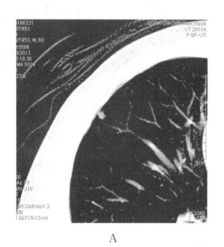

A

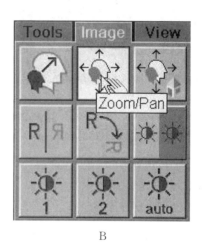

B

图 3‑203　胸部病灶放大

为了更好地显示结节的概况可以通过软件的放大功能(Zoom/Pan)，对其进行放大显示,以更清楚地显示该肺结节情况。

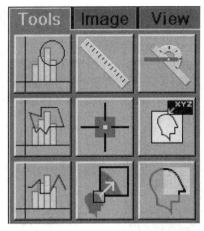

图 3 - 204　胸部病灶测量工具

为了更好地获得该小结节的概况,我们可以通过测量工具进行测量(长度、角度、周长、面积、宽度与容积、平均密度值测量)。

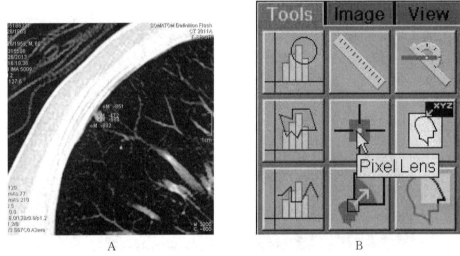

A　　　　　　　　　　　B

图 3 - 205　利用像素透镜工具进行胸部病灶 CT 值测量

利用像素透镜工具(pixel lens)对肺结节及周围正常肺组织的 CT 值进行测量。

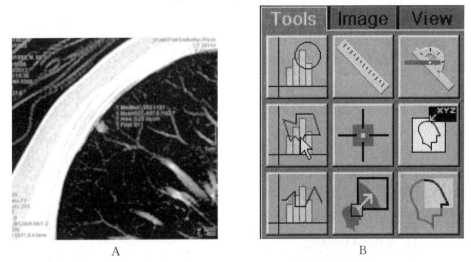

A　　　　　　　　　　　B

图 3 - 206　利用手动兴趣区进行胸部病灶测量

利用手动兴趣区(freehand ROI)工具进行肺结节最大截面处任意兴趣区的测量。

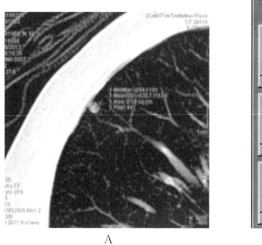 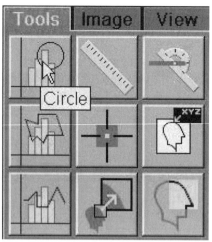

A   B

图 3‑207　利用圆形 ROI 工具进行胸部病灶测量

利用圆形(circle)ROI 工具对肺结节最大截面处行圆形兴趣区的测量。

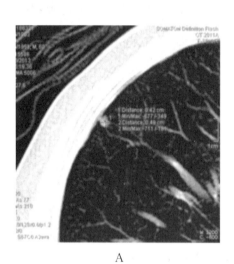 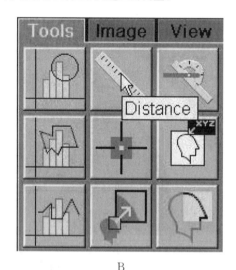

A   B

图 3‑208　利用距离测量工具进行胸部病灶测量

利用距离(distance)测量工具对肺结节最大截面进行纵横径的测量。

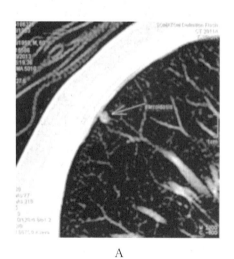 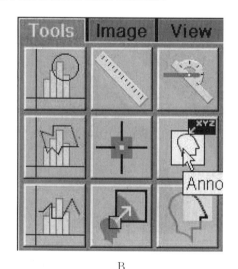

A   B

图 3‑209　利用注解工具进行胸部病灶标注与注解

利用注解工具(annotate)对该肺结节进行标注与注解。

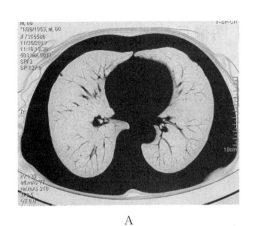

A

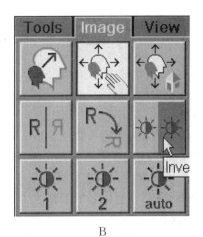

B

图 3-210 胸部 CT 图像反转

为了突出显示可以采用反转工具(invert)功能将各部分进行反转显示。

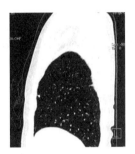

图 3-211 胸部 CT 三维重组(矢状面)

采用多平面重组技术进行矢状面重组显示。

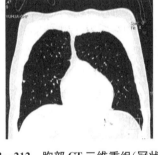

图 3-212 胸部 CT 三维重组(冠状面)

采用多平面重组技术进行冠状面重组显示。

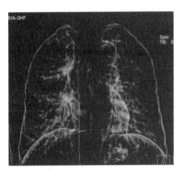

图 3-213 胸部 CT 最小密度投影显示肺

为了显示该患者肺的整体结构,采用最小密度投影进行肺的显示。

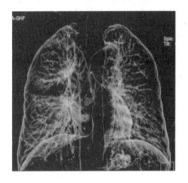

图 3-214 胸部 CT 最小密度投影显示气管支气管

胸部最小密度投影利于肺部气管支气管的显示。

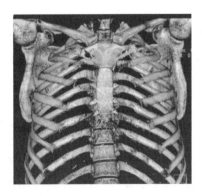

图 3-215 肋骨显示

采用容积再现(VR)重组对整个肋骨显示。

第五节　腹部CT图像后处理技术

一、腹主动脉CT血管造影

1. 检查前准备

(1) 受检者检查前禁食4 h以上。

(2) 检查前询问受检者是否对碘过敏,是否是过敏体质。

(3) 向受检者讲解注入对比剂后的一些正常身体上的反应,如全身发热、感觉恶心等属于正常反应,嘱受检者不必紧张,减少受检者的紧张情绪。

2. 对比增强扫描

(1) 定位像扫描:腹部正位定位像,确定扫描范围和层次。

(2) 扫描体位和方式:仰卧位,两臂上举;横断面螺旋扫描。

(3) 扫描角度:与扫描床面呈90°,扫描机架0°。

(4) 扫描范围:从膈肌层面扫描至股动脉(腹股沟处)。

(5) 扫描视野(FOV):(35 cm×35 cm)~(40 cm×40 cm)(视受检者体型而定,需包括腹壁皮肤)。

(6) 重建层厚:≤1 mm。

(7) 重建算法:软组织算法。

(8) 窗宽、窗位:窗宽300~400 HU,窗位30~50 HU。

(9) 扫描参数:100~120 kV,150~200 mAs。

(10) 对比剂的使用

①对比剂用量:成年人用量为50~80 ml非离子型含碘对比剂,儿童按体重用量为1.0~1.5 ml/kg。

②注射方式:压力注射器静脉内团注,注射速率3.5~5.0 ml/s。

③扫描开始时间:采用团注跟踪技术或小剂量对比剂测试技术。

3. 打印和存档

(1) 打印腹主动脉轴位图像及其MRP、CPR及VR重组图像。

(2) 图像处理完成后,将腹主动脉扫描薄层图像及重组后图像完整上传至PACS。

二、腹主动脉CT血管造影图像标准

1. 图像获取符合CT检查操作规范　①扫描方式:常规增强检查,采用螺旋扫描。②增强扫描的延迟时间:图像上,腹主动脉的强化程度可在一定意义上反映扫描的延迟时间是否得当;延迟时间可应用对比剂自动跟踪技术或团注实验法,多采用自动跟踪技术。③对比剂注射及扫描参数:同胸主动脉CT血管造影操作规范推荐或建议的参数。

2. 图像处理得当　①图像进行重建时,采用软组织算法,重建层厚≤1.0 mm。②根据临床诊断需要,常规重建MIP、VR或MPR、CPR等后处理图像,并以多角度图像观察血管及其病变情况。③图像密度:本底灰雾密度值:D≤0.25;诊断区的密度值:D=0.25~2.0;空扫描(无结构)区密度值:D>2.4。

3. 图像能满足影像诊断的需要　①图像要包含完整的胸主动脉,即从主动脉膈肌裂孔向下直至双侧髂内、外动脉;②轴位图像上,腹主动脉及其主要分支结构显示清晰,强化明显,与图像背景有良好的对比,静脉结构应尽可能少显示;③MIP、VR或MPR、CPR等重组图像也能清晰显示胸主动脉及其主支的形态、密度和异常改变。

4. 图像上的信息准确　①图像上文字信息:应包括医院名称、受检者姓名、性别、年龄、检查号、层厚、间隔、扫描时间、扫描野、扫描方位、千伏值、毫安秒值和左右标识;字母、数字显示清晰;图像文字不能超出图片以外,也不能遮挡图像中影像。②图像上影像信息:图像必须足够大,可以用来评价腹主动脉及主支的正常解剖结构及病变;图像对比度良好,最优化地显示组织间的不同层次;图像中无影响诊断的伪影,包括金属异物伪影、呼吸运动伪影及设备引起的伪影。

5. 图像质量的等级评价标准　主要观察腹主动脉主干及其主要分支:

0级:腹主动脉及其主要分支(如腹腔干、肾动脉等)内无对比剂,不能进行诊断。

1级:腹主动脉及其主要分支(如腹腔干、肾动脉等)内有一定浓度的对比剂,有伪影,但可区分解剖结构,不影响诊断。

2级:腹主动脉及其主要分支(如腹腔干、肾动脉等)内有较高浓度的对比剂,显示较好,无伪影,可进行诊断。

3级:腹主动脉及其主要分支(如腹腔干、肾动脉等)内有高浓度的对比剂,显示清晰,血管边缘锐利,可明确诊断。

图像质量必须达到1级或2、3级,方可允许打印图片及签发报告。

三、门静脉 CT 血管造影

1. 扫描前准备

(1) 检查前,嘱受检者禁饮食4 h以上。

(2) 扫描前10~20 min口服600~1 000 ml温开水,以充盈上消化道。

(3) 训练受检者在扫描过程中吸气、再吐气后屏气,并嘱受检者尽量保持呼吸幅度一致,使不同扫描期相扫描区域尽可能一致。

2. 门静脉 CTV 对比剂注射

(1) 高压注射器外围静脉注入(大多为肘前静脉)。

(2) 剂量:常选用300~370 mgI/ml,1~2 ml/kg。

(3) 注射流率:3~5 ml/s。

3. 门静脉 CTV 扫描参数

常规 CTV:①门静脉 CT 血管成像:多选择注入对比剂后50~60 s开始进行扫描,即常规增强的门静脉流入期。②肝静脉 CT 血管成像:可选择注射对比剂后65~75 s开始扫描,个别情况可适当延时。

4. 标准化处理格式

(1) 6张胶片(平扫+增强+重建图像)。

(2) 三种方法(MIP、MPR、VR,VR 最常用)显示。

5. 门静脉 CTV 图像后处理技术

(1) 最大密度投影技术(MIP)(图3-216)

①可展示血管树的形态,重组图像类似 DSA。

②可显示肝细小血管及血管狭窄位置、程度和长度、管壁钙化情况。

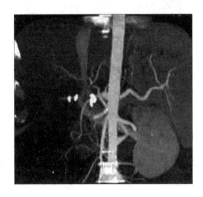 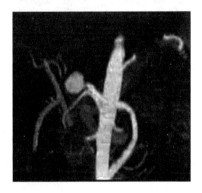

图3-216　最大密度投影技术显示

(2) 多平面重组(MPR,图3-217)

①是在冠状面、矢状面、横断面后任意层面所截得的重组图像。

②明显减少背景干扰以及周围血管重叠,评价血管壁的异常,并对狭窄、动脉瘤、栓子等相应病变进行测量,观察与邻近组织的关系。

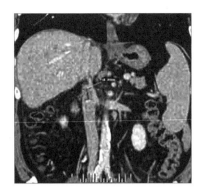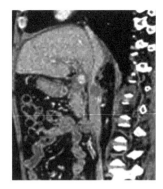

图 3 - 217　多平面重组显示

（3）容积再现（VR，图 3 - 218）

①沿假定的投射线通过容积数据对所有像素总合的图像显示，分析扫描物体的每个像素。

②有较强的三维立体感，可以很好地显示肝、病灶及邻近血管结构间的三维空间关系。

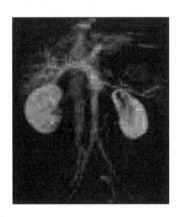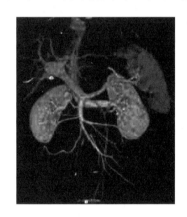

图 3 - 218　容积再现显示

（4）表面阴影显示（SSD，图 3 - 219）

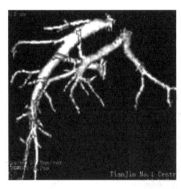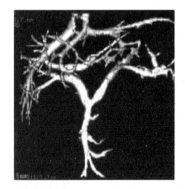

图 3 - 219　表面阴影显示

①根据强化后的血管密度确定一个阈值，采用不同敏感度和灰阶或伪彩显示血管表面的结构及三维关系。

②反应血管轮廓光滑逼真，对空间关系和空间位置显示清晰，很适合显示血管相互重叠或扭曲区域的复杂解剖关系。

③SSD 高于阈值的都能显示，低于阈值的都不能显示，因此会丢失部分信息，尤其是小血管。

四、泌尿系 CTU

1. 检查前准备

(1) 检查前一天,尽可能少渣饮食,禁服含金属的药品,或进行消化道钡剂造影。

(2) 脱去有金属扣子和挂钩的衣裤,取出口袋中的金属物品,解除腰带,去除腰围、腹带及外敷药物等。

(3) 训练受检者的呼吸,并尽可能保持每次呼吸幅度一致。

(4) 检查当日以空腹为宜。扫描前 4~8 h 禁食,检查前口服温水 1 000 ml 充盈胃肠道。

(5) 检查前受检者憋尿,大量饮水待膀胱充盈时扫描。

2. 平扫

(1) 定位像扫描:腹部正位定位像,确定扫描范围和层次。

(2) 扫描体位和方式:仰卧位,身体置于床面中间,两臂上举抱头;横断面螺旋扫描。

(3) 扫描角度:与扫描床面呈 90°,扫描机架 0°。

(4) 扫描范围:从肾上极向下至膀胱下缘。

(5) 扫描视野(FOV):(35 cm×35 cm)~(40 cm×40 cm),视受检者体型而定,需包括腹壁皮肤。

(6) 重建层厚:≤5 mm,若病灶需行薄层扫描时,层厚视情况而定。

(7) 重建算法:软组织算法。

(8) 窗宽、窗位:窗宽 150~200 HU,窗位 35~50 HU。

(9) 扫描参数:120 kV,150~200 mAs。

3. 对比增强扫描

(1) 增强扫描时,扫描体位、方式、参数、层厚等通常与平扫一致。

(2) 对比剂用量:常规增强,压力注射器静脉注射非离子型对比剂 70~100 ml,注射速率 3.0~4.0 ml/s;儿童按体重用量为 1.0~1.5 ml/kg,或参照药品说明书使用。

(3) 扫描时相:CTU 增强通常采用三期扫描,皮质期延迟扫描时间 25~30 s,髓质期延迟扫描时间 60~70 s,分泌期延迟扫描时间 2~3 min,根据病情需要可再延迟扫描至 20~30 min,必要时改变体位扫描。

4. 打印和存档

(1) 打印 CTU 各期轴位图像,必要时加做冠状位、矢状位重组。

(2) 图像处理完成后,将 CTU 扫描各期薄层图像及重组后图像完整上传至 PACS。

五、泌尿系 CTU 图像标准

1. 图像获取符合 CT 检查操作规范　①扫描方式:常规采用螺旋扫描;②增强扫描延迟时间:相当于或迟于肾脏增强检查的分泌期(排泄期);③具体扫描参数:同肾脏 CT 检查操作规范推荐或建议的参数;④扫描范围:自肾上极向下至膀胱下缘。

2. 图像处理得当　①通常除依照肾脏 CT 检查采用的重建方式和显示技术获得肾脏增强三期图像外,尚需对肾上极向下至膀胱下缘的扫描信息进行 CTU 图像重建,重建层厚 0.6~1.0 mm,其后根据临床诊断需要,获得全尿路 MIP、VR 或 MPR 不同角度的重组图像。②图像密度:本底灰雾密度值:D≤0.25;诊断区的密度值:D 为 0.25~2.0;空扫描(无结构)区密度值:D>2.4。

3. 图像能满足影像诊断的需要　CTU 图像内,肾盏、肾盂、输尿管及膀胱内有足够浓度的对比剂,与周围组织结构形成鲜明对比,能够反映肾盏、肾盂、输尿管及膀胱轮廓、边缘、大小、充盈缺损等形态学表现及其异常改变。

4. 图像上的信息准确　①图像上文字信息:应包括医院名称、受检者姓名、性别、年龄、检查号、层厚、间隔、扫描时间、扫描野、当前层面位置、扫描方位、千伏值、毫安秒值和左右标识;字母、数字显示清晰;图像文字不能超出图片以外,也不能遮挡图像中影像。②图像上影像信息:图像必须足够大,可以用来评价正常尿路各结构及其病灶;图像按解剖顺序排列,无层面遗漏及错位;图像对比度良好,最优化地显示组织间的不同层次;图像中无影响诊断的伪影。

5. 图像质量的等级评价标准

0 级:肾盂、肾盏输尿管及膀胱显示不清,不能进行诊断。

1 级:肾盂、肾盏输尿管及膀胱显示较清晰,有一定伪影,但可区分解剖结构,不影响诊断。

2 级:肾盂、肾盏输尿管及膀胱显示良好,无伪影,可进行诊断。

3 级:肾盂、肾盏输尿管及膀胱显示清晰,无伪影,可明确诊断。

图像质量必须达到 1 级或 2、3 级,方可允许打印图片及签发报告。

六、肾 CT 造影

1. 扫描范围　上腹、全腹。

2. 对比剂注射方式　3~4 ml/s。

3. 对于常规的肾动脉、肾静脉一般扫描的范围要包括全肾,尿路成像不仅要包括全肾,还有盆腔膀胱。临床上活体肾移植术前评估,应包括肾动脉、静脉和尿路成像。对比剂应用方案是肾脏血管成像扫描成像的关键:

(1) 对比剂注射方式:3~4 ml/s。

(2) 扫描延迟时间

①经验延迟时间:18~25 s 和 55~60 s 进行肾动静脉扫描,在检查后 30 min 进行 CTU 期的扫描。

②小剂量预试验法。

③团注示踪技术。

对比剂的注射方式和扫描延迟时间选择至关重要。注射方式和扫描延迟时间应该和腹部血管成像类似;注射速度一般选择在 3~4 ml/s,超过 5 ml/s 容易发生血管外渗漏。对于扫描延迟时间:首先是经验延迟扫描,不推荐小剂量预试验法,因为对比剂在肾脏代谢,预试验会造成肾盂甚至是输尿管内对比剂的沉积,不利于进一步的观察。团注示踪技术是将感兴趣区置于肾门层面的腹主动脉内,确定好阈值后即启动程序,当主动脉内对比剂浓度达到设定阈值时,再延迟 5~6 s 开始扫描,对于肾动脉,推荐阈值为 100 HU。

七、图像后处理技术

1. MIP　MIP 是利用容积数据中的视线方向上最大密度值进行投影所获得的二维图像,对比度和分辨力较高,对细节显示较好(图 3 - 220)。

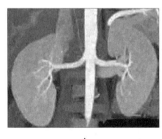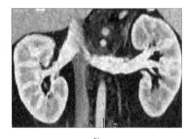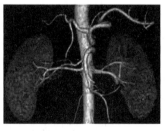

A   B   C

图 3 - 220　图像后处理技术显示
A:MIP 显示;B:MPR 显示;C:VR 显示。

2. MPR　MPR 是将原始横断面图像进行任意平面的分层重组,可以多平面、多角度细致地观察血管及其与周围组织的关系。

3. CPR　CPR 是 MPR 的特殊形式,可以将迂曲的血管拉直并显示在同一层面上,观察血管全程。

4. VR　VR 是使用假定的投射线从给定的角度上穿过扫描容积,对容积内的像素值无限制,可赋予影像以不同的伪彩与透明度,图像立体感强。

八、标准化处理格式

1. 1张彩图(VR)。
2. 4～5张胶片(平扫＋增强＋处理后图像)。
3. 4种方法(MIP、MPR、CPR、VR)。

九、案例

【腹部血管】

病例1 患者,男,41岁,不适来院行肾动脉 CTA 检查。使用 Toshiba Aquilion 64 排螺旋 CT 机平扫。扫描范围:①腹主动脉从膈肌上 3 cm 到髂总动脉分叉下 5 cm;②肾动脉从双肾上缘上 3 cm 至双肾下缘下 3 cm。参数为管电压 120 kV、毫安秒300 mAs、层厚 0.5 mm。肾动脉或腹主动脉扫描使用对比剂触发追踪 Surestart 程序,触发点选择腹主动脉双肾节段位置,触发 CT 值为120 HU,扫描范围和参数与平扫一致。

高压注射器有 A、B 筒,A 筒为 370 mg I/ml 的碘海醇对比剂,B 筒为生理盐水,注射方案中,先用 B 筒试注 20 ml 生理盐水,在血管成像的同时,用 A 筒注射对比剂 1.5 ml/kg 剂量,速率为 4.0 ml/s,再用 B 筒 20 ml 的生理盐水进行冲管,把对比剂注入体循环。

放射师把容积数据发送到 Vitrea 工作站进行 MIP、VR、MPR、CPR 等后处理得出肾动脉或腹主动脉的全貌图,包括一系列去骨、勾画等工作,并进行多角度、多方位图像保存。

延迟时间对获得优质肾动脉或腹主动脉图像质量有较大影响,在 24～28 s 时间段对比剂在肾动脉或腹主动脉的浓度最高,肾动脉或腹主动脉对比剂处于充盈高峰期,对肾动脉或腹主动脉区域进行快速容积数据采集,获得的图像再经计算机后处理,合成三维肾动脉或腹主动脉影像。若延迟时间太短,肾动脉或腹主动脉的对比剂不能达到最高浓度或对比剂充盈不充分;若延迟时间太长,对比剂完全充盈时刻已过,易受周围静脉的影响。

旋转时间越短,获得的肾动脉或腹主动脉图像质量越高;旋转时间越长,图像质量越差。因旋转时间短,CT 机能在肾动脉或腹主动脉对比剂浓度最高、血管充盈最好的时间内完成扫描。肾动脉或腹主动脉对比剂保持高浓度的时间为 3～7 s,旋转时间为 0.4 s 时,完成扫描的时间在 5 s 左右,因此获得的图像光滑、清晰。

对比剂单位剂量越大、注射速率越快,获得的肾动脉或腹主动脉图像质量越高,因对比剂能快速在肾动脉或腹主动脉达到高浓度,使扫描能在血管充盈的高峰期完成;对比剂单位剂量越小、注射速度越慢,获得的图像质量越差。因受检者短时间内接受对比剂总量和血管短时间内耐受对比剂的压力有限,因此对比剂单位剂量和注射速度有一定限制。

屏气好的受检者,获得的肾动脉或腹主动脉图像质量高;反之则质量差。因屏气好,受检者的腹部运动幅度小,能保持肾动脉或腹主动脉的稳定,很大程度上减少了呼吸运动及血管搏动引起的伪影。检查前需训练受检者的屏气能力,交代检查注意事项,使受检者在数次扫描中保持一致的呼吸状态,这样获得的图像质量较高,有利于诊断。

年龄越小,获得肾动脉或腹主动脉的图像质量越高;反之则质量越差。因年龄小的受检者肾功能好、血管各分支供血充足并能配合检查,而年龄大的受检者,除肾脏、血管供血功能差外,大多有其他并发症,在配合检查方面也有欠缺。

动脉无钙化获得的肾动脉或腹主动脉图像质量最高,随着动脉钙化程度的增加,图像质量降低。动脉钙化对肾动脉或腹主动脉狭窄程度的分析有影响,轻中度钙化经后处理后,能对肾动脉或腹主动脉狭窄作出较准确的评估,严重钙化产生的伪影对血管的影响,评估较难。

此外,CT 机的性能、参数设置、注射器性能、对比剂浓度、血管后处理手段、受检者性别、血压、外界的干扰、受检者检查体位等都有可能影响肾动脉或腹主动脉 CTA 的质量(图 3-221)。

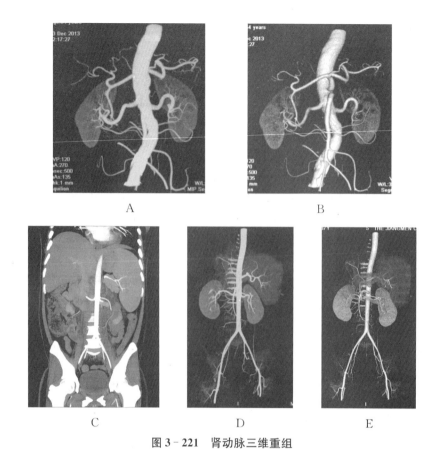

图 3‑221 肾动脉三维重组

A:肾动脉的三维 MIP 图像;B:肾动脉的三维 VR 图像;
C:腹主动脉的二维 MIP 图像;D:腹主动脉的三维 MIP 图像;E:腹主动脉的三维 VR 图像。

病例 2 患者,男,33 岁,因左肾肿瘤入院,行肾动脉 CTA 检查。采用西门子 Somatom Detinition Flash 进行双能量方法对其血管进行成像检查(通过本病例主要展示双能量的虚拟平扫方法)。利用后处理软件 syngo MultiModality Workplace 软件版本 VE40B 进行后处理(图 3‑222~图 3‑226)。

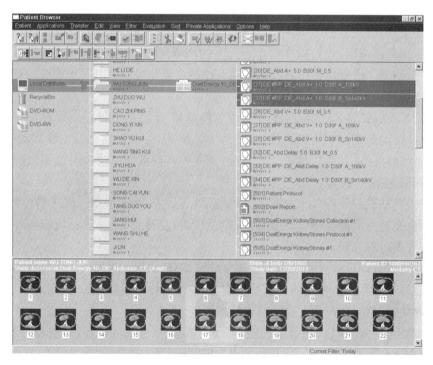

图 3‑222 双能量软件

将 100 kV 与 140 kV 获得的动脉期图像同时调入双能量软件(Dual Energy)。

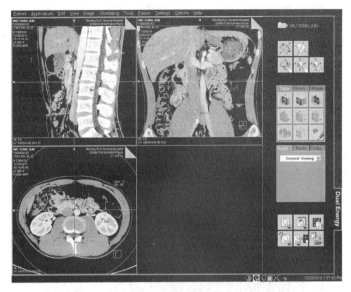

图 3 - 223　含有高浓度对比剂的动脉期图像

将 100 kV 与 140 kV 获得的动脉期图像同时调入双能量软件,可见含有高浓度对比剂的动脉期图像。

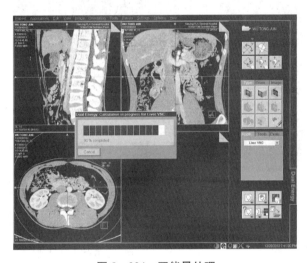

图 3 - 224　双能量处理

采用肝脏虚拟平扫算法(Liver VNC)进行双能量处理。

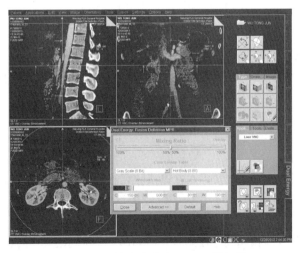

图 3 - 225　混合比率为 50 ∶ 50 的图像

经过肝脏虚拟平扫算法计算后,得到混合比率为 50 ∶ 50 的图像。

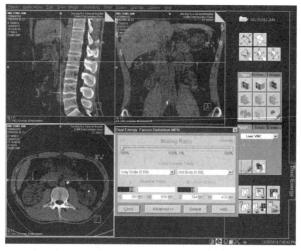

A

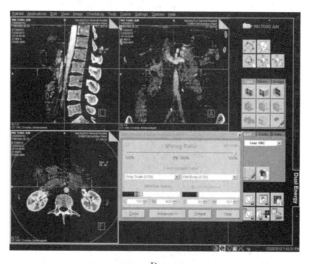

B

图 3-226 不含对比剂和含对比剂的图像
通过调整混合比率,可单独获得不含对比剂(A)和含对比剂(B)的图像。

病例 3 患者,女,82 岁。腹部不适并头晕 1 月。行腹主动脉 CTA 检查。

(一)检查前准备

1. 向受检者介绍检查流程,告知注射对比剂后可能产生的不适反应,消除其紧张情绪。

2. 胃肠道准备 1 周内未服含金属的药物及未做胃肠道钡餐造影;检查前禁食 4 h。

3. 去除检查范围内金属等异物。

4. 嘱受检者平静、自由呼吸。

5. 选用 18 G 以上留置针置于手臂粗大静脉,如肘前静脉等;建议优先选择右臂。

(二)检查体位

1. 仰卧位,将双臂举过头顶。

2. 头先进。

(三)对比剂注射计划

1. 对比剂选择 使用非离子型对比剂,如急诊或注射血管不理想者可采用碘克沙醇。

2. 对比剂浓度 300~370 mg I/ml。

3. 对比剂剂量 成人 70~80 ml,婴幼儿按体重计算(1~1.5 ml/kg)。

4. 注射速率 4~5 ml/s,用相同速率注射 40~50 ml 生理盐水进行冲管。

(四)扫描设备

GE Revolution 256 排螺旋 CT。

（五）检查技术

1. 扫描方式　螺旋扫描。

2. 扫描范围　从膈顶至耻骨联合下缘（图 3 - 227）。

3. 监测技术　采用对比剂智能跟踪技术，对肝顶层面腹主动脉进行监测；阈值设置为 150 HU，当监测层面腹主动脉 CT 值达到阈值时自动触发，并延迟 2.0 s 开始扫描（图 3 - 228）。

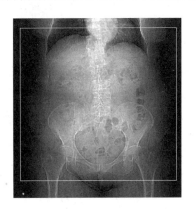

图 3 - 227　扫描定位像

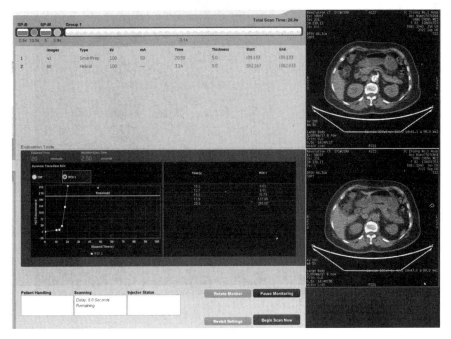

图 3 - 228　智能监测图

4. 扫描参数　管电压 100 kV，自动管电流（选择范围 10～720 mA），噪声指数 18，旋转时间 0.28 s，探测器宽度 80 mm，螺距 0.992，初始重建层厚 0.625 mm，重建层厚 0.625 mm，类型标准（STND）。

（六）图像后处理之一

1. 图像后处理工作站　飞利浦星云工作站（EBW）。

2. 图像传输　放射技师将扫描所得原始数据通过 PACS 系统传至 EBW 工作站。

3. 放射医师在 EBW 工作站对数据进行 MIP、CPR、MPR、VR 等处理，获得腹主动脉后处理图像。

（1）打开 EBW 工作站进入列表框界面，可以通过受检者姓名、检查号查询所需要病例，在序列栏选取腹主动脉 CTA 原始图像序列（图 3 - 229），点击工具栏"CT Viewer"（CT 查看器）　（图 3 - 229 箭头所示）进入图像预览及处理界面 2D 模式（图 3 - 230）。

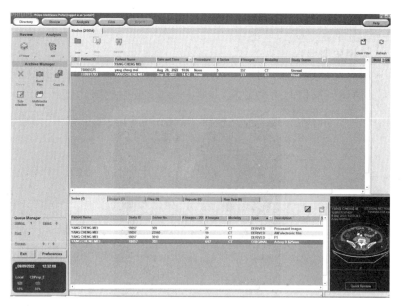

图 3 - 229 　选择序列

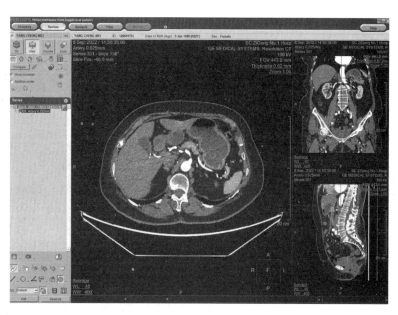

图 3 - 230 　CT 查看器 2D 模式

（2）观察腹主动脉及主要分支,满足影像诊断者通过调整窗宽、窗位及层面获得腹主动脉 MIP 图像。首先于图像左下角下拉菜单中选择"MIP",并调节合适窗宽（WW）、窗位（WL） ,同时调整图像右上角层厚（Thickness）10～20 mm（图 3 - 231）,获得腹主动脉 MIP 图像（图 3 - 232）。

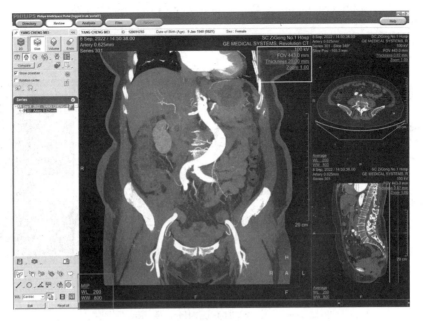

图 3‑231　图像后处理类型、窗宽、窗位及层厚调整

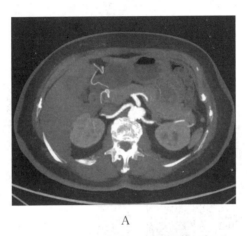

A

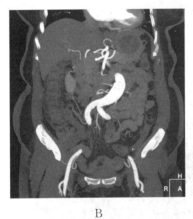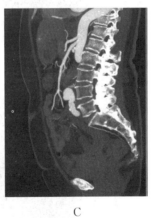

B　　　　　　　　　　　　　C

图 3‑232　腹主动脉 MIP 图像

A:横断面图像;B:冠状面图像;C:矢状面图像。

（3）获取腹主动脉去骨图像:将腹主动脉 CTA 原始图像通过单击工具栏左上角"Analysis"→

"AVA"图标 进入"Bone RemovalVR"操作界面（图 3‑233）,单击工具栏"Series"→"Remove All

Bones"(图3-234A)→"Bone Removal"(图3-234B)进入去骨后操作界面(图3-234C),通过裁剪

获得腹主动脉VR图像(图3-235)。

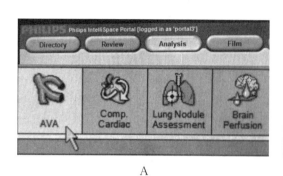
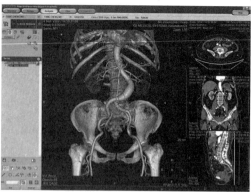

A   B

图3-233　图像自动去骨准备
A:血管"Analysis""AVA"图标;B:"Bone RemovalVR"操作界面。

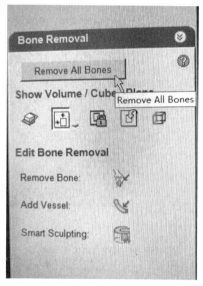
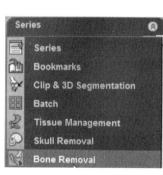

A   B

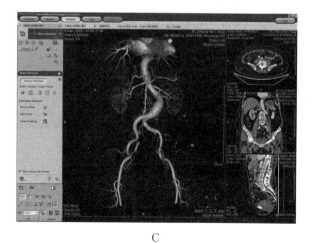

C

图3-234　自动去骨操作流程
A、B:自动去骨图标;C:腹主动脉自动去骨后VR界面。

(4) 图像裁剪：操作①：工具栏"Show Volume"→"Target Volume" （图3-235A）并调整目标图像范围获得腹主动脉去骨VR图像（图3-235C）；Hide/Show→隐藏VR图像上目标图像范围（图3-235B）；操作②：单击剪裁工具图标 （图3-235D）将多余组织裁剪（图3-235E）；获得腹主动脉去骨后VR图像（图3-236A），在"VR"图像左下角工具框 中选择"MIP"即可获得去骨后MIP图像（图3-236B）。

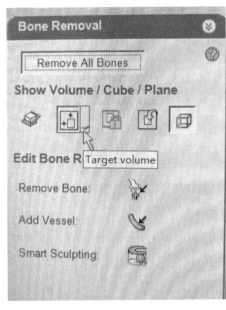

A

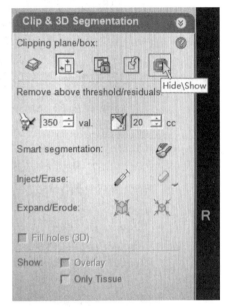

B

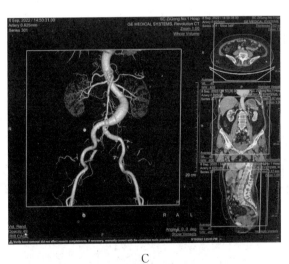

C

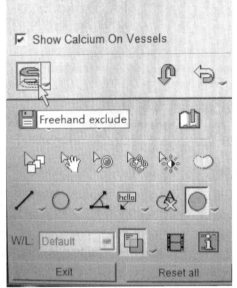

D

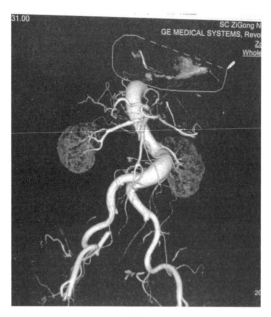

E

图 3 - 235 图像裁剪

A:目标框工具图标→"Target Volume";B:目标框隐藏工具;C:目标框范围调整;D:剪裁工具图标;E:组织裁剪。

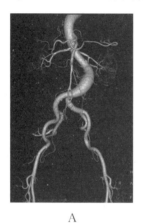 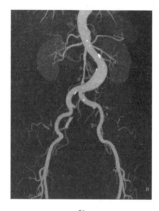

A B

图 3 - 236 腹主动脉去骨后整体图像

A:VR 图像;B:MIP 图像。

（5）血管编辑：单击图 3 - 234C 左上

角图标 中右

向箭头进入"2. Vessel Extraction"操作
界面，工具栏"Extract/Edit Vessel"中显
示腹主动脉及主要分支名称，点击任一
血管如"Aorta Right illac"（主动脉及右
侧髂血管），操作界面中 VR 图及 CPR 图
中均能清楚显示其路径图；若走行异常
（图 3 - 237）则需通过图像编辑工具（图
3 - 238A、图 3 - 238C）进行编辑（图 3 -
238B），并得到调整好的图像（图 3 -
238D），从而获得腹主动脉 CPR 图像；若
走行无异常时则直接获得腹主动脉 CPR
图像（图 3 - 239）。

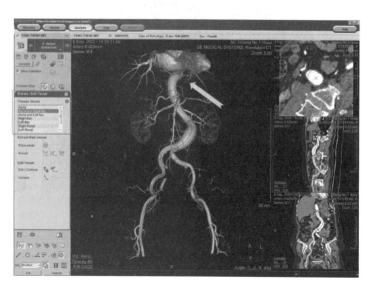

图 3 - 237 腹主动脉行径异常（羽箭）

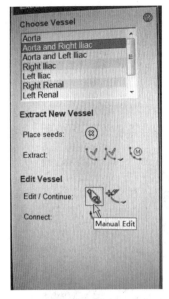

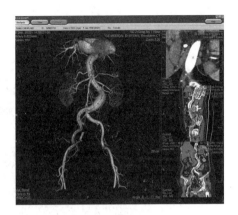

A

B

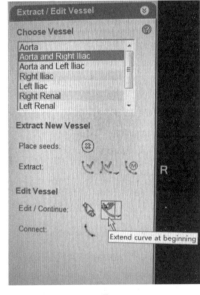

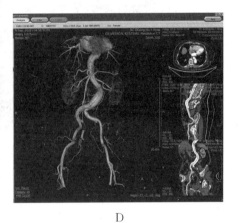

C

D

图 3 - 238　血管编辑
A:开始编辑图标;B:血管编辑图像;C:结束编辑图标;D:编辑后图像。

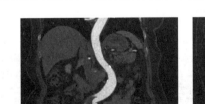

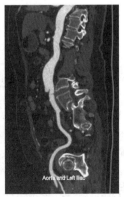

A

B

图 3 - 239　腹主动脉 MIP 及 CPR 图像
A:MIP 图像;B:CPR 图像。

（6）血管分析：单击 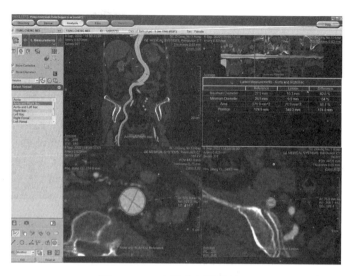 图标中右向箭头进入"3. Measuiements"（血管分析）操作界面（图3-240），通过调整窗宽窗位获得腹主动脉拉直图像（图3-241），以及各层面血管宽度及面积。

图 3-240　血管分析操作界面

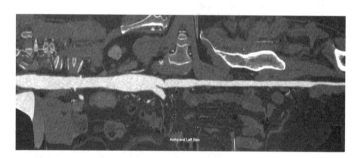

图 3-241　腹主动脉拉直图像

（7）获取腹主动脉带骨 VR 图像：在图3-231操作界面单击"Review"→"Volume"图标进入 VR 操作界面（图3-242），通过工具栏"Clip & Segmentation"（操作见图3-235）调整范围获取腹主动脉带骨 VR 图像（图3-243）。

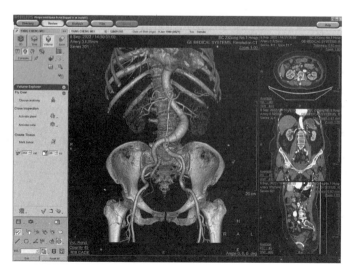

图 3-242　腹主动脉 VR 操作界面

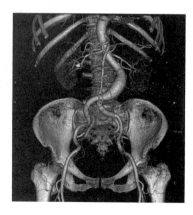

图 3-243　腹主动脉带骨 VR 图像

（8）后处理图像保存、打印：在"Film"栏中将后处理图像进行排版（4×4 或 5×4）（图 3 - 244A），点击工具栏左下角"图像保存"图标 ![icon] 将图像保存至"Local"，再将后处理图像在"Printers"工具栏中设置好打印路径，最后点击工具栏左下角"Print"图标打印图像（图 3 - 244B）。

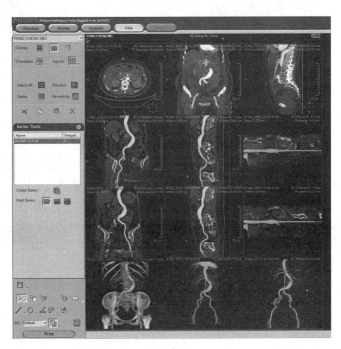

A

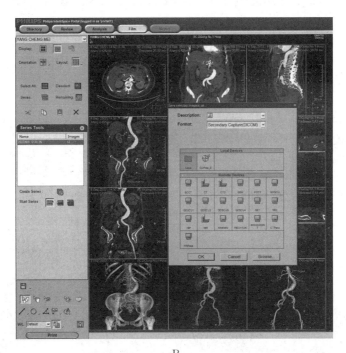

B

图 3 - 244 图像排版、保存及打印
A：排版；B：图像保存、打印。

（9）图像传输：在原始图像、后处理图像及剂量报告界面上单击左侧工具栏"Copy To"图标 ![icon]（图 3 - 245）并选择好传输路径后通过 PACS 系统传至诊断工作站，以备书写影像诊断报告。

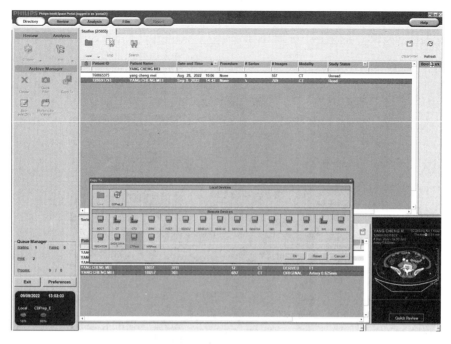

图 3 - 245　图像传输

（七）图像后处理之二

1. 图像后处理工作站　GE ADW4.6 工作站。

2. 图像传输　放射技师将扫描所得原始数据通过 PACS 系统传至 ADW4.6 工作站。

3. 放射医师在 ADW4.6 工作站对数据进行 MIP、CPR、MPR、VR 等处理，获得腹主动脉后处理图像。

（1）打开 ADW4.6 工作站进入列表框界面，可以通过受检者姓名、检查号查询所需要病例，在序列栏选取腹主动脉原始图像序列，通过"Volume Viewer"（图 3 - 246A）→"Reformat"（图 3 - 246B）进入图像预览界面（图 3 - 246C）。

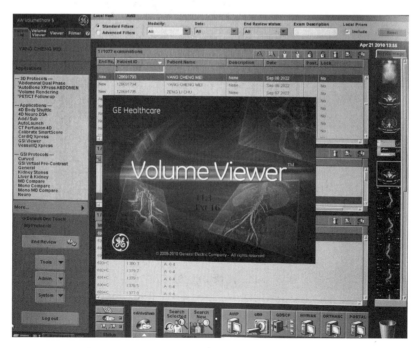

A

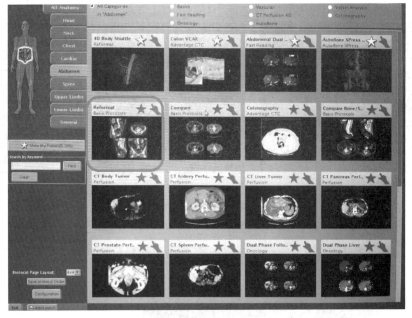

B

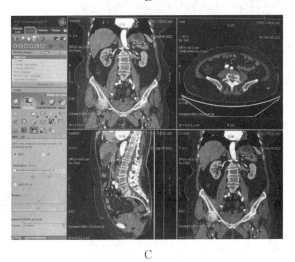

C

图 3 - 246 调阅腹主动脉图像

A："Volume Viewer"图标；B："Reformat"图标；C：腹主动脉预览操作界面。

(2) 调整窗宽、窗位(左下框,图 3 - 247)及层厚(左上框,图 3 - 247),获得腹主动脉 MIP 图像(图 3 - 248)。

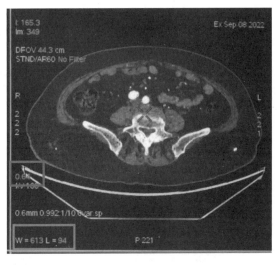

图 3 - 247 窗宽、窗位及层厚调整

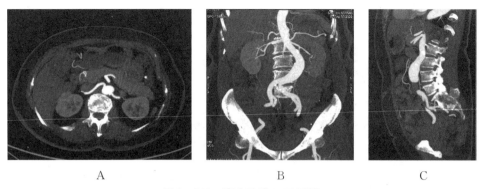

A   B   C

图 3 - 248　腹主动脉 MIP 图像
A:横断面图像;B:冠状面图像;C:矢状面图像。

（3）获得腹主动脉 VR 图像:鼠标右键单击视图类型活动注释框并选择"VR"(图 3 - 249A)获得腹主动脉 VR 图像(图 3 - 249B)。

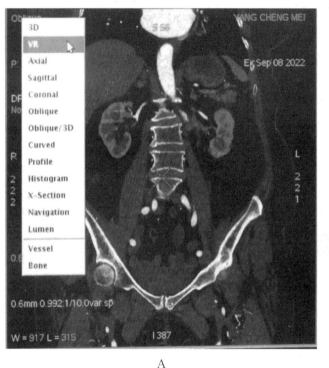
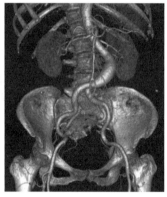

A   B

图 3 - 249　腹主动脉 VR 图像
A:视图类型活动注释框;B:带骨 VR 图像。

（4）腹主动脉自动去骨:①在 3D - VR 界面下,左侧工具栏中依次单击"Protocols List"→"Abdomen"→"AutoBone XPress ABDOMEN"(图 3 - 250)进入去骨后腹主动脉操作界面(图 3 - 251)。②在序列栏选取腹主动脉原始图像序列,通过"Volume Viewer"→"AutoBone XPress ABDOMEN"

(图 3 - 252)进入去骨后腹主动脉操作界面。

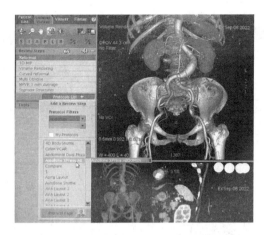

图 3 - 250 "AutoBone XPress ABDOMEN"流程

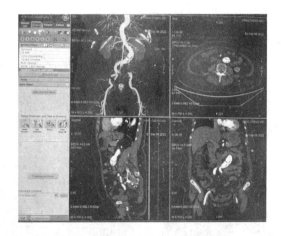

图 3 - 251 自动去骨后操作界面

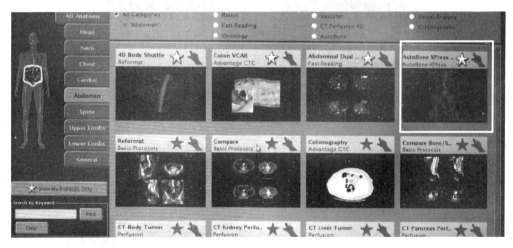

图 3 - 252 "AutoBone XPress ABDOMEN"图标

（5）添加血管：自动去骨后部分血管可能丢失，在 Tools（工具）部分，依次单击"Segment"（分段）图标 选项卡→"Auto Select"（自动选择）图标 （图 3 - 253A）→"Small Vessels"图标 （图 3 - 253B）对血管进行添加，获得腹主动脉去骨 MIP 图像（图 3 - 254A），并在视图类型活动注释框中选择"VR"即可获得去骨后 VR 图像。

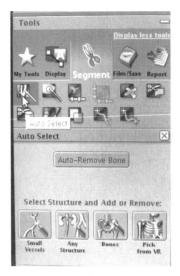
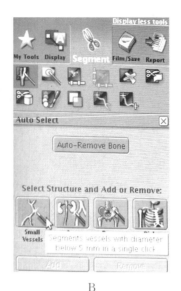

A   B

图 3‑253　添加血管工具
A:"Auto Select"图标;B:"Small Vessels"图标。

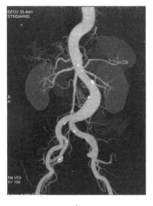
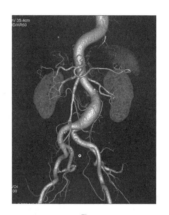

A   B

图 3‑254　腹主动脉去骨 MIP 及 VR 图像
A:MIP 图像;B:VR 图像。

（6）血管分析:单击工具栏"Pre-Stent Aorta Analysis"(图 3‑255)进入血管分析界面(图 3‑256);观察腹主动脉 CPR 及拉直图像,如无镜像伪影则可直接获得腹主动脉 CPR 及拉直图像(图 3‑257);若镜像伪影严重,则需利用编辑工具对腹主动脉进行编辑(图 3‑258),再获得腹主动脉 CPR 及拉直图像。

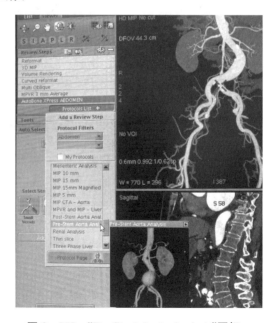

图 3‑255　"Pre-Stent Aorta Analysis"图标

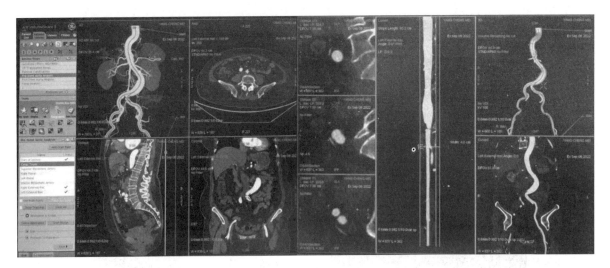

图 3-256　血管分析界面

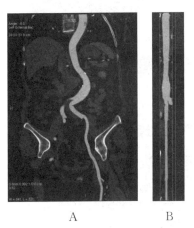

图 3-257　腹主动脉 CPR 及拉直图像
A:CPR 图像;B:拉直图像。

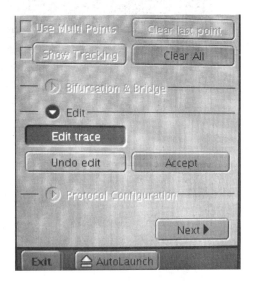

图 3-258　血管编辑图标

（7）后处理图像排版、保存、打印:在"Film"栏中将所选取后处理图像进行排版(4×4 或 5×4,图 3-259A),设置打印路径(图 3-259B),图像保存并打印(图 3-259C)。

（8）图像传输:在原始图像、后处理图像及剂量报告界面单击图像传输图标 （图 3-260）选择好传输路径后通过 PACS 系统传至诊断工作站,以备书写影像诊断报告。

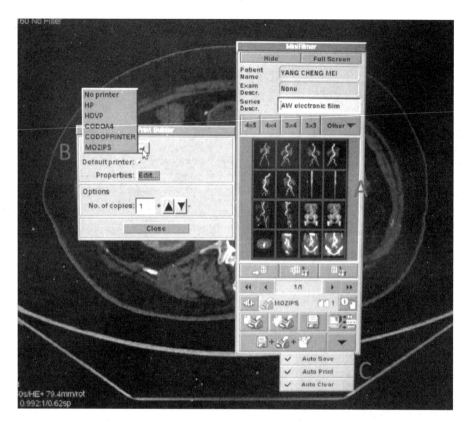

图 3-259　图像排版、保存及打印

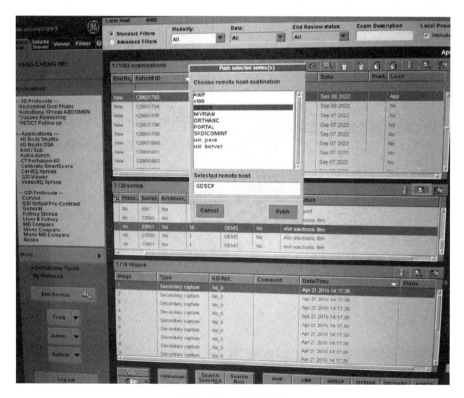

图 3-260　图像传输

病例 4　患者,男性,39 岁。中上腹痛 6 h。行肠系膜上动脉 CTA 检查。

(一)检查前准备

1. 向受检者介绍检查流程,告知注射对比剂后可能产生的不适反应,消除其紧张情绪。

2. 胃肠道准备　1 周内未服含金属的药物及未做胃肠道钡餐造影;检查前禁食 4 h。

3. 去除检查范围内金属等异物。

4. 嘱受检者平静、自由呼吸。

5. 选用 18 G 以上留置针置于手臂粗大静脉,如肘前静脉等;建议优先选择右臂。

(二)检查体位

1. 仰卧位,将双臂举过头顶。

2. 头先进。

(三)对比剂注射计划

1. 对比剂选择　使用非离子型对比剂,如急诊或注射血管不理想者可采用碘克沙醇。

2. 对比剂浓度　300~370 mg I/ml。

3. 对比剂剂量　成人 70~80 ml,婴幼儿按体重计算(1~1.5 ml/kg)。

4. 注射速率　4~5 ml/s,用相同速率注射 40~50 ml 生理盐水进行冲管。

(四)扫描设备

GE Revolution 256 排螺旋 CT。

(五)检查技术

1. 扫描方式　螺旋扫描。

2. 扫描范围　从膈顶至耻骨联合平面(图 3-261)。

3. 监测技术　采用对比剂智能跟踪技术,对肝顶层面腹主动脉进行监测;阈值设置为 150 HU,当监测层面腹主动脉 CT 值达到阈值时自动触发,并延迟 10 s 开始扫描(图 3-262)。

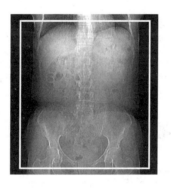

图 3-261　扫描定位像

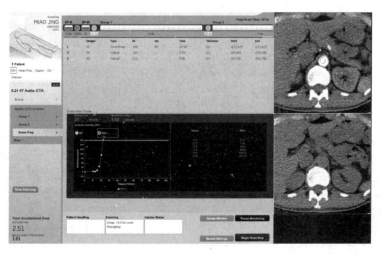

图 3-262　智能监测图

4. 扫描参数　管电压 100 kV,自动管电流(选择范围 10~720 mA),噪声指数 18,旋转时间 0.28 s,探测器宽度 80 mm,螺距 0.992,初始重建层厚 0.625 mm,重建层厚 0.625 mm,类型标准(STND)。

（六）图像后处理之一

1. 图像后处理工作站　飞利浦星云工作站（EBW）。

2. 图像传输　放射技师将扫描所得原始数据通过 PACS 系统传至 EBW 工作站。

3. 放射医师在 EBW 工作站对数据进行 MIP、CPR、MPR、VR 等处理，获得肠系膜上动脉后处理图像。

（1）打开 EBW 工作站进入列表框界面，可以通过受检者姓名、检查号查询所需要病例，在序列栏选取肠系膜上动脉 CTA 原始图像序列（图 3 - 263），点击工具栏"CT Viewer"（CT 查看器） （图 3 - 263 箭头所示）进入图像预览及处理界面二维模式（图 3 - 264）。

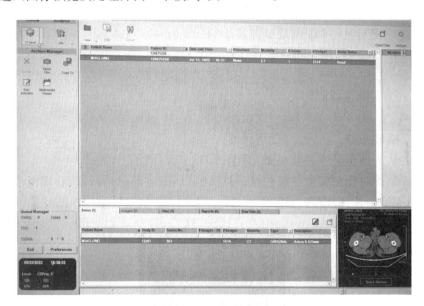

图 3 - 263　选择序列

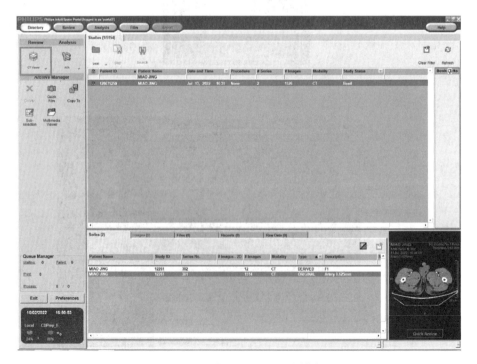

图 3 - 264　"CT Viewer"二维模式

（2）获得肠系膜上动脉 MIP 图像：观察肠系膜上动脉及主要分支，满足影像诊断者通过调整窗宽、窗位及层面获得肠系膜上动脉 MIP 图像。首先于图像左下角下拉菜单中选择"MIP"，并调节合适窗宽

（WW）、窗位（WL），同时调整图像右上角层厚（Thickness）10～20 mm（图3-265）；获得肠系膜上动脉 MIP 图像（图3-266）。

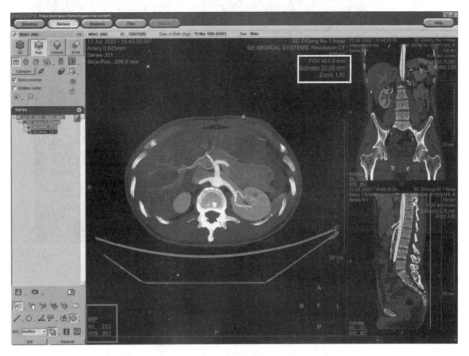

图3-265 图像后处理类型、窗宽及层厚调整

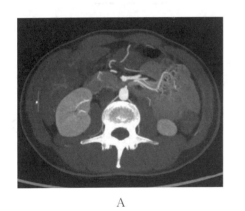
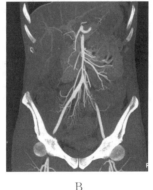
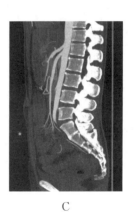

A   B   C

图3-266 肠系膜上动脉 MIP 图像
A:横断面图像；B:冠状面图像；C:矢状面图像。

（3）获得肠系膜上动脉 VR 及 MIP 图像：单击"Review"→"Volume"图标，进入肠系膜上动脉带骨 VR 操作界面（图3-267），通过单击工具栏"Clip & Segmentation"中目标框图标（图3-268A）及目标框隐藏图标（3-268B）调整范围，并利用裁剪工具![icon]（图3-268C）对多余组织进行裁剪，获得肠系膜上动脉带骨（图3-268A）及去骨 VR 图像（图3-269B、图3-269C），通过调整后处理方式即可获得 MIP 图像（图3-269D）。

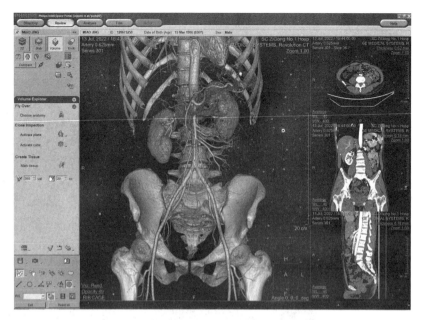

图 3‑267　肠系膜上动脉带骨 VR 操作界面

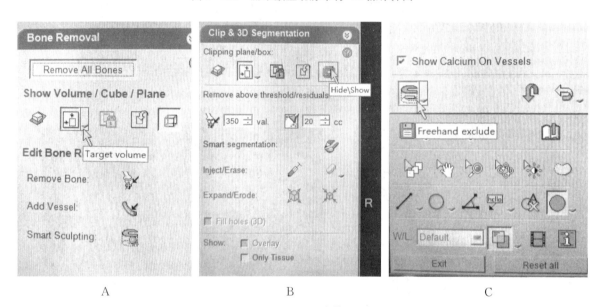

A　　　　　　　　　　　B　　　　　　　　　　　C

图 3‑268　图像裁剪

A:目标框图标;B:目标框隐藏图标;C:裁剪图标。

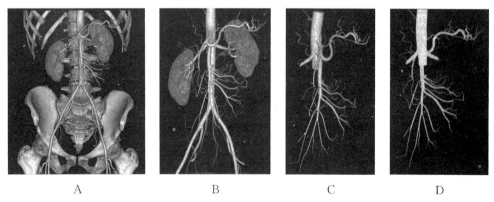

A　　　　　　　　B　　　　　　　　C　　　　　　　　D

图 3‑269　肠系膜上动脉 VR 图像

A:带骨 VR 图像;B、C:去骨 VR 图像;D:MIP 图像。

（4）后处理图像保存、打印：在"Film"栏中将所选取后处理图像并单击工具栏中排版图标（图3-270左上小黑框所示）进行排版（3×4或4×4），点击工具栏左下角"图像保存"图标 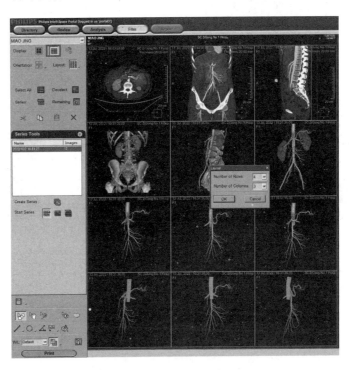（图3-271左下小白框所示）将图像保存至"Local"，再将保存的图像通过工具栏中"Printers"设置好打印路径，最后点击工具栏左下角"Print"打印图像。

图 3-270　图像排版

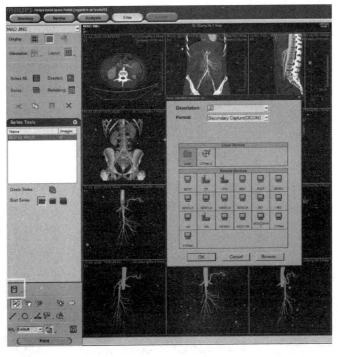

图 3-271　图像保存、打印

（5）图像传输：在原始图像、后处理图像及剂量界面单击左侧工具栏"Copy To"图标 并选择好传输路径后通过 PACS 系统(图 3-272)传至诊断工作站,以备书写影像诊断报告。

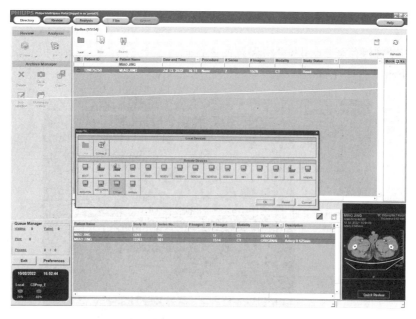

图 3-272　图像传输

(七)图像后处理之二

1. 图像后处理工作站　GE ADW4.6 工作站。

2. 图像传输　放射技师将扫描所得原始数据通过 PACS 系统传至 GE ADW4.6 工作站。

3. 放射医师在 GE ADW4.6 工作站对数据进行 MIP、CPR、MPR、VR 等处理,获得肠系膜上动脉后处理图像。

(1) 打开 GE ADW4.6 工作站进入列表框界面,可以通过受检者姓名、检查号查询所需要病例,在序列栏选取肠系膜上动脉原始图像序列,通过左上角"Volume Viewer"(图 3-273A 红色框所示)→"Reformat"图标(图 3-273B)进入图像预览界面(图 3-273C)。

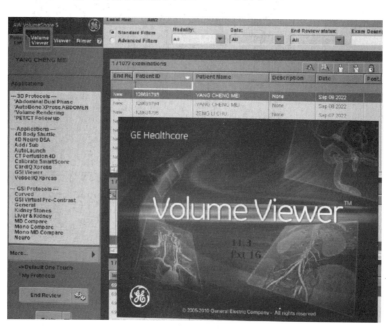

A

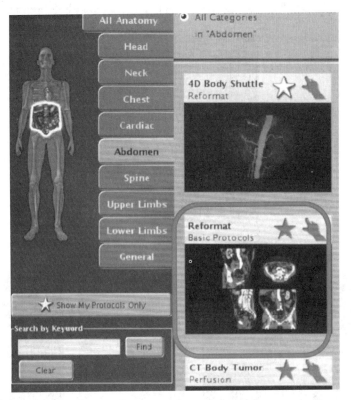

B

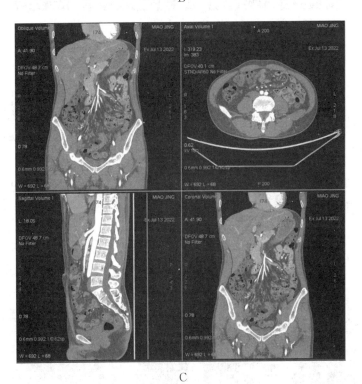

C

图 3-273 调阅肠系膜上动脉图像

A:"Volume Viewer"工具;B:"Reformat"图标;C:肠系膜上动脉预览操作界面。

（2）调整窗宽窗位及层厚（图3-274，彩图3-274），获得肠系膜上动脉带骨MIP图像（图3-275）。

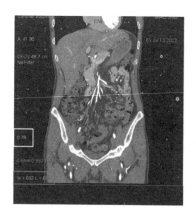

图3-274　窗宽、窗位（左下小黑色框）及层厚（左上小白色框）调整

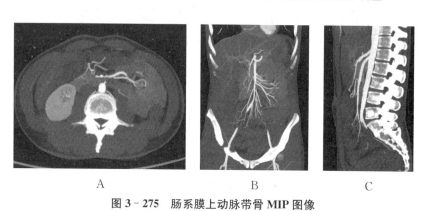

A　　　　　　　　　　B　　　　　　　　　　C

图3-275　肠系膜上动脉带骨MIP图像
A：横断面图像；B：冠状面图像；C：矢状面图像。

（3）获得肠系膜上动脉带骨VR图像：鼠标右键单击视图类型活动注释框并选择"VR"（图3-276A）进入肠系膜上动脉VR操作界面（图3-276B），单击工具栏"解剖刀"图标 ▨ （图3-276C）裁剪遮挡血管的组织获得肠系膜上动脉带骨VR图像（图3-276D）。

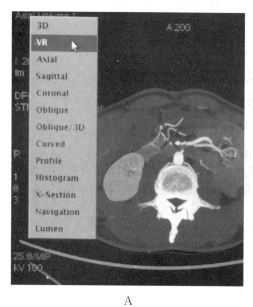
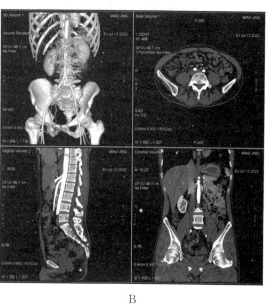

A　　　　　　　　　　　　　　　　　B

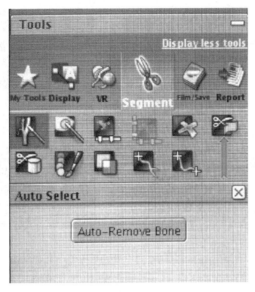
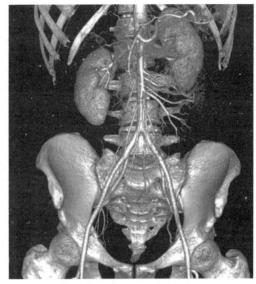

C   D

图 3－276　获得肠系膜上动脉带骨 VR 图像

A：视图类型活动注释框；B：VR 操作界面；C："解剖刀"图标；D：VR 图像。

（4）肠系膜上动脉自动去骨：3D－VR 界面下，在左侧工具栏依次单击"Protocols List"→"Abdomen"→"AutoBone XPress ABDOMEN"（图 3－277）进入去骨后肠系膜上动脉操作界面（图 3－278）。

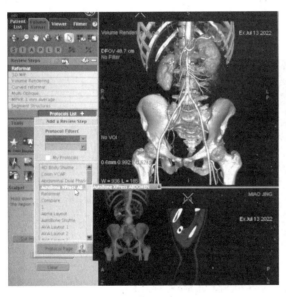
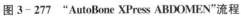
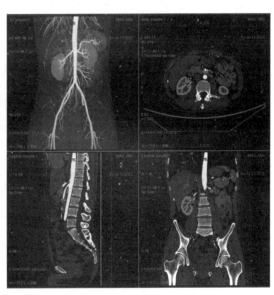

图 3－277　"AutoBone XPress ABDOMEN"流程　　　**图 3－278　肠系膜上主动脉自动去骨后操作界面**

（5）添加及裁剪血管：自动去骨后部分血管可能丢失，在 Tools（工具）部分，单击"Segment"（分段）图标选项卡→"Auto Select"（自动选择）图标（图 3－279A）→"Small Vessels"图标

（图 3－279B）对血管进行添加，同时利用解剖刀工具裁剪多余组织，获得肠系膜上动脉去骨后 VR 图像（图 3－280A），并通过视图类型活动注释框选择"MIP"即可获得去骨后 MIP 图像（图 3－280B）。

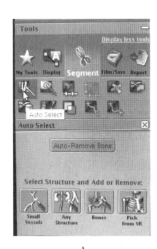 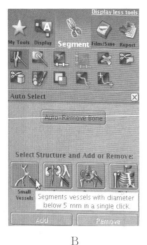 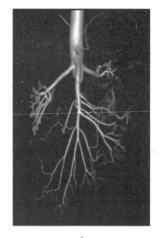 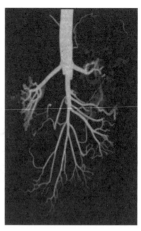

A   B   A   B

图 3－279　添加血管工具   图 3－280　肠系膜上动脉去骨后 VR 及 MIP 图像

A："Auto Select"图标；B："Small Vessels"图标。   A：VR 图像；B：MIP 图像。

（6）血管分析：单击工具栏"Post－Stent Aorta Analysis"（图 3－281）进入血管分析界面（图 3－282，彩图 3－282）；对肠系膜上动脉进行命名：单击工具栏"Start of Section"（图 3－282A 工具栏白色框），按住键盘"Shift"键及利用鼠标将红色十字图标放置胸主动脉远端中心，再单击工具栏中"Superior Merenteric Artery"，利用鼠标单击肠系膜主要分支远端，再将"Show Tracking"打上"√"（图 3－282A 黑色框所示），则可显示肠系膜上动脉 MIP、CPR 及拉直图像（图 3－282B），如无镜像伪影则可直接保存肠系膜上动脉 CPR 及拉直图像（图 3－283）；若镜像伪影严重，则需利用编辑工具对肠系膜上动脉进行编辑，再获得肠系膜上动脉 CPR 及拉直图像。

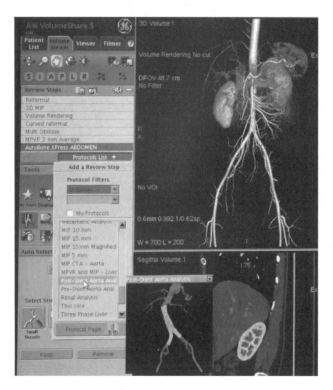

图 3－281　"Post－Stent Aorta Analysis"图标

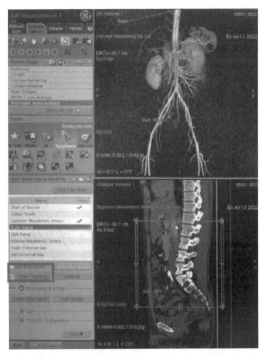

A

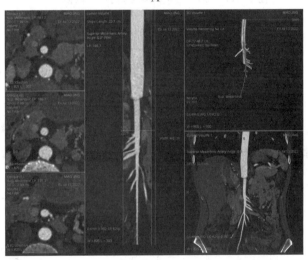

B

图 3 - 282　肠系膜上动脉血管命名及分析界面

A:血管命名界面;B:血管分析界面。

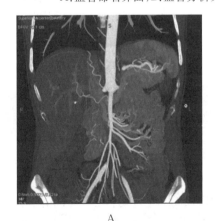

A　　　　　　　　　　B

图 3 - 283　肠系膜上动脉 CPR 及拉直图像

A:CPR 图像;B:拉直图像。

（7）后处理图像保存、打印：在"Film"栏中将所选取肠系膜上动脉后处理图像进行排版（4×4 或 5× 4），设置打印路径，图像保存并打印（图 3-284）。

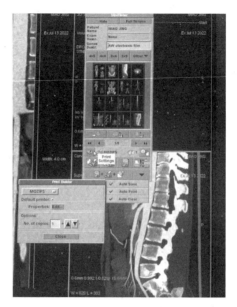

图 3-284　后处理图像排版、打印、保存设置

（8）图像传输：在肠系膜上动脉原始图像、后处理图像及剂量报告界面单击图像传输图标 （图 3-285）选择好传输路径后通过 PACS 系统传至诊断工作站，以备书写影像诊断报告。

图 3-285　图像传输

【泌尿系】

泌尿系图像后处理，扫描参数：管电压 120 kV，毫安秒 250 mAs，螺距 0.938，层厚 2 mm，层间距 1 mm，重建间隔 2 mm，扫描时间 6.9 s。对比剂名称碘克沙醇（320 mgI/ml），用量 90 ml、生理盐水 40 ml，注射速率 4.0 ml/s。扫描技术：在常规腹部增强的基础上做延时扫描。技术操作过程中要合理把握延时的扫描时间,常规受检者一般在注射完对比剂 40 min 后扫描。肾功能较差的还要往后延时。扫描时要保证受检者的膀胱充分充盈。

后处理步骤:VR 重建从工作站界面"CT Viewer"进入,点击"Volume",在原始的 VR 图像基础上运用"Clip"切割功能键把重叠的没有必要显示的骨骼和血管切除,多角度显示肾盂、输尿管、膀胱形态。

MIP 重建从工作站界面"CT Viewer"进入,点击"Slap",在 MPR 技术基础上加大层厚(一般在 20 mm),选择 MIP 主要在冠状位图像上左右移动角度,尽量最大化显示泌尿系全程影像(图 3 - 286A～D)。

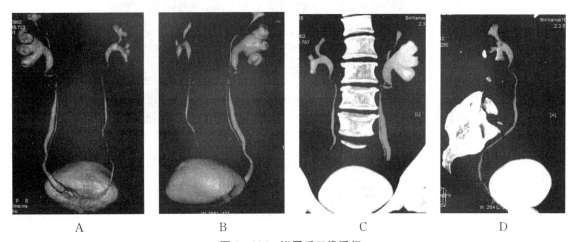

A　　　　　B　　　　　C　　　　　D

图 3 - 286　泌尿系三维重组
A、B:VR 显示泌尿系全程影像,C、D:MIP 显示肾盂、输尿管、膀胱形态、结石的位置等。

病例 1　患者,男性,44 岁,无痛性血尿 1 个月。行泌尿系 CT 尿路成像。

(一)检查前准备

1. 向受检者介绍检查流程,告知注射对比剂后可能产生的不适反应,消除其紧张情绪。
2. 胃肠道准备　1 周内未服含金属的药物及未做胃肠道钡餐造影;检查前禁食 4 h。
3. 去除检查范围内金属等异物。
4. 嘱受检者平静、自由呼吸。
5. 选用 18 G 以上留置针置于手臂粗大静脉,如肘前静脉等;建议优先选择右臂。

(二)检查体位

1. 仰卧位,将双臂举过头顶。
2. 头先进。

(三)对比剂注射计划

1. 对比剂选择　使用非离子型对比剂,如急诊或注射血管不理想者可采用碘克沙醇。
2. 对比剂浓度　300～370 mg I/ml。
3. 对比剂剂量　成人 70～80 ml,婴幼儿按体重计算(0.9～1.0 ml/kg)。
4. 注射速率　4～5 ml/s,用相同速率注射 40～50 ml 生理盐水进行冲管。

(四)扫描设备

GE Revolution 256 排螺旋 CT。

(五)检查技术

1. 扫描方式　螺旋扫描。
2. 扫描范围　从膈顶至耻骨联合下缘(图 3 - 287)。
3. 监测技术　采用对比剂智能跟踪技术,对肝顶层面腹主动脉进行监测;阈值设置为 150 HU,当监测层面腹主动脉 CT 值达到阈值时自动触发,并延迟 5.9 s 开始扫描(图 3 - 288)。

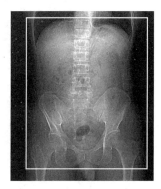

图 3 - 287　扫描定位像

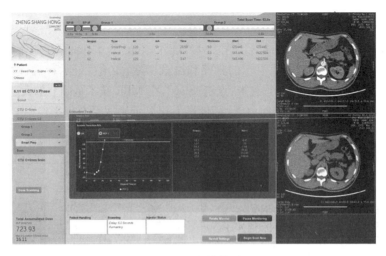

图 3 - 288　智能监测图

4. 扫描参数　管电压 120 kV,自动管电流(选择范围 10～720 mA),噪声指数 18,旋转时间 0.28 s,探测器宽度 80 mm,螺距 0.992,初始重建层厚 0.625 mm,重建层厚 0.625 mm,类型标准(STND)。

5. CT 扫描　扫描序列通常包括平扫、动脉期、实质期、肾盂期,扫描过程中技师应根据肾盂肾盏、输尿管及膀胱对比剂充盈程度判断是否延迟时间扫描。

(六)图像后处理之一

1. 图像后处理工作站　飞利浦星云工作站(EBW)。

2. 图像传输　放射技师将扫描所得原始数据通过 PACS 系统传至 EBW 工作站。

3. 放射医师在 EBW 工作站对数据进行 MIP、CPR、MPR、VR 等处理,获得泌尿系后处理图像。

(1)打开 EBW 工作站进入列表框界面,可以通过受检者姓名、检查号查询所需要病例,在序列栏选取原始图像序列(图 3 - 289),点击工具栏"CT Viewer"图标(CT 查看器) ![CT Viewer图标] (图 3 - 289 箭头所示)进入图像预览及处理界面二维模式(图 3 - 290)。

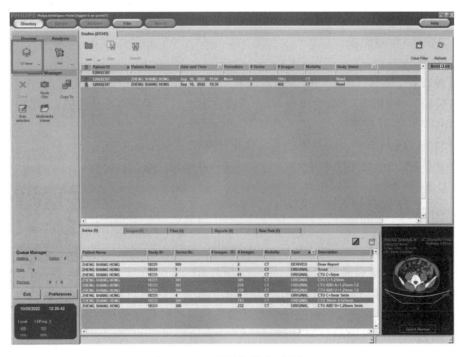

图 3 - 289　原始扫描序列选择

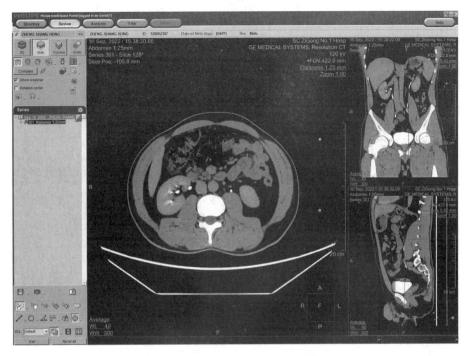

图 3 - 290　"CT Viewer"二维模式

（2）观察各序列图像（平扫、动脉期、实质期、肾盂期，图 3 - 291），选取肾盂肾盏、输尿管及膀胱充盈最佳序列进行后处理。首先于图像左下角下拉菜单中选择"MIP"，并调节合适窗宽（WW）、窗位（WL），同时调整图像右上角层厚（Thickness）10～20 mm（图 3 - 292），获得泌尿系 CPR 图像（图 3 - 293）。

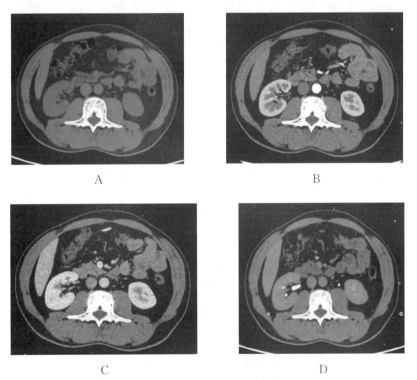

图 3 - 291　泌尿系 CTU 图像
A:平扫图像;B:动脉期图像;C:实质期图像;D:肾盂期图像。

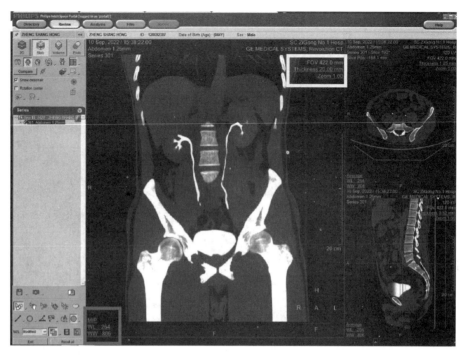

图 3 - 292　图像后处理类型、窗宽窗位(左下小黑色框)及层厚调整(右上小白色框)

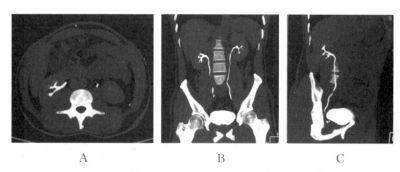

A　　　　　　　　B　　　　　　　　C

图 3 - 293　泌尿系 CPR 图像
A:横断面图像;B:冠状面图像;C:矢状面图像。

　　(3) 获取泌尿系去骨图像:将泌尿系 CTU 原始图像(肾盂期)通过单击工具栏左上角"Analysis"→
"AVA"图标(图 3 - 294)进入 VR 图像操作界面(图 3 - 295),依次单击工具栏"Series"中→"Bone
Removal"→"Remove All Bones"(图 3 - 296A)进入去骨后操作界面(图 3 - 296B),利用裁剪工具裁剪多
余组织(图 3 - 297)获得泌尿系整体 VR 图(图 3 - 298A),并通过调整后处理方式获得泌尿系 MIP 图像
(图 3 - 298B)。

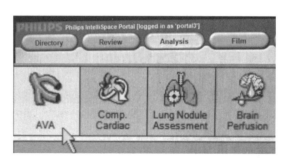

图 3 - 294　"AVA"图标

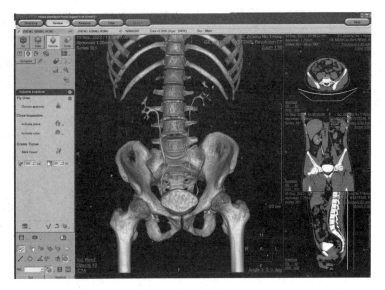

图 3‑295　VR 操作界面

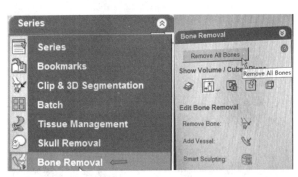

A

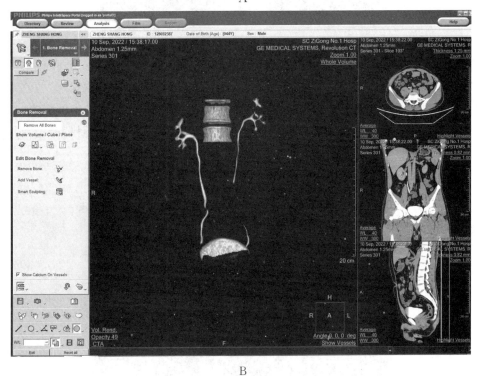

B

图 3‑296　自动去骨操作流程

A:自动去骨图标;B:"Bone Removal"操作界面。

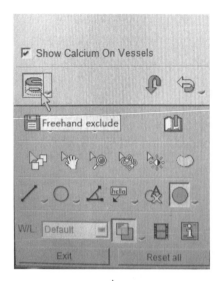
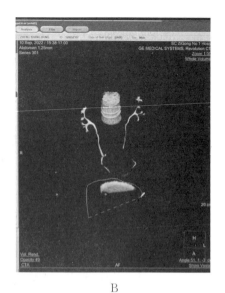

A

B

图 3-297　图像裁剪
A:裁剪工具图标;B:裁剪多余组织。

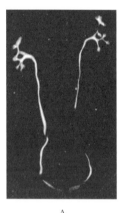
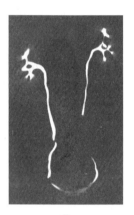

A

B

图 3-298　泌尿系 CTU 图像
A:VR 图像;B:MIP 图像。

（4）获取泌尿系带骨 VR 图像:单击"Review"→"Volume"图标进入 VR 操作界面(图 3-299),单击工具栏"Clip & Segmentation"中目标框图标(图 3-300 黑色框内所示)调整范围,获得泌尿系带骨 VR 图像(图 3-301)。

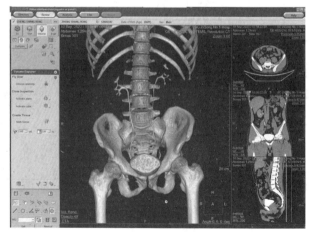

图 3-299　泌尿系 VR 操作界面

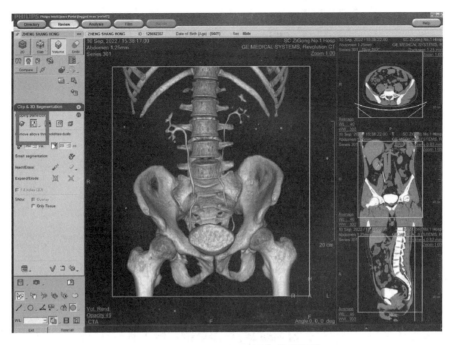

图 3－300　泌尿系 VR 图像范围调整

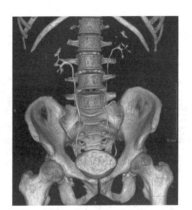

图 3－301　泌尿系 CTU 带骨 VR 图像

（5）后处理图像保存、打印：在"Film"栏中将所选取后处理图像进行排版（4×4 或 5×4）（图 3－302），单击工具栏左下角"图像保存"图标 ![软盘图标] 将图像保存至"Local"，再将保存图像通过工具栏中"Printers"设置好打印路径，最后单击工具栏左下角"Print"打印图像（图 3－303）。

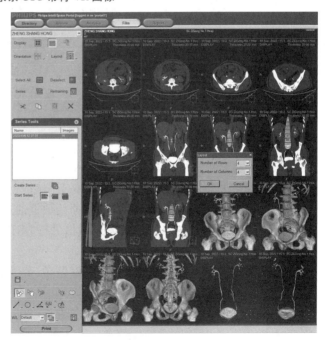

图 3－302　图像排版

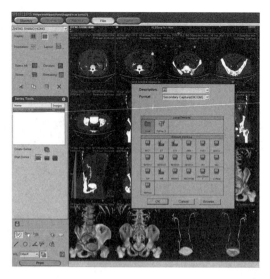

图 3 – 303　图像保存及打印

（6）最后在原始图像、后处理图像及剂量报告界面单击左侧工具栏"Copy To"图标 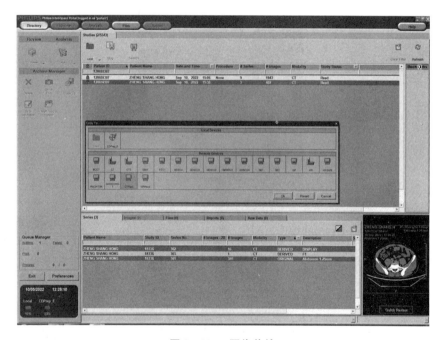选择好传输路径后（CTPACS）通过 PACS 系统（图 3 – 304）传至诊断工作站，以备书写影像诊断报告。

图 3 – 304　图像传输

（七）图像后处理之二

1. 图像后处理工作站　GE ADW4.6 工作站。

2. 图像传输　放射技师将扫描所得原始数据通过 PACS 系统传至 ADW4.6 工作站。

3. 放射医师在 ADW4.6 工作站对数据进行 MIP、CPR、MPR、VR 等处理，获得泌尿系 CTU 后处理图像。

（1）打开 ADW4.6 工作站进入列表框界面，可以通过受检者姓名、检查号查询所需要病例，在序列栏选取原始图像序列通过单击"Volume Viewer"→"Reformat"图标（图 3 – 305）进入图像预览界面，观察扫描图像并获得 CTU 多期扫描序列图像（图 3 – 306）。

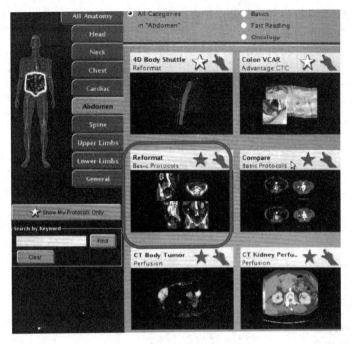

图 3 - 305 "Reformat"图标

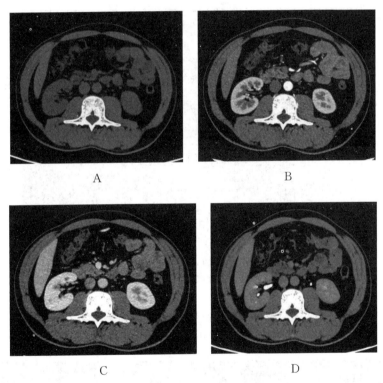

图 3 - 306 泌尿系 CTU 多期扫描图像
A:平扫图像;B:动脉期图像;C:实质期图像;D:肾盂期图像。

（2）获取泌尿系 CTU CPR 图像:肾盂期序列通过单击工具栏"AutoBone XPress ABDOMEN"图标

（图 3 - 307A 右上角黑框所示）进入图像预览及处理界面（图 3 - 307B）;调整图像窗宽、窗位及层厚获得各层面 CPR 图像（图 3 - 308）。

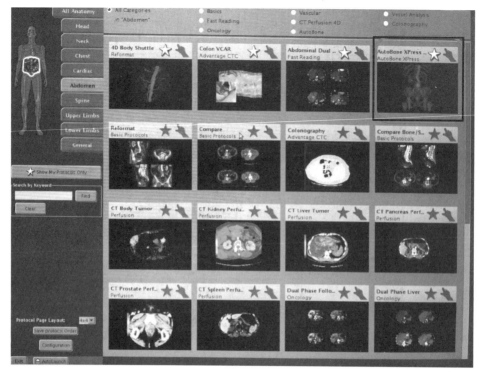

A

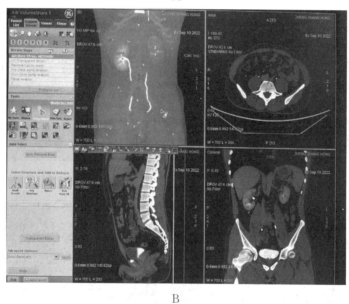

B

图 3-307　泌尿系 CTU 自动去骨

A:"AutoBone XPress ABDOMEN"图标；B:自动去骨后操作界面。

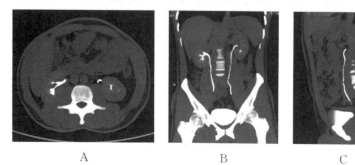

A　　　　　　　　　　B　　　　　　　　　　C

图 3-308　泌尿系 CPR 图像

A:横断面图像；B:冠状面图像；C:矢状面图像。

（3）泌尿系 CTU 去骨后 VR 及 MIP 图像：利用工具栏"Segment"图标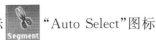"Auto Select"图标

"Small Vessels"图标（图 3-309）对肾盂肾盏、输尿管及膀胱进行处理获得泌尿系 CTU

去骨后 MIP 图像，并在视图类型活动注释框中选择"VR"即可获得 CTU 去骨后 VR 图像（图 3-310）。

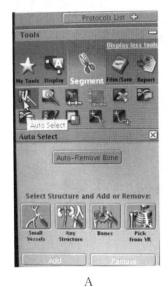
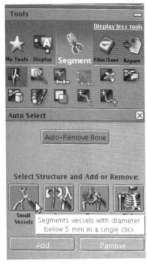
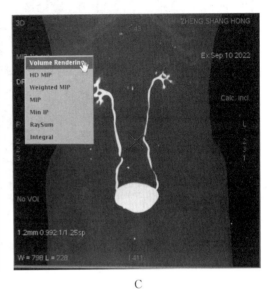

A   B   C

图 3-309 添加血管工具

A："Auto Select"图标；B："Small Vessels"图标；C：视图类型活动注释框。

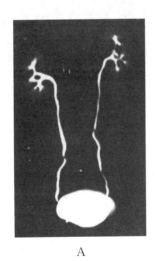
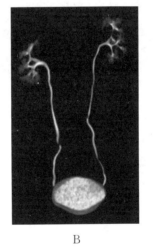

A   B

图 3-310 泌尿系 CTU 去骨后图像

A：MIP 图像；B：VR 图像。

（4）泌尿系 CTU 带骨 VR 图像：在图 3-307B 操作界面下鼠标右键单击视图类型活动注释框并选择"VR"（图 3-311A）即可获得泌尿系带骨 VR 图像（图 3-311B）。

（5）后处理图像保存、打印：在"Film"栏中将所选取后处理图像进行排版（4×4 或 5×4，图 3-312A），设置打印路径（图 3-312B 箭头所示），保存并打印图像（图 3-312B 白色框所示）。

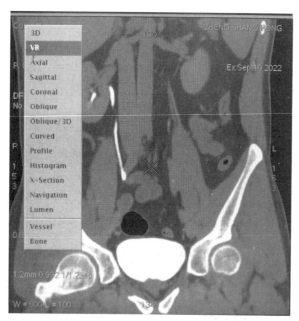
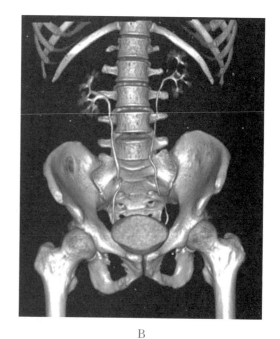

A

B

图 3 - 311　泌尿系 CTU 带骨 VR 图像
A:视图类型活动注释框;B:VR 图像。

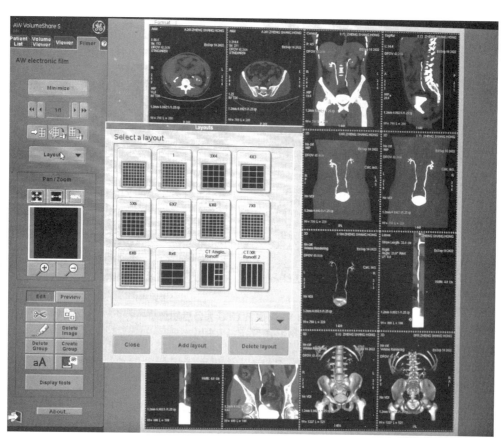

A

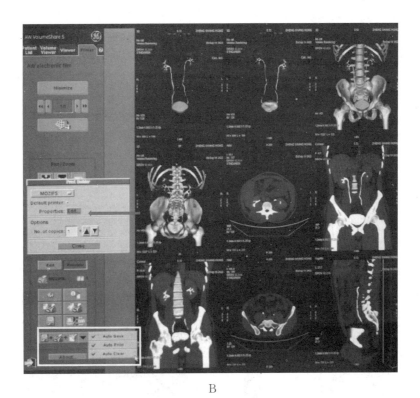

B

图 3-312　图像排版、保存及打印

A:排版;B:打印设置及图像保存、打印。

（6）图像传输:在原始图像、后处理图像及剂量报告界面单击图像传输图标"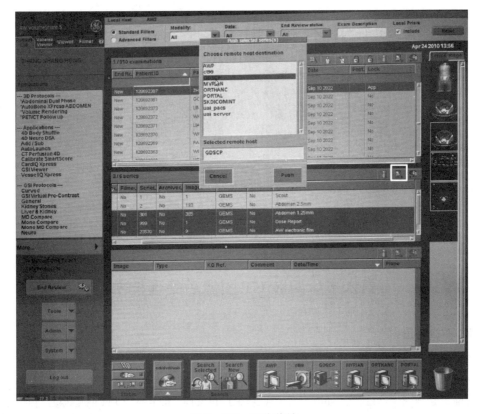"(图 3-313)选择好传输路径后通过 PACS 系统传至诊断工作站,以备书写影像诊断报告。

图 3-313　图像传输

【胃肠道】

病例 患者,男,40岁,因Crohn病行回盲部切除术后复查,行小肠CT成像。利用后处理软件 syngo MultiModality Workplace软件版本VE40B进行后处理(图3-314～图3-317)。

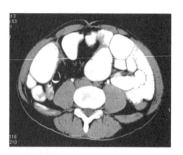

图3-314 CT扫描图像
患者饮用100 ml对比剂的水溶液1 h后,行CT扫描。

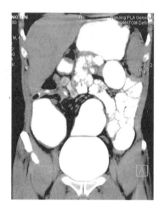

图3-315 经冠状面重组图像
图像对小肠的显示更加清晰。

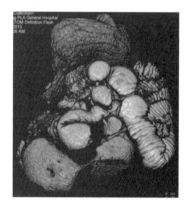

图3-316 VR显示
为了进一步清楚地显示小肠情况,还可以进行VR显示。

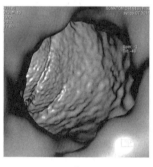

A

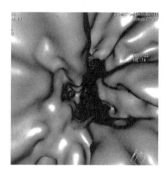

B

图3-317 仿真内窥镜显示
为了清晰观察小肠内壁,可采用仿真内窥镜显示。

第六节 四肢CT图像后处理技术

一、上肢CT血管造影

1. 检查前准备

(1)检查前询问受检者是否对碘过敏,是否是过敏体质。

(2)向受检者讲解注入对比剂后的一些正常身体上的反应,如全身发热、感觉恶心等属于正常反应,嘱受检者不必紧张,减少受检者的紧张情绪。

2. 对比增强扫描

(1) 定位像扫描:确定扫描范围和层次。

(2) 扫描体位和方式:仰卧位,双臂上举伸直;横断面螺旋扫描。

(3) 扫描角度:与扫描床面呈90°,扫描机架0°。

(4) 扫描范围:整个上肢。

(5) 扫描视野(FOV):(35 cm×35 cm)~(40 cm×40 cm),视受检者体型而定,需包括肢体周围皮肤。

(6) 重建层厚:≤1 mm。

(7) 重建算法:软组织算法。

(8) 窗宽、窗位:软组织窗窗宽250~350 HU,窗位25~35 HU。

(9) 扫描参数:100 kV,100~150 mAs。

(10) 对比剂的使用

①对比剂用量:成年人用量为100~120 ml非离子型含碘对比剂,儿童按体重用量为1.0~1.5 ml/kg,或参照药品说明书使用。

②注射方式:高压注射器静脉内团注,注射速率3.5~5.0 ml/s。

③扫描开始时间:采用团注跟踪技术,达到阈值后开始扫描。

3. 成像要点

(1) 上肢CTA患者双手置于躯体两侧,检查病变侧上肢时,应从对侧肘静脉或手背静脉注射对比剂。

(2) 上肢静脉成像包括直接成像和间接成像技术。①直接成像是指患者仰卧位,距前臂关节处绑扎止血带,经患侧手背静脉注入对比剂后进行扫描;常需要将对比剂稀释并以缓慢速率注射。②间接成像是指经对侧上肢静脉注入对比剂体循环后进行成像。

4. 打印和存档

(1) 打印上肢动脉轴位图像及其MRP、CPR及VR重组图像。

(2) 图像处理完成后,将上肢动脉扫描薄层图像及重组后图像完整上传至PACS。

二、下肢CT血管造影

1. 检查前准备

(1) 检查前询问受检者是否对碘过敏,是否是过敏体质。

(2) 向受检者讲解注入对比剂后的一些正常身体上的反应,如全身发热、感觉恶心等属于正常反应,嘱受检者不必紧张,减少受检者的紧张情绪。

2. 对比增强扫描

(1) 定位像扫描:确定扫描范围和层次。

(2) 扫描体位和方式:仰卧位,两臂置于身体两侧;横断面螺旋扫描。

(3) 扫描角度:与扫描床面呈90°,扫描机架0°。

(4) 扫描范围:从股动脉上方水平至足跟。

(5) 扫描视野(FOV):(35 cm×35 cm)~(40 cm×40 cm),视受检者体型而定,需包括肢体周围皮肤。

(6) 重建层厚:≤1 mm。

(7) 重建算法:软组织算法。

(8) 窗宽、窗位:软组织窗窗宽250~350 HU,窗位25~35 HU。

(9) 扫描参数:100 kV,100~150 mAs。

(10) 对比剂的使用

①对比剂用量:成年人用量为100~120 ml非离子型含碘对比剂,儿童按体重用量为1.0~1.5 ml/kg,或参照药品说明书使用。

②注射方式:高压注射器静脉内团注,注射速率 3.5~5.0 ml/s。

③扫描开始时间:采用团注跟踪技术,达到阈值后开始扫描。

3. 下肢血管 CTA 检查时,让受检者仰卧于扫描床上,足先进(双脚先进入扫描机架内),受检者双手上举,双膝并拢,必要时绷带固定,两足大踇趾靠拢,双腿稍内旋,使胫、腓骨分开。扫描范围从肾动脉水平至足背动脉,包括腹主动脉、髂内动脉、髂外动脉、股动脉、腘动脉及小腿和足背动脉。

4. 打印和存档

(1) 打印下肢动脉轴位图像及其 MRP、CPR 及 VR 重组图像。

(2) 图像处理完成后,将下肢动脉扫描薄层图像及重组后图像完整上传至 PACS。

三、四肢 CT 血管造影图像

1. 图像获取符合 CT 检查操作规范　①常规增强检查:采用螺旋扫描。②扫描的延迟时间:图像上肢或下肢动脉的强化程度可在一定意义上反映扫描的延迟时间是否得当;扫描的延迟时间可应用对比剂自动跟踪技术或团注实验法,多采用自动跟踪技术(上、下肢选用主动脉不同部位进行触发)。③对比剂注射和具体扫描参数:同下肢 CT 血管造影操作规范推荐或建议的参数。

2. 图像处理得当　①图像进行重建时,采用软组织算法,重建层厚≤1.0 mm。②根据临床诊断需要,常规重组 MIP、VR 或 MPR、CPR 等后处理图像,并以多角度图像观察上肢或下肢动脉主干及其主要分支和其病变情况。③图像密度:本底灰雾密度值:D≤0.25;诊断区的密度值:D 为 0.25~2.0;空扫描(无结构)区密度值:D>2.4。

3. 图像能满足影像诊断的需要　①图像要包含完整的上肢或下肢动脉主干及其主要分支。②轴位图像上,上肢或下肢动脉主干及其主要分支显示清晰,强化明显,与图像背景有良好的对比。③MIP、VR 或 MPR、CPR 等重组图像也能清晰显示上肢或下肢动脉主干及其主要分支的形态、密度和异常改变。

4. 图像上的信息准确　①图像上文字信息:应包括医院名称、受检者姓名、性别、年龄、检查号、层厚、间隔、扫描时间、扫描野、扫描方位、千伏值、毫安秒值和左右标识;字母、数字显示清晰;图像文字不能超出图片以外,也不能遮挡图像中影像。②图像上影像信息:图像必须足够大,可以用来评价上肢或下肢动脉主干及其主要分支的正常解剖结构及病变;图像对比度良好,最优化地显示组织间的不同层次;图像中无影响诊断的伪影,包括金属异物伪影、呼吸运动伪影、主动脉搏动伪影及设备引起的伪影。

5. 图像质量的等级评价标准

0 级:上肢(下肢)动脉及其主要分支的轮廓显示不清,不能进行诊断。

1 级:上肢(下肢)动脉及其主要分支轮廓显示较清晰,有伪影,但可区分解剖结构,不影响诊断。

2 级:上肢(下肢)动脉及其主要分支轮廓显示良好,无伪影,可进行诊断。

3 级:上肢(下肢)动脉及其主要分支轮廓显示清晰,血管边缘锐利,可明确诊断。

图像质量必须达到 1 级或 2、3 级,方可允许打印图片及签发报告。

四、案例

采用 Toshiba Aquilion 64 排螺旋 CT 扫描仪,扫描范围从肾动脉水平至足底,受检者取仰卧足先进扫描体位,足固定为内翻。扫描条件管电压为 120 kV,毫安秒为 350 mAs,旋转时间为 0.75 s,层厚 1 mm,螺距为 1.25。扫描采用对比剂跟踪 Surestart 技术,在腹主动脉双肾水平处兴趣区设置触发域值,一般选择 120 HU(图 3-318)。

高压注射器有 A、B 筒,A 筒为 370 mgI/ml 的碘海醇对比剂,B 筒为生理盐水,注射方案中,先用 B 筒试注 20 ml 生理盐水,在血管成像的同时,用 A 筒注射对比剂 1.5 ml/kg 剂量,速率为 4.0 ml/s,再用 B 筒 20 ml 的生理盐水进行冲管,把对比剂注入体循环。

放射师把容积数据发送到 Vitrea 工作站进行 MIP、VR、MPR、CPR 等后处理得出下肢动脉的全貌图,包括一系列去骨、勾画等工作,并进行多角度、多方位图像保存。

影响下肢动脉 CTA 成像的因素主要有对比剂、延迟时间、扫描参数、血管钙化、重建技术、受检者年龄、机器性能、受检者合作程度等。

对比剂的总量越大、注射速率越快、浓度越高,获得的下肢动脉图像质量越高,原因是能在更短的时间内对比剂到达下肢动脉的血管里浓度更大;对比剂的总量越小、注射速度越慢、浓度越低,获得的下肢动脉图像质量越差。不过,对比剂总量、注射速度与浓度受限于受检者,受检者短时间内接受对比剂的量有限,不然会产生严重的不良反应。另外,受检者血管短时间内耐受对比剂的压力有限,所以对比剂的注射速度有一定限制。

延迟时间对获得优质下肢动脉图像质量有较大的影响,一般延迟时间在 35～40 s 获得下肢动脉的图像质量最高,原因在于对比剂到达下肢动脉并达到最高浓度和血管充盈好的时间一般在此时段。

扫描参数在旋转时间为 0.75 s、螺距为 1.25 时获得的下肢动脉图像质量最高;旋转时间越偏离 0.75 s,螺距越偏离 1.25,获得的下肢动脉图像质量越差。原因在于旋转时间为 0.75 s、螺距为 1.25 时,能在对比剂在下肢动脉浓度最高、血管充盈最好的有限时间内完成扫描,因此获得的下肢动脉图像光滑、饱满。从肾动脉水平到足底,一般长度在 110～120 cm,对比剂从肾动脉水平处的腹主动脉充盈到足背动脉一般需要 26～32 s,选择旋转时间为 0.75 s,螺距为 1.25 可以保证扫描速度与血管充盈速度一致。

动脉无钙化获得的下肢动脉图像质量最高,随着动脉钙化程度的增加,下肢动脉的图像质量越来越差。动脉钙化对下肢动脉狭窄程度的分析有不少的影响,对轻中度钙化经过后处理后,对下肢动脉狭窄能做出较准确的评估,而严重钙化产生的伪影对血管的影响,就很难评估。

重建技术对下肢动脉图像质量产生比较大的影响,图像质量按照重建技术 MIP、VR、MPR、SSD 依此递减,MIP 效果最好,VR 次之,MPR 与 SSD 获得的效果明显有一段距离,SSD 最差,一般在实际工作中比较少用。

年龄越小,获得下肢动脉的图像质量越高;年龄越大,获得下肢动脉的图像质量越差。可能在于年龄越低的受检者下肢功能好、血管各分支供血充足和能理解与配合医师在检查中提及的各种注意事项,而年龄大的受检者,除了下肢、血管供血功能差外,大部分有其他并发症,在配合检查方面也有欠缺。

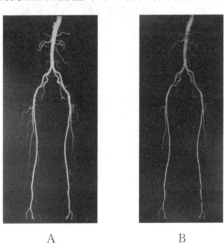

A   B

图 3－318 双下肢动脉三维重组
A:双下肢动脉的三维 MIP 图像;B:双下肢动脉的三维 VR 图像。

由于远端胫前、后动脉及腓动脉近端血管明显狭窄或闭塞只能靠细小的侧支循环连接,血流速度减慢,血供减少,血管显影不佳,根据血管造影显像原理,可通过增加对比剂用量、浓度及加长延迟扫描时间,使阻塞血管远端和侧支循环清晰显影。

病例 1 患者,女性,55 岁。糖尿病,双下肢肿胀不适 3 个月。行下肢动脉 CTA 检查。

(一)检查前准备

1. 向受检者介绍检查流程,告知注射对比剂后可能产生的不适反应,消除其紧张情绪。

2. 去除检查范围内金属等异物。

3. 嘱受检者平静、自由呼吸。

4. 选用 18 G 以上留置针置于手臂粗大静脉,如肘前静脉等;建议优先选择右臂。

(二)检查体位

1. 仰卧位,将双臂举过头顶。

2．足先进。

（三）对比剂注射计划

1．对比剂选择　使用非离子型对比剂，如急诊或注射血管不理想者可采用碘克沙醇。

2．对比剂浓度　300～370 mg I/ml。

3．对比剂剂量　成人 70～80 ml，婴幼儿按体重计算（1～1.5 ml/kg）。

4．注射速率　4～5 ml/s，用相同速率注射 40～50 ml 生理盐水进行冲管。

（四）扫描设备

GE Revolution 256 排螺旋 CT。

（五）检查技术

1．扫描方式　螺旋扫描。

2．扫描范围　从脐部至足尖（图 3-319）。

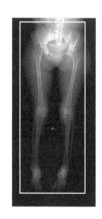

图 3-319　扫描定位像

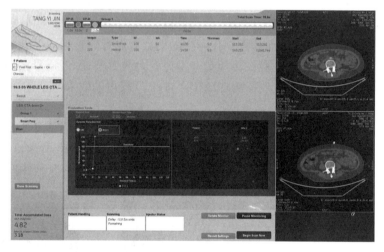

图 3-320　智能监测图

3．监测技术　采用对比剂智能跟踪技术，对腹主动脉远端进行监测；阈值设置为 150 HU，当监测层面腹主动脉 CT 值达到阈值时自动触发，并延迟 13 s 开始扫描（图 3-320）。

4．扫描参数　管电压 100 kV，自动管电流（选择范围 10～720 mA），噪声指数 18，旋转时间 0.28 s，探测器宽度 40 mm，螺距 0.984，初始重建层厚 0.625 mm，重建层厚 0.625 mm，类型标准（STND）。

（六）图像后处理

1．图像后处理工作站　GE ADW4.6 工作站。

2．图像传输　放射技师将扫描所得原始数据通过 PACS 系统传至 GE ADW4.6 工作站。

3．放射医师在 GE ADW4.6 工作站对数据进行 MIP、CPR、MPR、VR 等处理，获得腹主动脉后处理图像。

（1）打开 GE ADW4.6 工作站进入列表框界面，可以通过受检者姓名、检查号查询所需要病例，在序列栏选取下肢动脉 CTA 原始图像序列，单击工具栏"Volume Viewer"→"Lower Extremity Detailed Analysis"（图 3-321 黑色框所示）进入自动去骨后操作界面（图 3-322）。

（2）血管裁剪及添加血管：自动去骨后部分骨组织无法去除，则需通过"解剖刀" （图 3-323A 长箭头指示）裁剪或利用手动去骨图标 （图 3-323B 短箭头指示）去除剩余骨组织；自动去骨后部分血管可能缺失，在 Tools（工具）栏中单击"Segment"（分段）图标 选项卡→"Auto Select"（自动选择）图标 （图 3-323C）→"Small Vessels"图标 （图 3-323D）对血管进行添加，获

得下肢动脉去骨后 MIP 图像(图 3-324A),并通过鼠标右键单击视图类型活动注释框并选择"VR"获得
下肢动脉 VR 图像(图 3-324B)。

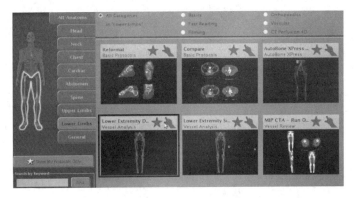

图 3-321 "Lower Extremity Detailed Analysis"图标

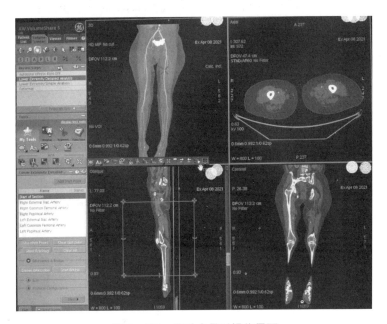

图 3-322 自动去骨后操作界面

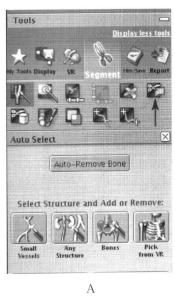
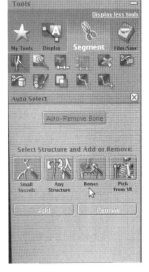

| A | B |

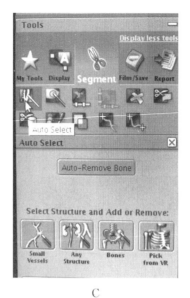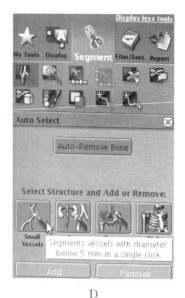

C　　　　　　　　　　D

图 3 - 323　血管裁剪及添加图标
A:解剖刀图标;B:手动去骨图标;C:"Auto Select"图标;D:"Small Vessels"图标。

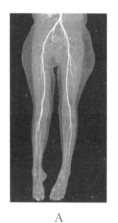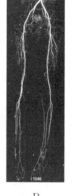

A　　　　　　　　　　B

图 3 - 324　下肢动脉去骨图像
A:MIP 图像;B:VR 图像。

（3）获得下肢动脉带骨 MIP 及 VR 图像:对原始图像通过调整层厚获得 MIP 图像(图 3 - 325A～B),通过鼠标右键单击视图类型活动注释框并选择"VR",获得下肢动脉带骨 VR 图像(图 3 - 325C)。

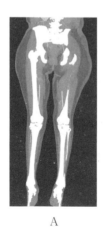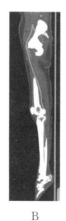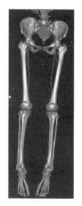

A　　　　　　　　B　　　　　　　　C

图 3 - 325　下肢动脉带骨 MIP 及 VR 图像
A:冠状面 MIP 图像;B:矢状面 MIP 图像;C:VR 图像。

（4）获得下肢动脉 CPR 及拉直图像：单击"Review Steps"中"Lower Extremity Simple Analysis"进行血管分析操作界面，工具栏中选中"Start of Section"（图 3-326A），利用键盘"Shift"键及鼠标将图标（图 3-326B 中红色十字所示，彩图 3-326）放置腹主动脉远端中心，再将工具栏中"Show Tracking"打上"√"，利用鼠标单击下肢动脉远端，则可获得下肢动脉多平面图像（图 3-327），同时可获得下肢动脉 CPR 及拉直图像（图 3-328）；若显示图像出现错层等情况，则需通过工具栏中编辑按钮"Edit trace"（图 3-329）对下肢动脉进行编辑，再获得相应图像。

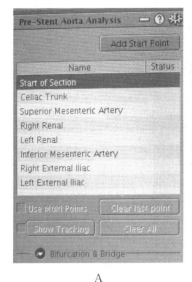
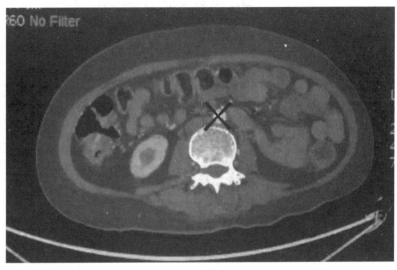

A   B

图 3-326　"Start of Section"设置
A："Start of Section"图标；B："Start of Section"放置位置。

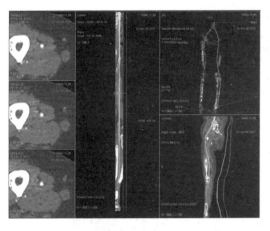

图 3-327　下肢动脉多平面图像界面

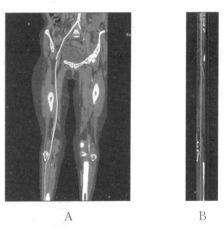

A   B

图 3-328　下肢动脉 CPR 及拉直图像
A：CPR 图像；B：拉直图像。

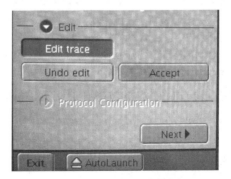

图 3-329　图像编辑图标

(5) 后处理图像排版、保存、打印:在"Film"栏中将所选取后处理图像进行排版(4×4 或 5×4)、打印路径设置、图像保存并打印(图 3-330)。

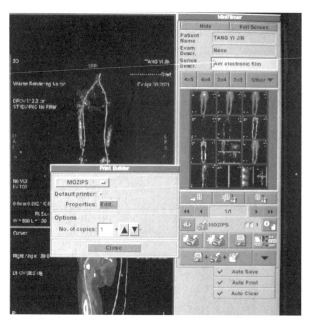

图 3-330　图像排版、保存及打印

(6) 图像传输:在原始图像、后处理图像及剂量报告界面单击图像传输图标 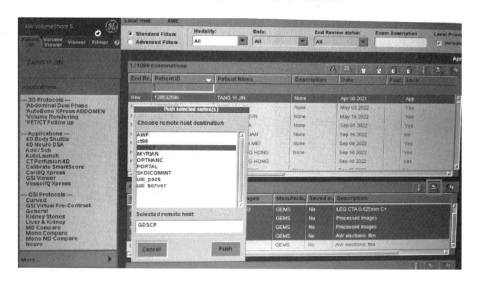（图 3-331)选择好传输路径通过 PACS 系统传至诊断工作站,以备书写影像诊断报告。

图 3-331　图像传输

病例 2　患者,女,35 岁,下肢静脉曲张。现病史:患者 7 年前无明显诱因下出现双下肢静脉曲张,右下肢较重,不伴乏力沉重,未予重视,近 3 年来右下肢静脉曲张逐渐加重,伴下肢站立后酸胀不适,不伴皮肤瘙痒,休息后可缓解。来院就诊,拟以"双下肢静脉曲张"收住入院。病程中饮食、睡眠、二便可,体重无明显减少。临床诊断:下肢静脉曲张,髂静脉压迫综合征,女性盆腔静脉充血综合征,下肢静脉功能不全。

检查前准备:严格按照碘对比剂禁忌证来筛查患者。

检查技术如下:

1. 体位设计　仰卧于检查床,双手上举、足先进。

2. 用加压袋绑扎双足踝,为压迫踝部浅静脉,压迫不良导致表浅静脉充盈显影,并使深静脉充盈不良,影响 CT 静脉成像效果及诊断结果,或者不用加压袋。

3. 注射扫描　采用双筒、双侧同时注射扫描,可减少大静脉内"层流现象"所致假阳性,同时可以双侧观察对比分析。

直接法:① 时间输入法:延迟 60～70 s 直接扫描;② 阈值监测法:下腔静脉监测 CT 值达 110～150 HU。

间接法:一般不用,显影较差,除非做下肢 CTA 时未发现问题,追踪延迟 90～120 s 观察,循环时间较长,由静脉到动脉再到静脉,静脉显影相对较差。均用非离子对比剂,建议浓度用 300 mg I/ml,或等渗对比剂可以保护肾功能,费用低,不建议用高浓度对比剂,经足背浅静脉注入,注入速率为 1.5 ml/s,每个针筒用 40 ml 对比剂并用 60 ml 生理盐水稀释。

4. 扫描范围　双足足尖到双肾上极(肾静脉以上,L1 以上)或不考虑剂量情况下包括膈肌更安全。

5. 扫描参数　GE 宝石 CT 128 排、64 层层厚 5 mm、层间距 5 mm、重建层厚 0.625 mm 或 1.25 mm,螺距 0.6～1.0,管电压 120 kV,管电流自动毫安技术。

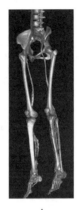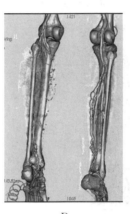

A　　　　　　　　B

图 3 - 332　A、B 双下肢 CTV 显示双下肢静脉曲张

6. 后处理　双下肢 CTV+Navg 3D 后处理技术简易流程:GEADW4.7 工作站→选受检者→选薄层数据包(软组织窗)→选下肢/Reformat→选 VR/Navg→点击鼠标右键→保存→回原始数据→点击三维图像→按 F1→鼠标选中图像→按 F1(拍片)→点击打印。

7. 后处理 3D 打印　GEADW4.7 工作站→选受检者→选薄层数据包(软组织窗)0.625→Reformat→选 VR→点击 STL→保存→连接 3D 打印机。具体效果详见图 3 - 333～图 3 - 345。

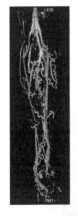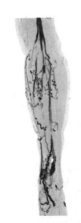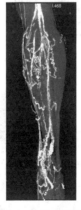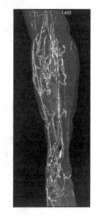

图 3 - 333　双下肢静脉曲张 VR 去骨图像　　图 3 - 334　下肢静脉曲张反像去骨图像正位图片(类 DSA 技术)　　图 3 - 335　下肢静脉曲张 MIP+伪彩技术成像　　图 3 - 336　双下肢 CTV 伪彩成像(类 DSA 灌注技术)

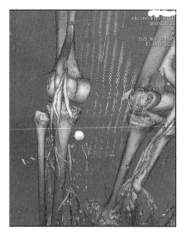
图 3 - 337　仿真 Navg 3D 技术
观察双下肢静脉曲张立体情况

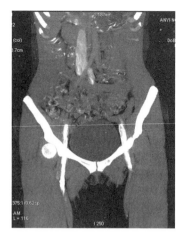
图 3 - 338　MIP 显示腰 5 水平
右髂动脉压迫左侧髂静脉

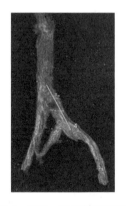
图 3 - 339　CTV 精准测量

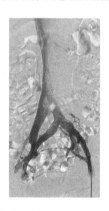
图 3 - 340　DSA 髂静脉及下腔静脉造影

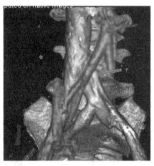
A

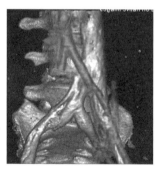
B

图 3 - 341　髂静脉压迫综合征

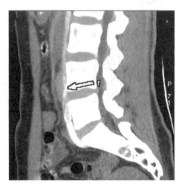
图 3 - 342　髂静脉压迫综合征
矢状位图片

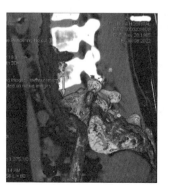
图 3 - 343　L5 水平显示 L5 椎
体与髂静脉的关系

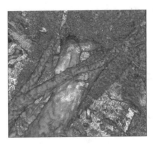

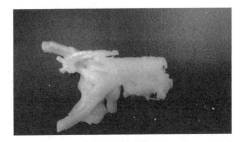

图 3-344　髂静脉压迫综合征　　　　图 3-345　髂静脉压迫综合征 3D 打印模型
仿真腹腔镜技术

8. 下肢 CTV 后处理注意事项　重建整体带骨 VR 图像时,须采取全屏放大的方式存取图像,否则会降低胶片上的图像分辨力,出现阶梯状伪影。当盆腔及下腹部肠道内容物较多时会影响腹主动脉及髂血管的显示,应尽量将其去除。重建过程中除了观察血管外,还要注意观察扫描范围内骨结构及周围软组织情况。不要把移动伪影当成是骨折,尤其是对于外伤后疑似血管损伤患者(初学者易犯)。容积再现(VR)图像的优点是直观、配合伪彩色使图像的空间立体感更强,使临床对下肢血管的结构、形态和各分支的走行有一个非常直观的了解,但是 VR 图像对细小的血管显示不佳,不能进行钙化斑块的测量分析。

9. 下肢 CTV(CT 静脉造影)优点　获得完整且连续下肢深浅静脉图像,有助于对下肢深浅静脉交通支的全面观察,对病变的范围进行全面评估,并可为腔内介入治疗和溶栓治疗及 3D 打印方案提供信息。缺点:不能提供血液动力学信息;对于膝远侧静脉显示较佳,对于膝关节以上的静脉血栓技术改良有待提升。

第七节　CT 低剂量平扫图像后处理技术

基于 CT 平扫及数据重建的图像显示技术,涉及图像后处理技术领域及模拟手术,包括:对受检者胸腹部进行一次螺旋 CT 扫描,并变换受检者的扫描体位,获得左冠状动脉主干及前降支的多个 CT 序列原始图;将左冠状动脉主干及前降支 CT 序列原始图按一定的窗宽窗位转换成图片格式,获得 CT 序列图片;获取 CT 序列图片的三维数据,并对其进行数据重建;利用数据重建后的三维数据通过图像处理技术重建三维图像,显示冠状动脉血管、肺内血管及肺内结节、肋骨、胸骨、气管成像、腹部血管及腹腔淋巴结、小肠、结肠、阑尾、腹膜等组织。通过变换扫描体位、数据重建、在螺旋胸部、腹部 CT 低剂量扫描的基础上用三维后处理技术,解决了现有 CT 检查需要对比剂增强和增加费用的问题。

图 3-346 为胸部平扫,改变参数及重建心脏 VR 图像显示左冠状动脉前降支及旋支,LCX2 箭头所示,左旋支发育细小,左冠状动脉前降支钙化(如有狭窄,做冠状动脉介入时,导丝及球囊通过需谨慎,还可预测动脉夹层形成的风险);此外还可以观察主动脉壁钙化,肺动脉、肺静脉走形,以及肺门淋巴结、内乳动脉等结构。

该技术通过挖掘高端设备潜能,不增加射线辐射剂量,通过变换扫描体位,在数据重建、改变技术参数、三维后处理在螺旋胸部 CT 低剂量扫描的基础上,用三维后处理技术(VR＋CPR＋图像反转等技术),显示冠状动脉血管、肺内血管及肺内结节、肋骨、胸骨、气管成像,一次屏气扫描,能清晰显示肺部异常、部分心脏血管、所扫胸部骨质病变,肺部肿瘤性病变、气管支气管、女

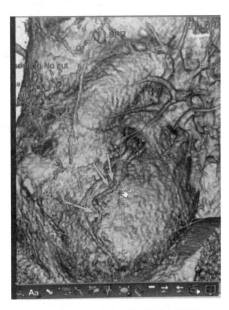

图 3-346　VR 重组平扫显示左冠状
动脉前降支

性乳腺病变、腋窝病变及皮肤软组织解剖异常。通过转 STL 等格式，实现 3D 打印，伴随医学发展可实现组织细胞生物 3D 或 4D、5D 打印，医学个性化定制将被实现。

CT 平扫及数据重建的图像显示技术其特征如下：

①对受检者胸部进行一次螺旋 CT 扫描，并变换受检者的扫描体位，获得左冠状动脉主干及前降支的多个 CT 序列原始图；左冠状动脉主干及前降支 CT 序列原始图的预处理：将左冠状动脉主干及前降支 CT 序列原始图按一定的窗宽、窗位转换成图片格式，获得 CT 序列图片；获取 CT 序列图片的三维数据，并对其进行数据重建；三维图像处理：利用数据重建后的三维数据通过图像处理技术重建三维图像，显示冠状动脉血管、肺内血管及肺内结节、肋骨、胸骨、气管成像。

②在对受检者胸部进行一次螺旋 CT 扫描之前，还包括：让受检者口服硝酸甘油及美托洛尔、地尔硫草或尼芬地多，改善微循环，扩张冠状动脉；美托洛尔降低心率，改善心肌耗氧量；三度房室传导阻滞患者禁止服用美托洛尔。

③螺旋 CT 扫描的时间为 3～10 s。

④其预处理步骤中还包括：基于所述左冠状动脉对应的 CT 序列图片，确定所述 CT 序列图片对应的候选钙化区域。

⑤所述图像处理技术包括 VR、MPR、CPR、支气管透明技术以及 MIP。

⑥扫描技术参数　80～120 kV，10～150 mAs 或自动毫安技术。层厚 3～5 mm，层间距 3～5 mm，采集重建层厚 0.33 mm、0.5 mm、0.625 mm、1.25 mm 均可，螺距 0.6～1.8。

⑦扫描范围　上缘包括肺尖、下缘包括所有肋骨，用吸气 3～5 s 屏气（提高血氧饱和度）下扫描或观察心脏为主直接屏气大螺距扫描，必要时口服产气粉或口服液体充盈空腔器官，用薄层三维后处理技术重建。

⑧后处理参数　选受检者→选薄层数据包（软组织窗）→选"Reformat"→选"VR/Navg→ CPR / MIP/ MPR"等，点击鼠标右键→保存→回原始数据→点击三维图像→"Reformat"→选"VR"→点击"STL"→保存→连接 3D 打印机或按"F1"→鼠标选中图像→按"F1"（拍片）→最后点击打印。具体效果如下（图 3 - 347～图 3 - 370）：

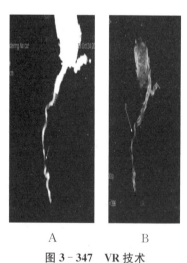

A　　　　B

图 3 - 347　VR 技术

A：胸部平扫后处理用 VR＋SSD 技术分割出左冠状动脉主干及前降支冠脉血管；B：胸部平扫后处理用 VR 血管透明技术分割出左冠状动脉主干及前降支冠脉血管。

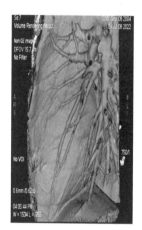

图 3 - 348　胸部 VR 图像

为螺旋胸部平扫数据，用安科设备"8M"球管，用大矩阵、小螺距、薄层、小焦点、通过 CT 技术原理，阈值成像调节重建心包、肺动脉、肺静脉解剖 CT 图像。

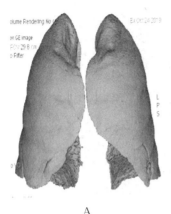 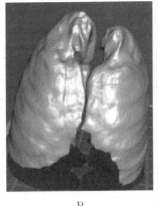 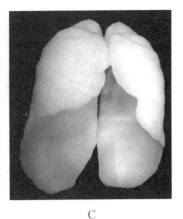

A B C

图 3-349 VR 技术及三维打印

A:VR 技术;B:通过平扫数据重建出肺容积,转"stl"格式;C:可实行肺容积 3D 打印,可以用在临床肺结节模拟手术。

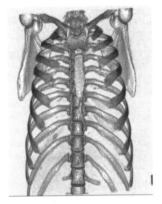

图 3-350 SSD 重组技术

为低剂量胸部平扫 SSD 技术重
建肋骨解剖形态图。

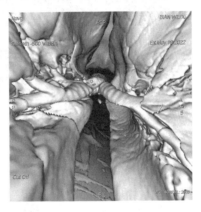

图 3-351 CT 三维后处理 Navg 导航技术

为低剂量胸部 CT 平扫,用后处理,经导航三维后处理仿真胸腔镜
重建出左肺门占位侵犯左舌叶支气管解剖形态图。

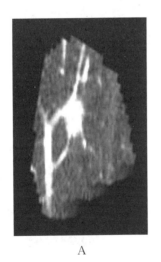 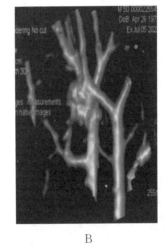

A B

图 3-352 三维技术

A:胸部低剂量平扫 3D-MIP 技术,B:3 个月后行高分辨 CT 靶扫描采集,三维 VR 技术局部分割+MIP,即最大
密度投影,显示右肺中叶小结节形体、边界不规则与多支供血血管、与主要供血血管的关系图,结节不规则,其病
变中心可见小泡征,与既往比有增大,符合肺原位癌向肺微浸润病变延伸征象。

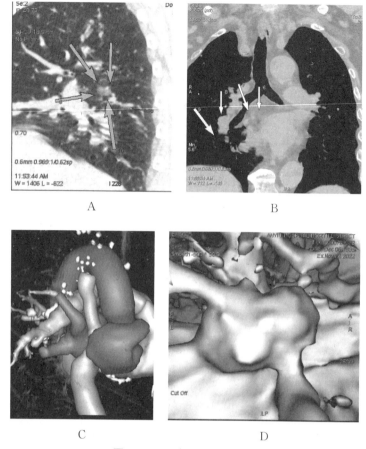

A   B

C   D

图 3-353　肺三维重组技术

A~D:胸部低剂量平扫,高分辨 CT 靶扫描采集。A:MPR+MIP 矢状位重建技术;B:MPR 技术冠状位重组主支气管;C:三维可视化技术;D:三维 VR 导航技术分割肺结节。(彩图 3-353)

VR 重建显示出右肺下叶 S6 段磨玻璃小结节,实性成分大于磨玻璃结节,边界不规则,并见供血血管穿入,邻近右肺门见淋巴结,三维图示:主要供血血管的关系图,立体、三维成像,分辨出动脉、支气管隆突下及右肺门淋巴结。

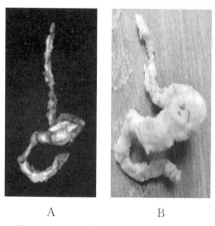

A   B

图 3-354　三维重组与三维打印技术

A、B:胸部低剂量 CT 原始数据。A:VR 后处理重建出食道、胃及部分十二指肠卧位解剖形态图;B:3D 打印,临床适用于食管肿瘤放疗定位、心脏功能不好,不能耐受胃镜、年老体弱患者寻找原因,适合筛查中晚期肿瘤或其他外压性病变。

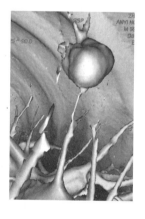

图 3-355　三维后处理 Navg 技术

为经后处理技术+平扫重建出肺肿瘤,病理即低分化肺浸润性腺癌,供血动脉直接发出肺动脉,通过仿真胸腔镜显示与胸膜的关系图,VR 可视化技术通过阈值调节显示心包、胸膜,结节形态不规则。

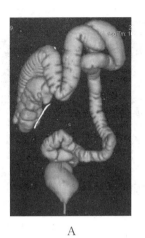

| A | B |

图 3 - 356 SSD 技术

A、B：通过注入空气，CT 平扫，无需 CT 增强对比剂，通过后处理技术。A：结肠、阑尾 SSD 技术，B：结肠、小肠 SSD 技术。调节阈值，显示出胃、小肠、结肠、阑尾解剖形态，可以清晰显示出肠道占位、息肉及肿瘤，适合心功能不好，不能耐受肠镜检查的老年危重患者，适合大便隐血＋仿真结肠小肠镜普查。

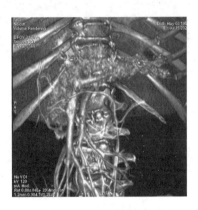

图 3 - 357 VR 技术

通过平扫数据，无需静脉注入 CT 对比剂可以清晰显示肠系膜上动脉、胃十二指肠动脉、脾静脉、肠系膜上静脉、胰腺等影像，适用胰腺容积测量，并与腰椎融合，有利于临床定位，可以实现模拟可视化手术。

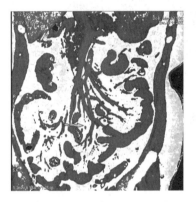

图 3 - 358 三维后处理伪彩渲染技术

可以用于脂肪定量（黄色），临床研究 2 型糖尿病与脂肪关系，平扫经参数后处理示：肠系膜上动脉钙化、腹腔多个小淋巴结，直径 1～2 mm。（彩图 3 - 358）

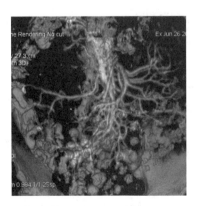

图 3 - 359 VR 技术

腹部 CT 平扫数据显示，肠系膜上动脉、肠系膜上静脉及与小肠之间的关系。

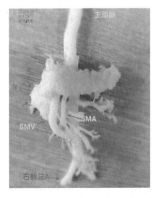

图 3 - 360 三维打印技术

利用 CT 原始数据 3D 打印胰腺、肠系膜上动脉、肠系膜上静脉、腹主动脉及其分支，临床可以模拟开展胰十二指肠切除术（Whipple 手术）。

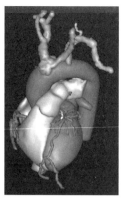

图 3 - 361　VR 技术

胸部平扫重组出左冠状动脉前降支及旋支(黄颜色表示左冠状动脉前降支钙化,彩图 3 - 361)。

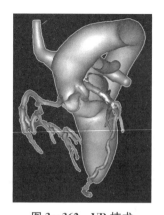

图 3 - 362　VR 技术

胸部平扫重组出左冠状动脉前降支及旋支(黄颜色表示左冠状动脉前降支钙化,彩图 3 - 362)。

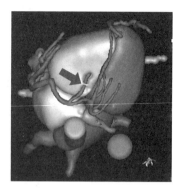

图 3 - 363　VR 技术

胸部平扫重组出,右冠状动脉呈右优势型,右冠状动脉远段分支左室后支壁冠状动脉(蓝箭头,彩图 3 - 363)。

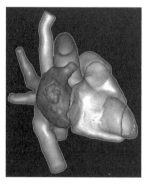

图 3 - 364　　VR＋MPR 融合技术

胸部 CT 扫描,经后处理重建:显示房间隔缺损(继发二孔型),给介入医生治疗先天性心脏病微创手术选择封堵器大小提供科学依据,并可以观察右房、左房、右心室,适用心脏射频消融治疗心律失常等疾病。

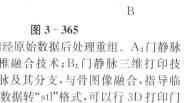

A　　　　　　　　　　B

图 3 - 365

A、B:腹部平扫经原始数据后处理重组。A:门静脉 VR 重组与腰椎融合技术;B:门静脉三维打印技术。观察门静脉及其分支,与骨图像融合,指导临床 TIPS 手术,数据转"stl"格式,可以行 3D 打印门静脉解剖标本。

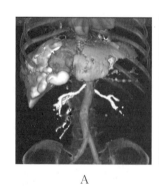　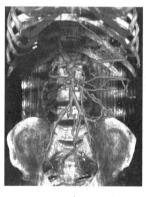　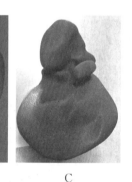

A　　　　　　　　　　B　　　　　　　　　　C

图 3 - 366　VR 技术与三维打印

A~C:平扫后处理分割出肝脏分段、肾动脉(黄色)、腹主动脉髂动脉(红色)与腰椎融合图(彩图 3 - 366)。A:VR 技术肝脏分段,将图 B 转"stl"格式后肝脏 VR 锐化技术;C:3D 打印肝脏解剖标本。

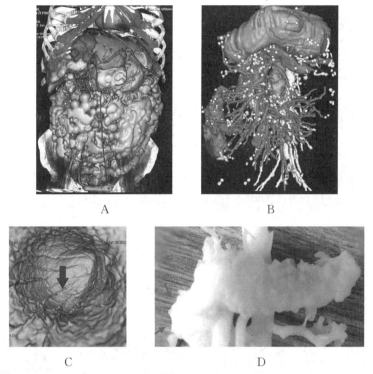

图 3-367

A、B:无肠道准备,随机腹部 CT 平扫未见明显异常,通过参数后处理重建发现小肠旋转不良,显示肠系膜上动脉(红色)、空肠动脉旋转、肠系膜上静脉(浅蓝色)、肝脏、小肠、乙状结肠(绿色)、结肠肝区、降结肠、直肠(浅粉红色)、胰腺(紫色)、胃网膜血管、腹壁血管及胃壁周围淋巴结、腹腔淋巴结(黄色)、脊神经等组织结构(黄色)。C:仿真 CT 内镜显示胃大弯侧胃黏膜光滑(蓝箭头)。D:可以实现胰腺 3D 打印图。(彩图 3-367)

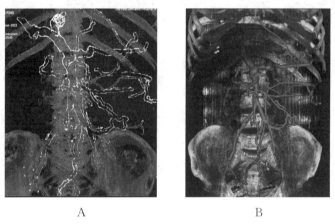

图 3-368 三维后处理技术

为腹部平扫通过参数数据处理、分割出门静脉血管轮廓与术中透视 DSA 二维图像融合,配准,适用 TIPS 技术导航。A:肠系膜上静脉 VR 技术(设计模拟导航);B:门静脉融合技术。(彩图 3-368)

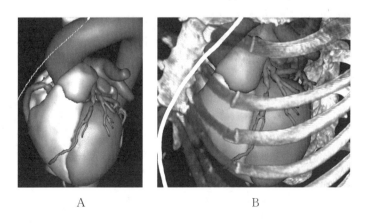

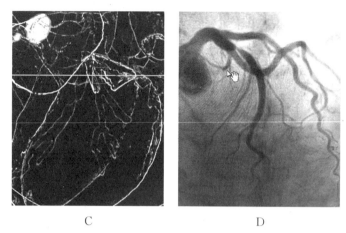

C   D

图 3 - 369   三维重组技术与 DSA 图像对照

A:胸部 CT 平扫后 VR 重组技术;B:VR 融合技术,观察左冠状动脉前降支近端重度狭窄;C:与 DSA 配准导航模拟图;D:DSA 冠状动脉造影相似位置,可以指导心脏介入手术规划方案,预测手术风险,节约术中时间,减少射线剂量。(彩图 3 - 369)

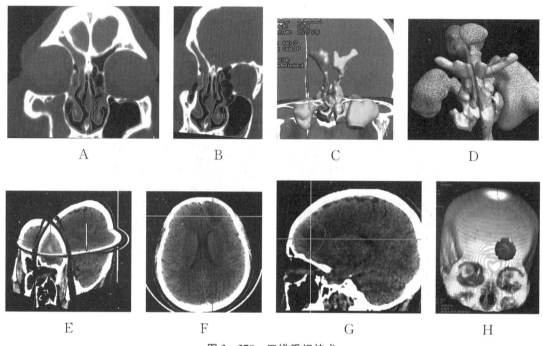

A   B   C   D

E   F   G   H

图 3 - 370   三维重组技术

A~B:颅脑平扫数据,常规横断面只能显示慢性额窦炎,经多参数后处理冠状位精准显示中鼻甲上方软组织影为阻塞部位,考虑炎性息肉阻塞致右侧额窦炎,分割出额窦走形路径;C,D:通过后处理技术显示鼻窦容积,及窦腔情况,右侧上颌窦窦腔较小,结合图 A 显示右侧上颌窦窦壁黏膜增厚考虑慢性炎症;E~H:左额叶占位,病理示:少突胶质细胞瘤(WHO I - II级),经后处理测出肿瘤容积,并仿真模拟手术。(彩图 3 - 370)

（王骏　黄燕涛　顾海峰　沈柱　李伟　曹阳　刘文亚　张娅　谢友扬　刘小艳）

第四章　磁共振图像后处理技术

第一节　磁共振快速成像技术汇总

后处理图像的质量不仅仅取决于后处理技术本身,更依赖于平扫图像质量的优劣。磁共振图像的质量优劣不仅依赖于信噪比(SNR)、空间分辨力、扫描时间(图4-1),同时还依赖于图像的对比度。它们在某一个条件不变的情况下,其他两个因素相互制约、相互牵制。如果要缩短扫描时间,则有可能牺牲部分信噪比,或者牺牲部分空间分辨力,或者侧面会影响图像对比度。

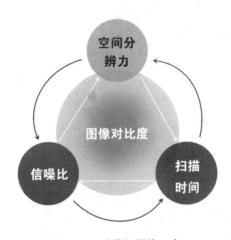

图4-1　磁共振图像三角

本章将对提高磁共振扫描速度的技术做一个汇总,包括一些新的快速扫描技术,希望对大家有所帮助。

一、概述

由于急诊临床的需求,磁共振扫描需要适当地提高扫描速度。但是,提高扫描速度的前提是,图像质量不能受到太大的影响,更不能影响诊断。此外,在提高扫描速度时,有些序列可以适当地扫描得快一点,比如盆腔的横轴位 T_1WI 序列,乳腺平扫的横轴位 T_1WI。而有些序列则不能调得太快,否则扫描结果不佳,如腹部 DWI、关节的 PDW 压脂序列。这些序列对诊断的价值比较大,而且速度快了,图像质量大打折扣。

二、减少激励次数

激励次数(NEX)又叫信号平均次数,是指每一个相位编码步级需要的重复次数。在飞利浦仪器中,激励次数又称为信号平均次数(number of signals averaged,NSA);而西门子设备,激励次数又称作平均次数(average);在 GE 设备中,激励次数就称作激励次数(number of excitation,NEX)。激励次数减少,信噪比降低。它们的倍数关系如图4-2所示。

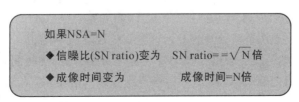

如果NSA=N

◆信噪比(SN ratio)变为　　SN ratio==$\sqrt{N}$ 倍

◆成像时间变为　　　　　　成像时间=N倍

图4-2　NSA 和成像时间、信噪比之间的关系

如果 NSA 增加 N 倍,信号增加 N 倍;同样,噪音增加 $\sqrt{N}$ 倍;那么,信噪比就增加了 $N \div \sqrt{N} = \sqrt{N}$ 倍,但是扫描时间也增加了 N 倍。在某种意义上讲,通过增加 NEX 来增加信噪比,其实不划算。例如,NEX 从 1 增加到 2,扫描时间翻倍了,信噪比提高 $\sqrt{2}$ 倍,也就是 1.44 倍。也就是花了 2 倍的时间,才提高了 $\sqrt{2}$ 倍的信噪比。

因此,要提高扫描速度,最简单的方法就是减少 NEX。在 1.5 T 的磁共振中,一般信噪比(相对 3.0 T)不高,激励次数 NEX 通常是 2 或 3。因此,此时要提高扫描速度,简单的办法就是把 NEX 降到最小值 1(GE中,NEX 可以小于 1,叫做半扫描技术)。此时,信噪比牺牲到原来的 71%($1 \div \sqrt{2} \approx 0.71$,图 4 - 3)。

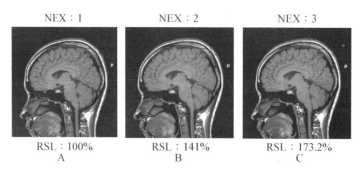

图 4 - 3 NEX 增加,信噪比增加

对于 3.0 T 磁共振扫描仪来讲,相同条件下,场强升高,信噪比比 1.5 T 的磁共振扫描仪高 1 倍。因此,在 3.0 T 的序列中,较多的 NEX 激励次数就是 1 次,此时就不能再通过这种方法来缩短扫描时间了。

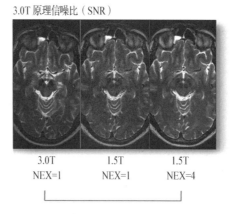

图 4 - 4 3.0 T 与 1.5 T 磁共振不同 NEX 图像效果

这里,3.0 T 比 1.5 T 磁共振成像最大的优势在于信噪比高 1 倍。以上图为例,在其他条件不变的情况下,3.0 T 图像的信噪比假设是 X,1.5 T 图像的信噪比是 Y,在 NEX 都为 1 的情况下,X=2Y;如果要使 1.5 T 的图像信噪比等于 3.0 T 的图像,那么,在其他条件不变的情况下,1.5 T 的激励次数必须为 2 的平方倍,也就是 $2^2 = 4$ 倍。在 1.5 T 的磁共振仪中,NEX=4,$Y' = \sqrt{4}Y = 2Y = X$。结论是,其他条件不变,1.5 T 要与 3.0 T 图像的信噪比一致(图 4 - 4),需要付出 4 倍的扫描时间。

因此,基于这个推论,会认为 3.0 T 磁共振的成像速度比 1.5 T 快 2 倍。实际上,3.0 T 的成像速度并不会比 1.5 T 快 2 倍。原因是 3.0 T 图像信噪比高,激励次数缩短少,但是用多余的信噪比去换分辨力,所以体素小了,扫描时间又上来了,但是空间分辨力高了。

通常,激励次数在有的公司都是整数,比如:1,2,3,4,…而在飞利浦设备中,目前激励次数可以设置小数点,比如:1,1.5,1.6,1.8,2,2.6,…这样做的好处是,如想缩短扫描时间,把 NEX 从 2 变成 1,又担心信噪比会损失得比较多,当把 NEX 设置为 1.5,这样既兼顾了信噪比,又节约了扫描时间。

三、降低空间分辨力

除了直接修改 NEX 外(这样做显得技术含量不太够),还可以通过降低空间分辨力,也就是提高体素大小来缩短扫描时间。这样做有两点好处:①扫描时间下降;②采集体素变大了,信噪比提高了(图 4 - 5)。当然,缺点是图像细节(空间分辨力)下降了。在飞利浦设备中,Geometry 参数栏里,可以直接显示采集体素,这样非常方便推测图像的空间分辨力并做出修改。有些公司喜欢用矩阵来描述图像空间分辨力,如果只描述矩阵,不写 FOV,那么无法从根本上确定一个图像的空间分辨力。

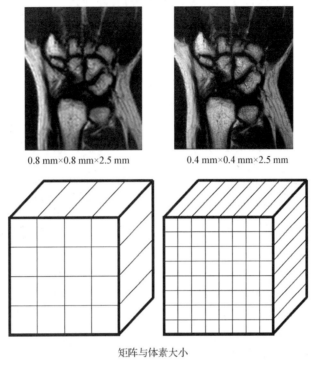

0.8 mm×0.8 mm×2.5 mm   0.4 mm×0.4 mm×2.5 mm

矩阵与体素大小

图 4 - 5　矩阵和体素大小的关系

　　例如:如果一个序列的扫描矩阵是 512×512,而不知 FOV 是多大,此时无法判定图像的空间分辨力(一个采集体素大小)。如果 FOV 是 512 mm×512 mm,那么 1 个体素大小就是 512 mm÷512=1 mm;同样如果 FOV 是 256 mm×256 mm,那么 1 个体素大小就是 256 mm÷512=0.5 mm。

　　注意到在 Geometry 参数栏里,体素大小(Voxel Size)有两个。ACQ voxel 代表采集体素;REC voxel 代表重建体素。同样下面的 Reconstruction matrix 代表重建矩阵。

　　在磁共振成像中,一般参数显示的体素为采集体素,就是系统采集接收信号通过梯度编码分隔的体素大小。此外,还有一个重建体素(图 4 - 6)。在图像后处理过程中,系统可以通过内插值(零插)在 K 空间周边插入一些零值,这样可以在重建的图像中提高分辨力,使形成的图像进一步提高分辨力,提高矩阵。

　　此时受硬件(梯度)或者扫描时间的限制,通常不会把采集体素做得太小。但是可以通过图像后处理、插值,在重建的图像中进一步提高分辨力。所以,重建体素肯定比采集体素小。但是,重建体素不是无限制的比采集体素小。比如:采集体素 1 mm,重建体素 0.1 mm,当超过重建处理的限度,图像反而模糊。

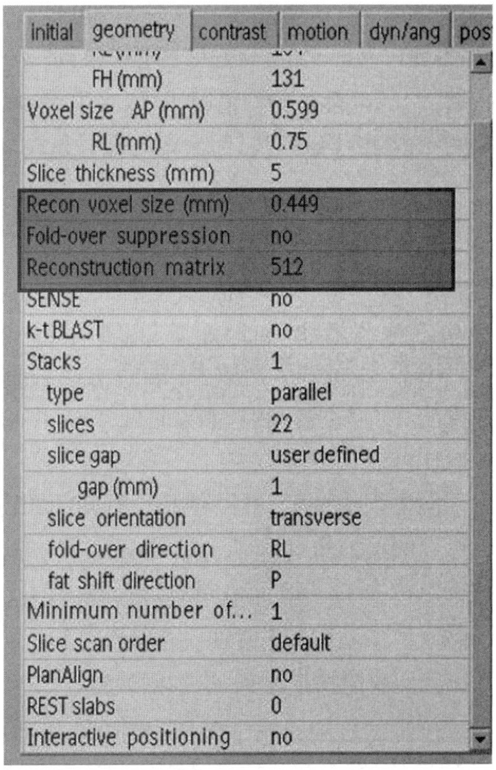

　　在飞利浦设备中,推荐重建体素不要小于采集体素的

initial	geometry	contrast	motion	dyn/ang	pos
	RL (mm)		101		
	FH (mm)		131		
Voxel size　AP (mm)			0.599		
	RL (mm)		0.75		
Slice thickness (mm)			5		
Recon voxel size (mm)			0.449		
Fold-over suppression			no		
Reconstruction matrix			512		
SENSE			no		
k-t BLAST			no		
Stacks			1		
	type		parallel		
	slices		22		
	slice gap		user defined		
	gap (mm)		1		
	slice orientation		transverse		
	fold-over direction		RL		
	fat shift direction		P		
Minimum number of...			1		
Slice scan order			default		
PlanAlign			no		
REST slabs			0		
Interactive positioning			no		

图 4 - 6　重建体素及重建矩阵

60%。即：如果采集体素是 1 mm，重建体素最好不要小于 0.6 mm。当然这是针对二维序列，在很多三维序列中，重建体素可以允许小于采集体素的 60%。

四、减少相位编码步级

第三种方法就是减少相位编码步级。因为，扫描时间取决于相位编码步级（相位编码方向上的矩阵）。如果能够减少相位编码方向上的矩阵，就能够缩短扫描时间。

前面讲的降低空间分辨力的办法，其实也是减少相位编码步级。因为在 FOV 一定的情况下，空间分辨力下降，体素增大，矩阵减少。

当然，在某些情况下，也可以不牺牲空间分辨力来减少相位编码方向的矩阵。例如：把解剖短轴放在相位编码方向，这样，相位编码方向上的矩阵比频率编码方向少。

设置矩形 FOV 方法很简单，就是在一个层面内，两个方向的 FOV 大小不相同，那么肯定是矩形。例如图 4-7，AP 前后方向 FOV 是 160 mm，FH 头足方向是 302 mm。如果把相位编码方向放到前后方向，这样在体素是正方形的情况下，AP 方向的矩阵就小于 FH 方向。

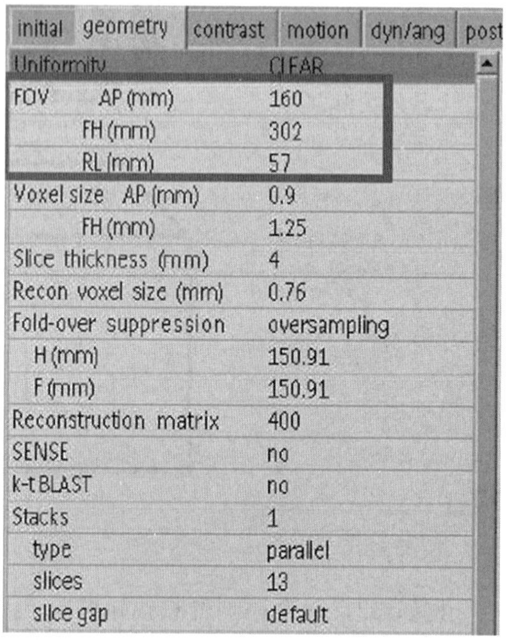

当然，设置矩形 FOV 除了把解剖短轴放在相位编码方向，还要注意不要产生伪影。脊柱矢状位扫描就是一个例外。

此外，减少相位编码步级的办法是半扫描（half scan）。利用 K 空间的共轭对称，在相位编码方向上，只采集 K 空间中的一半多相位编码线，然后利用对称原则算出另外一半，这种技术称为半扫描或者半傅立叶技术。

在飞利浦设备中，这种技术称为半扫描技术；而在西门子设备中，这种技术称为半傅立叶技术；在 GE 设备中，NEX<1，即打开了半扫描。

飞利浦设备中的半扫描技术，在参数"contrast"对比栏中，把"half scan"参数从"No"切换到"Yes"，则打开了半

图 4-7 设置矩形 FOV

扫描；然后再设置半扫描因子，即采集多少（最低值 0.6，也就是说，即使是半扫描，也要保证采集完 K 空间的 60% 相位编码线，因为中心部分是决定图像对比度的，要把中心采集完）。

五、减少重复时间（TR）

在扫描时间公式中，重复时间（TR）也是一个决定因素。单纯地讲，减少 TR，扫描时间会减少。但实践中，减少了 TR，扫描时间反而增加。这是因为，TR 减少了以后，不能同时利用多片技术激发很多层，这样就得增加 Package 数目，时间反而增加了。

因此，不推荐采用减少 TR 的方法来缩短扫描时间，因为 TR 决定图像对比度。如果缩短 TR，那么图像的 T_2 权重被削弱（如果是做 T_1W 图像，还可以考虑），不仅损失信噪比，还会影响 T_2W 图像的权重和对比度。

同半扫描技术一样，利用 K 空间的共轭对称性，还可以做半回波技术。就是只采集回波的一半，这样可以间接缩短 TE，从而达到缩短 TR 的目的（这种情况一般是在梯度回波中）。在飞利浦设备中，这种技术称为半回波（partial echo）；在西门子设备中，该技术称为 asymmetric echo；在 GE 机器上，把 TE 修改为最小 TE（minimum TE），则开启了这种半回波采集。

六、快速扫描序列，增加回波链

传统的自旋回波序列 SE 扫描慢，因此就诞生了快速自旋回波序列 TSE（FSE）。传统的梯度回波序列 FFE，同样也有快速准备梯度回波序列 TFE。

在快速自旋回波序列中，一个关键参数是 TSE factor，也就是回波链。回波链越长，成像速度越快，

但是信噪比下降，图像的模糊效应加重。所以，使用这种方法缩短扫描时间，需考虑图像的对比度。

七、改变读出信号模式

最快的采集模式是 EPI（平面回波成像）。EPI 严格意义上讲，不是一种序列，而是一种读出信号模式。它可以和自旋回波结合，即 SE-EPI 或 GRASE，也可以和梯度回波结合，即 FE-EPI。采用 EPI 模式读出信号，速度会非常快，当然图像质量下降明显。

目前采集 FLAIR-EPI 序列进行头颅检查。头颅 T_2-FLAIR 序列因为是反转恢复序列，要把长 T_1 的水抑制掉，所以扫描时间比较慢。采集 EPI 读出信号，扫描时间非常快，甚至快到 10 s。这种把 T_2-FLAIR 序列权重结合 EPI 读出的序列，称为 FLAIR-EPI。因此，扫描速度大大提高，但是图像质量下降明显。

此外，EPI 读出信号由于采集梯度的正反快速切换，会形成很多 EPI 相关伪影，所以采用这种方法加速并不多。

八、并行采集技术

在并行采集技术（parallel acquisition technique，PAT）应用到临床前，如果要缩短磁共振扫描时间，基本上就是前面的一些方法，如缩短 NEX、降低空间分辨率、减少 TR（影响图像对比度）。而减少 NEX，信噪比损失比较大；降低空间分辨力，则是诊断医生不愿意的事；减少 TR，不仅影响对比度，而且有时候反而缩短不了时间。但是，如果不缩短扫描时间，那么检查一位受检者时间太长，则不利于临床推广。

使用并行采集技术，可以缩短扫描时间，而且信噪比下降得不多，另外不损失空间分辨力，而且更不会影响图像对比度。所以，并行采集技术被广泛应用。并行采集技术主要利用多通道线圈，减少相位编码采集，然后通过探测线圈敏感度，利用算法去除卷褶。

图 4-8 中三幅图是并行采集技术的原理。并行采集技术加速一般在相位编码方向上使用。在飞利浦设备中，主要是利用 SENSE 算法（先傅立叶变换，再去卷褶），然后在基于飞利浦先进的全数字平台，该技术叫作 ds-SENSE。而西门子设备的并行采集技术有几种，主要是 GRAPA 技术（先去卷褶，再傅立叶变换）和 mSENSE。在 GE 设备上，并行采集技术也是基于 SENSE 算法，叫做 ARC-ASSET。

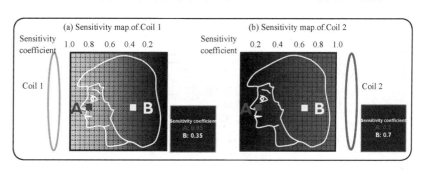

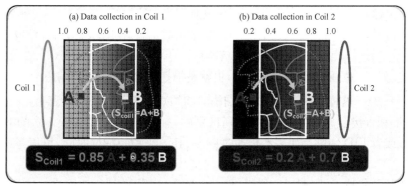

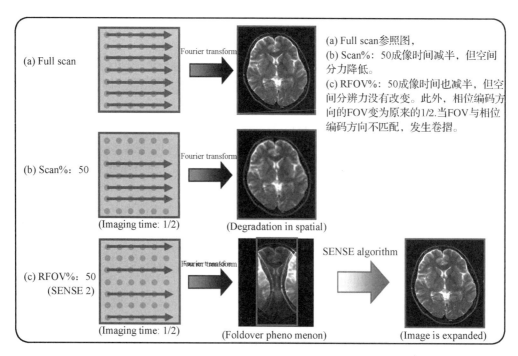

(a) Full scan参照图,
(b) Scan%: 50成像时间减半,但空间分力降低。
(c) RFOV%: 50成像时间也减半,但空间分辨力没有改变。此外,相位编码方向的FOV变为原来的1/2.当FOV与相位编码方向不匹配,发生卷摺。

(a) Full scan　　Fourier transform

(b) Scan%: 50　　Fourier transform
(Imaging time: 1/2)　　(Degradation in spatial)

(c) RFOV%: 50 (SENSE 2)　　Fourier transform　　SENSE algorithm
(Imaging time: 1/2)　　(Foldover pheno menon)　　(Image is expanded)

图 4-8　并行采集原理

除了在层面内通过并行采集技术加速外,三维序列由于是两个相位方向进行编码(层间相位编码和层内相位编码),所以,三维序列中,并行采集技术可以在两个方向使用。

在飞利浦设备中,三维序列,在 Z 轴(层间)方向,同样可以使用并行采集技术,叫作 ds-SENSE。在西门子设备中,在三维腹部序列中,同样可以在 Z 轴使用另一个方向的并行采集技术,比如西门子的鸡尾酒技术—CAIRIRINHA。

当然,使用并行采集技术,图像的信噪比也会有所下降,这与并行采集加速倍数、线圈的几何特性有关。

$$SNR_{SENSE} = \frac{SNR_{full}}{g\sqrt{R}} \quad \cdots\cdots (1)$$

g: geometry factor　R: SENSE reduction factor

图 4-9　信噪比下降公式

如图 4-9 的信噪比下降公式说明了使用并行采集后,信噪比相对原来信噪比下降的程度以及其与并行采集加速因子的关系。公式中 R 为并行采集加速因子,在飞利浦设备中为 SENSE reduction factor,公式中小写字母 g 代表 geometry factor,中文叫几何因子。这个参数与线圈相关。当多通道相控阵线圈摆放不规范时,几何因子 g 有可能增大,这样相应地使用并行采集后,信噪比下降幅度变大。在理想的情况下,希望 g=1,几何因子不会影响信噪比。

根据这一公式,如果并行采集加速因子为 2,也就是加速 2 倍,扫描时间缩短为原来的 1/2,那么信噪比下降就为 $1/\sqrt{2}=0.71$。这样,和 NEX 减半,扫描时间缩短一半,信噪比降低到原来的 71% 是否一样?然而,使用并行采集和直接在 NEX 上减少是有所区别的,有的时候,需要大于 1 次的 NEX(比如 NEX=2)来减少运动伪影或者 FID 伪影。如果不想通过减少 NEX 来缩短扫描时间,可以考虑使用并行采集来实现。

如果不使用并行采集技术,腹部动态增强,即使 NEX=1,需要 30 s 扫描完。这样,受检者很难一次屏气 30 s;如果使用并行采集技术,扫描时间可缩短为 15 s,受检者能够在一次屏气中采集完所有图像,图像运动伪影减少(图 4-10)。

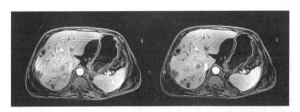

图 4-10 使用并行采集后,受检者顺利完成检查

(a) SENSE reduction:1.0 Scan time:30 sec;(b) SENSE reduction:2.0 Scan time:15 sec

在飞利浦设备中,并行采集技术的优点是加速因子的自由度。其他一些公司的设备,并行采集加速因子只能是整数,比如:2,3,4代表加速2倍、3倍、4倍。加速越快,信噪比有所损失。如果加速过快,有可能会产生卷褶伪影(SENSE伪影)。在飞利浦设备中,并行采集加速因子又叫 SENSE factor,它不仅可以设置成整数,也可以设置成带小数点。例如:可以把 SENSE factor 设置为2,代表加速2倍,原来扫描时间为2 min 的变成1 min;也可以把它设置为1.5,1.3,代表加速1.5倍,1.3倍,原来扫描时间为3 min 的变成2 min,这种设置非常灵活。

同样,在飞利浦设备中,弥散敏感因子B值(S/mm^2)的设定也非常灵活。B值可以设置为任意值,例如:0,10,11,15,23,400,512……。

九、多层同时成像

磁共振成像的激发模式传统上分为两种:一种是二维,就是一层一层激发;另一种是三维,就是一个容积激发,然后再通过梯度对容积内进行编码。现在,磁共振有第三种激发模式,称为多层同时激发。这种激发模式是同时激发多层,然后利用算法重建。它缩短了扫描时间,特别是在神经科研方面,例如:多方向的 DTI、DSI、fMRI(BOLD)等(在常规的临床序列中,应用范围不大)。

在飞利浦设备中,多层同时成像技术也称为 MultiBand SENSE,简称 MB-SENSE(图 4-11);在西门子设备中,这种技术称为 SMS。

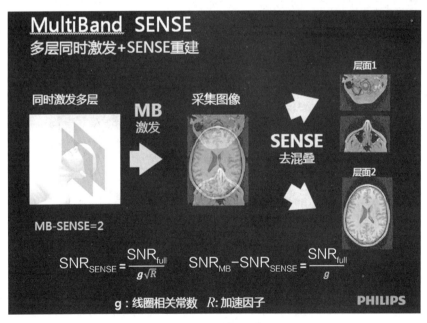

图 4-11 多层采集技术的原理示意图

十、未来的加速技术——压缩感知

压缩感知(compressed sense)能大大提高扫描速度,并且只牺牲很少的信噪比(图 4-12)。

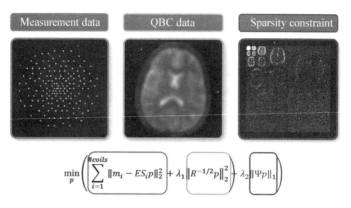

$$\min_{p}\left(\sum_{i=1}^{\#coils}\|m_i - ES_ip\|_2^2 + \lambda_1\left\|R^{-1/2}p\right\|_2^2 + \lambda_2\|\Psi p\|_1\right)$$

图 4-12　压缩感知 CS 的基本原理示意图

十一、其他缩短扫描时间的创新方法

提高扫描速度,增加受检者流通量的方法还有很多。这些方法并不是传统的单纯在一个序列上减少时间,而是在方法学上优化操作或流程。

例如:头颅增强扫描,传统意义上要扫描 3 个方位,即横轴位、冠状位和矢状位。如果采用自旋回波序列,则伪影很大,注射对比剂后,血管搏动伪影;采用梯度回波,伪影小,但是加上脂肪抑制后,时间增加很多。可以采用三维的梯度回波序列,结合脂肪抑制,这样扫描节约了时间,而且没有伪影。更重要的是,如果体素为各向同性,则只需要扫描 1 个方位,就可以任意重建出想要的方位。由 1 个序列代替 3 个序列,节约了整体的扫描时间。

此外,在序列上有新思路,例如通过扫描多回波多动态,再用算法重建出需要的权重。例如,扫描一个序列,就可以得到 T_1、T_2、PDW 等权重序列,一个序列代替多个序列也是基于这个思路。

图 4-13 为扫描一个 TR、一个 TE,通过利用 R 图和 M 图重建,得到类似重 T_1WI 和 T_2WI 的图像。另外,优化流程也是节约时间。例如,心脏扫描,延迟强化序列,如果先把常规扫描做完,再做对比增强扫描,再等 10 min 的延迟期做 LGE,则时间消耗较多。可以先扫描完 SA 方位,接着注射对比剂,利用等待的 10 min 时间,把其他序列做完,最后再做 LGE,这样的流程更为优化。

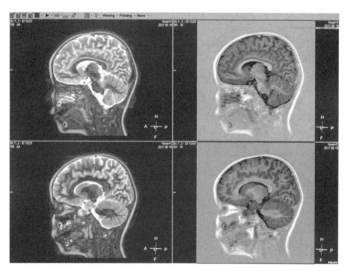

图 4-13　一次扫描,一个 TR、一个 TE 产生类似 T_1WI、T_2WI 效果的图像

十二、错误修改参数加速扫描

除了以上多种方法外,临床中,为了提高扫描速度可能会使用不规范或者是错误的方法。以下为常见的错误:

1. 为了加快速度,盲目增加层厚,大幅度减少扫描层数。有时适当增加层厚,减少扫描层数,扫描时

间可能会下降。但是,增加层厚一定要注意,例如,头颅常规 MRI 扫描,一般常规使用的层厚是 5 mm 或 6 mm,层间距是 0.6 mm 或 1 mm,扫描层数是 22 层、20 层或 18 层。如果为了缩短扫描时间,头颅扫描设置为 10 mm 层厚,层间距为 2 mm,只扫描 15 层,这样部分容积效应及层间隙漏掉小病灶的可能性较大,故此法不推荐。

2. 盲目增大回波链长度。在 TSE(FSE)序列中,增加 TSE factor 或 ETL,可以减少扫描时间。但是图像的模糊效应增大,特别是有的直接采用单激发来检查时,图像细节较差,导致需要高分辨扫描的部位达不到效果。

3. 为了缩短整体扫描时间,直接缩减关键序列。通常适当地优化扫描序列是可取的,例如:常规检查膝关节 4 个序列够用了。矢状位 T₁WI-TSE、矢状位 PDW-SPAIR(或者中间权重压脂)、冠状位 PDW-SPAIR、横轴位 PDW-SAPIR(或者 T₂WI-SPAIR)。但是,为了缩短扫描时间,省略了许多重要序列,例如:头颅扫描只扫描 3 个序列(横轴位 T₂WI、横轴位 T₁WI、横轴位 DWI),省略了 T₂-FLAIR这个重要序列,还省略了另外一个方位的头颅 T₁WI 序列,这样可能会漏掉许多信息。

第二节　磁共振扫描冻结呼吸运动

同其他影像检查一样,磁共振检查也同样需要受检者在扫描过程中保持不动。如果在磁共振扫描过程中,受检者运动,就会在图像上形成明显的运动伪影,影响诊断医师对图像的判读和诊断。

检查过程中,受检者运动主要分为自主运动和不自主运动。自主运动一般是受检者在检查中主动运动或者有意识运动,这种运动是可以控制的。常规检查前嘱咐受检者保持静止或者做好固定,即可最大限度避免运动伪影产生(图 4-14)。不自主运动主要是指一些生理性运动,这种运动是受检者无法控制的(图 4-15)。

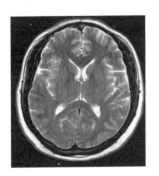 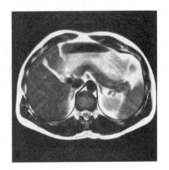

图 4-14　头颅检查中由于受检者　　　　图 4-15　腹部检查中,由于呼吸
左右摆动头产生的伪影　　　　　　　　运动产生的伪影

在进行腹部、心脏或者纵隔的扫描中,一个非常重要的问题就是如何控制呼吸运动伪影,也就是如何冻结呼吸运动。人体在生理状态下,自由呼吸时,随着膈肌、肋间肌、腹肌的配合,膈肌会有规律地上升和下降。肝脏在人体自由呼吸条件下,运动就复杂得多,肝脏不仅会上下移动,还会前后移动(图 4-16)。所以在进行腹部扫描时,必须保证在肝脏处于相对静止时采集信号。

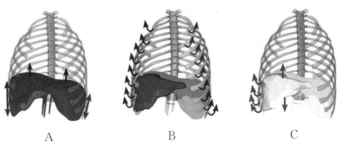

图 4-16　人体自由呼吸情况下,主要呼吸肌及肝脏的运动特点

冻结呼吸运动的方法很多,无论是飞利浦公司的,还是 GE 公司、西门子公司的机器,都有针对呼吸运动进行补偿和控制的参数,一般这类参数都归类在"motion"参数栏中供用户使用(图 4 - 17、图 4 - 18)。

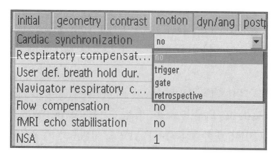

图 4 - 17　飞利浦仪器中的"motion"参数栏

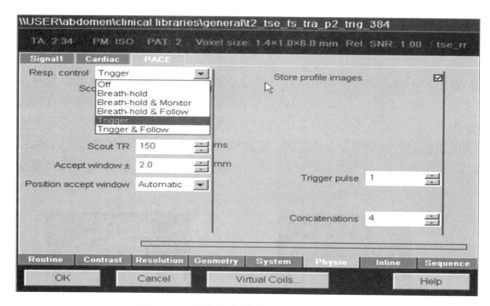

图 4 - 18　西门子仪器中的"Physic"参数卡

　　很多冻结呼吸运动的方法需要用到各种生理门控装置,比如:呼吸门控装置、心电门控装置(图 4 - 19)、外周指脉门控装置等。

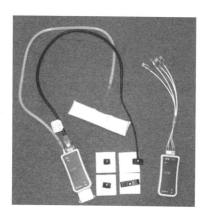

图 4 - 19　飞利浦仪器的呼吸门控及心电门控装置
均采用无线蓝牙技术,无需把线插到机器上即可识别信号。

　　使用这些门控装置,能帮助检测呼吸运动,补偿运动伪影。下面介绍每种方法的特点及使用技巧。

一、屏气扫描

屏气(breath hold,BH)扫描是最常用的冻结呼吸运动的方法,在进行腹部及心脏扫描时经常使用。屏气扫描就是在采集图像信息时,要求受检者呼气末屏住气(憋气),在短时间内完成采集。由于受检者短时间没有呼吸运动,所以不会产生运动伪影,从而达到冻结呼吸运动的目的。

采用这种方法,设置简单。以飞利浦仪器为例,使用屏气扫描时,只需要在“motion”参数栏中,将“Respiratory compensation”中下拉菜单点出,然后选择“breath hold”,即序列采集时采用屏气扫描(图 4-20)。

Respiratory compens...
breath hold
no
trigger
breath hold
PEAR

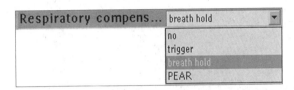

图 4-20　选中“breath hold”,即可启用屏气扫描

这种方法使用简单,扫描时间较快。但使用屏气扫描时一定要注意何时要求受检者屏气。如果受检者屏气时间短(或憋不住气),就需要注意修改扫描参数以适应受检者屏气。

规范化操作要求受检者在呼气末屏气,即要求受检者“吸气—呼气—屏气”。因为在进行多序列检查时,一次屏气并不能完全采集完所有图像,需要分段屏气完成检查。如果直接让受检者吸气后屏气,由于每次受检者吸气量会有差异,肝脏上下位置不一,分段扫描后可能会出现错层,所以,建议采用呼气末屏气。这样即使受检者每次吸气量不同,但呼气量也会调整,肝脏在每次采集信号时位置相对固定,且呼气后屏气,肝脏离膈肌没那么近,不容易导致屏气不稳。

对于屏气困难的受检者,可以根据其憋气时间来调整扫描参数。在 T_2W-TSE 序列中,一般是分多次屏气完成扫描,可以输入单次屏气扫描的层数,来控制每一次屏气的时间。在飞利浦的仪器中,“motion”参数栏里,通过修改一次屏气扫描的层数,可以分段拆分屏气扫描(图 4-21)。

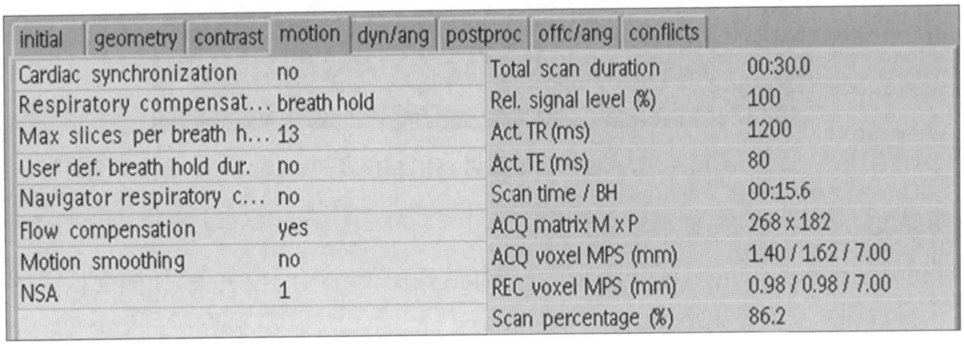

initial
geometry
contrast
motion
dyn/ang
postproc
offc/ang
conflicts
Cardiac synchronization　no
Respiratory compensat...　breath hold
Max slices per breath h...　13
User def. breath hold dur.　no
Navigator respiratory c...　no
Flow compensation　yes
Motion smoothing　no
NSA　1
Total scan duration　00:30.0
Rel. signal level (%)　100
Act. TR (ms)　1200
Act. TE (ms)　80
Scan time / BH　00:15.6
ACQ matrix M x P　268 x 182
ACQ voxel MPS (mm)　1.40 / 1.62 / 7.00
REC voxel MPS (mm)　0.98 / 0.98 / 7.00
Scan percentage (%)　86.2

图 4-21　修改一次屏气扫描的层数,分段拆分屏气扫描

注意:图 4-21 中有一个“Max slices per breath hold”选项,意思就是每一次屏气最大采集多少层数。

有的序列扫描时间不短,若采用一次屏气采集完,则需要单次屏气超过 1 min,受检者往往很难做到,所以,采用分段屏气的方法,设置一次屏气最多扫描的层数。这样,一个序列分几次扫描完,单次屏气时间就不会太长,能够保证顺利完成检查。

在增强扫描序列中,一般采用三维薄层脂肪抑制梯度回波序列,这时不能通过分段屏气完成一个动态扫描,可以在参数栏里直接输入要求屏气的时间,机器会根据时间自动调整体素大小完成扫描(图 4-22、图 4-23)。

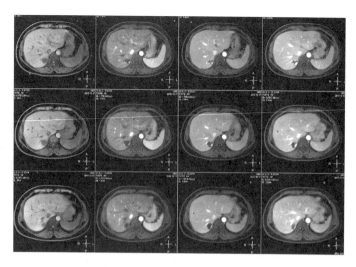

图 4-22 在飞利浦 mDIXON 序列中,肝脏动态增强扫描,一次屏气
完成一个动态的扫描,屏气时间 14 s

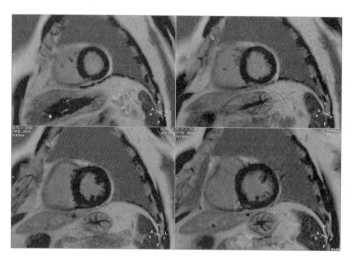

图 4-23 心脏延迟强化 LGE 扫描,屏气完成

二、呼吸触发

呼吸触发(respiratory trigger,RT)是通过在腹部放置一个呼吸门控装置,探测受检者的呼吸波形,在相对呼气末平台期完成信号采集(图 4-24)。

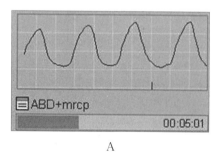

A

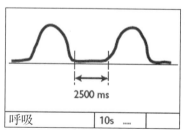

B

图 4-24 RT 检测的人体呼吸波形
大部分受检者在呼气末会有一个平台期。

在正常人的呼吸波形中,呼气末会有一个相对的平台期,这时呼吸运动最小,肝脏相对静止,如果图像采集在此平台期进行,那么就会冻结呼吸运动。

和屏气扫描相比,呼吸触发不需要给受检者施加口令,不需要受检者憋气,在相对正常的自由呼吸状态下完成信号采集(图4-25、图4-26)。

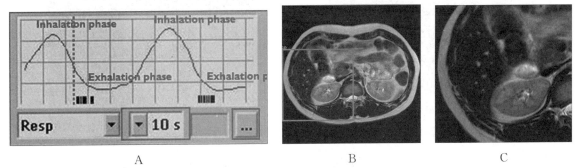

图 4-25 未采用 trigger delay(激发延时)的图像

把呼吸检测窗调到10 s,可以发现这位受检者10 s大概有2个呼吸波,如果不设置采集触发时间 trigger delay,从吸气转化为呼气过程中,机器开始采集信号,此时还没有到平台期,所以后面的图像中可以发现呼吸运动伪影。

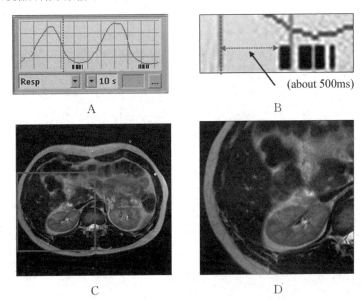

图 4-26 采用"trigger delay"(激发延时)的图像

通过设施一个 500 ms 的延迟采集时间,trigger delay,就能保证信号在
平台期采集,此图像没有呼吸运动伪影。

通过调整"trigger delay"参数,可以控制在什么时候采集信号,达到冻结呼吸运动的目的。那么如何设置"trigger delay"这个参数呢? 首先检测呼吸波形时,把检测窗口设置为10 s,以方便计算10 s一位受检者有几个完整的呼吸波形(图4-27～图4-29)。

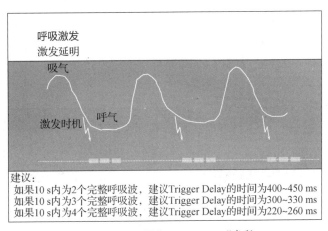

图 4-27 设置"Trigger Delay"参数

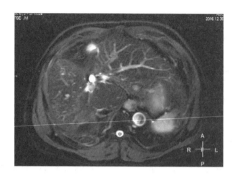

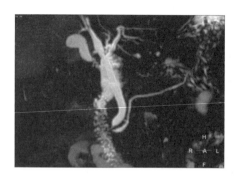

图 4-28　采用 RT 方法的腹部 T₂ 脂肪抑制图像　　　　图 4-29　采用 RT 方法的 3D MRCP 图像

　　然而,RT 方法也不是万能的,如果受检者呼吸波形没有平台期,就不能使用该方法。图 4-30 中,受检者的呼吸波形 10 s 内 8 个呼吸波,几乎没有平台期,此种情况不适合使用 RT 方法,换成 BH(屏气)方法较好。

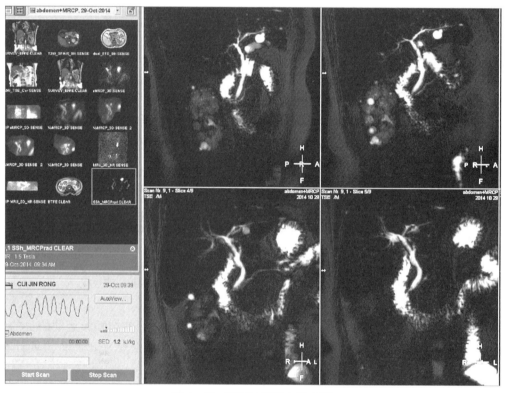

图 4-30　呼吸波形没有平台期

　　一些极端情况下,比如无法探测到受检者呼吸波形(婴幼儿或者呼吸微弱的老年人)或呼吸极快(没有相对平台期的),使用 RT 方法就会受到限制,此时可以使用导航技术。

三、膈肌导航

　　膈肌导航(navigator,Nav)是利用一个圆柱形的激发脉冲,确定扫描中膈肌的位置,在膈肌位置相对比较固定的区间采集信号,达到冻结呼吸运动的目的。

　　与 RT 相比,采用导航技术扫描,不需要放置呼吸门控装置。导航条位置的放置非常重要,在飞利浦系统中,一般要求将导航条置于右侧膈肌位置,上 1/3 为肺组织,下 2/3 为肝组织(图 4-31)。

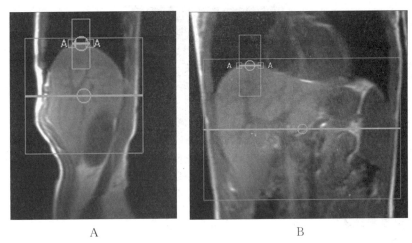

A   B

图 4-31　导航条放置

导航确定膈肌位置的原理是：膈肌位于肝、肺之间，肝脏里存有氢质子，磁共振成像中，扫描图像呈白色；而肺部，含有氢质子非常少，扫描图像呈黑色。黑白之间，就可以认为是膈肌位置，通过此法判断膈肌运动情况，模拟出呼吸曲线（图 4-32）。

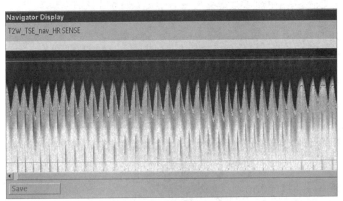

图 4-32　呼吸曲线

导航技术是对 RT 技术的一种补充，特别是应用在新生儿腹部扫描中，无需检测呼吸波，在自由呼吸状态下便可以完成检查。此外，在心脏不注射对比剂行冠状动脉磁共振成像时，全心扫描也可采用导航技术完成（图 4-33、图 4-34）。

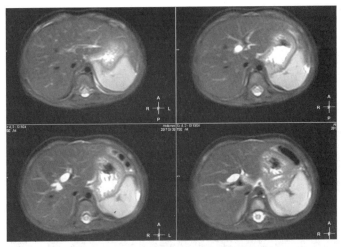

图 4-33　腹部 T_2 脂肪抑制扫描

此为某患儿，1 岁，麻醉后，使用 Nav 导航技术行腹部 T_2 脂肪抑制扫描。

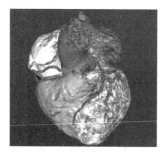

图 4-34　磁共振不注射对比剂行冠状动脉成像
采用 Whole Heart 全心采集，导航技术扫描，飞利浦星云工作站自动完成
心脏分隔，可以观察到左前降支角支心肌桥，与 CTA 结果相符合。

四、单激发自由呼吸技术

如果一位老年人行腹部磁共振检查，呼吸波形不好（呼吸触发效果不佳），又憋不住气（屏气扫描效果不佳），又想快速完成扫描（膈肌导航扫描时间不够快），此时就可以尝试采用单激发扫描。

所谓单激发扫描就是一次射频激发，完成一幅图像的所有 K 空间信号采集，由于扫描速度极快，对运动伪影不敏感，可以在腹部进行应用（图 4-35、图 4-36）。

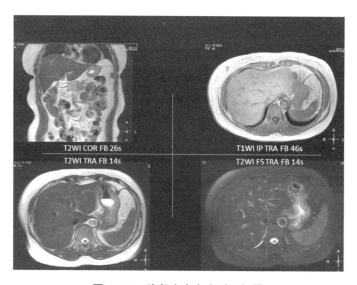

图 4-35　腹部完全自由呼吸扫描
此为一位老年患者行腹部平扫，采用完全自由呼吸扫描，完成所有平扫序列的时间为 2 min，图像没有明显的运动伪影。

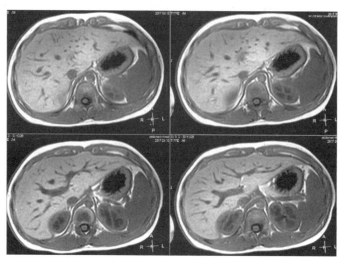

图 4-36　完全自由呼吸扫描，T_1-TFE-IP 序列
此为一位 4 岁半患儿行完全自由呼吸扫描，T_1-TFE-IP 序列，扫描时间 1 min 22 s，NEX=2。

在腹部平扫中,采用单激发自由呼吸扫描比较稳妥(图4-37)。通常,腹部动态增强扫描需要抓住关键的几个时期(动脉期——包括动脉早期、动脉晚期、门静脉期),如果不使用屏气扫描,会产生明显的运动伪影;如果扫描时间长,就无法准确捕捉动态时相(图4-37)。

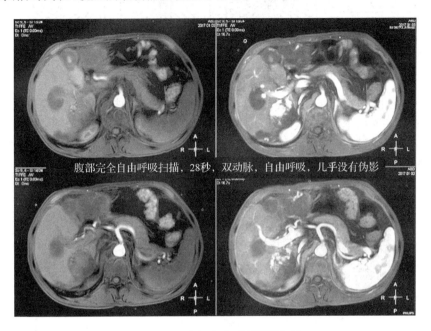

图4-37 腹部自由呼吸增强扫描
28 s,双动脉,没有呼吸运动伪影。

五、多次 NEX 平均法

除了使用单激发技术达到自由呼吸扫描的目的,在行小孩心脏及腹部检查时,还可以使用多次NEX,也就是增加激励次数信号平均的方法来消除运动伪影。

一般在 NEX>4 时,通过多次激励平均,消除呼吸运动伪影。当然,由于增加了 NEX,扫描时间也会延长,使用这种方法需要权衡(图4-38)。

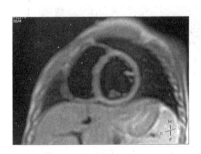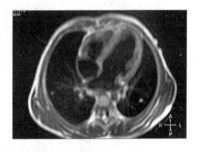

图4-38 采用自由呼吸行患儿心脏扫描
黑血(Black Blood,BB)序列,NEX=4。

六、Multi Vane XD 风车技术

采用 Multi Vane XD 风车技术成像(图4-39),磁共振采集完信号,填充到 K 空间(K-space),经过傅立叶转换(FT)才能形成图像。传统的 K-space 填充的方法是采用笛卡尔方式,一条线一条线填充。而如果采用 Multi Vane 方式填充,K-space 中心决定对比度的位置会被反复填充,周边决定空间细节的则比较稀疏,这样可以通过 K 空间填充方式,消除运动伪影。

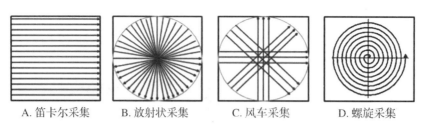

A.笛卡尔采集　　B.放射状采集　　C.风车采集　　D.螺旋采集

图 4-39　几种 K 空间填充方式的比较

同样,在腹部扫描中,3.0 T 由于对呼吸运动异常敏感,大部分扫描采用单激发(如前文所述)。单激发的最大优势是对运动伪影不太敏感,但是单激发序列由于回波链长,图像会产生一定的模糊效应,肝脏内图像细节及分辨力不够高。采用多激发可以提高图像细节,但是多激发序列对运动伪影十分敏感。如果采用 Multi Vane 的方法,就可以结合多激发扫描,达到提高图像细节显示的目的(图 4-40)。

T_2W多次激发

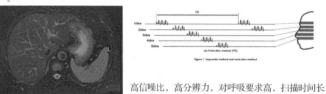

高信噪比, 高分辨力, 对呼吸要求高, 扫描时间长

T_2W单次激发

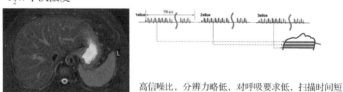

高信噪比, 分辨力略低, 对呼吸要求低, 扫描时间短

图 4-40　腹部扫描,单激发 single-shot 和多激发 multi-shot 比较

将风车技术应用到腹部扫描中,即使受检者呼吸不太规则,也不会产生明显的呼吸运动伪影(图 4-41)。

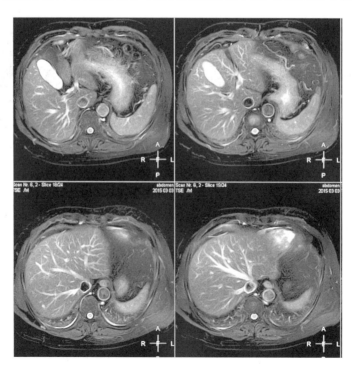

图 4-41　腹部 T_2 脂肪抑制序列
采用 Multi Vane 技术结合多激发,可以提高肝内细节及分辨力。

除了腹部、盆腔、颈部这些可能对运动伪影比较敏感的部位,都可以结合 Multi Vane 方法成像,达到良好的扫描效果(图 4-42、图 4-43)。

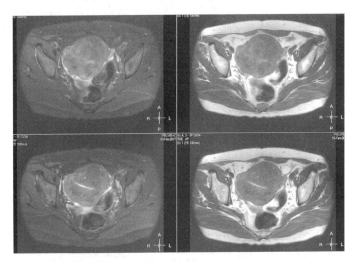

图 4-42　飞利浦 mDIXON-TSE＋Multi Vane XD 技术
一次扫描,同时完成盆腔 T_2 及 T_2 脂肪抑制成像,脂肪抑制均匀,
Multi Vane 可以消除一些小的呼吸伪影。

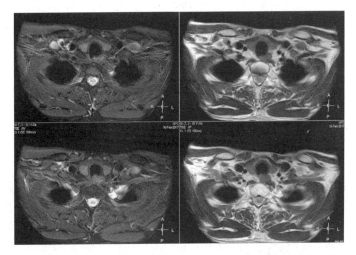

图 4-43　飞利浦 mDIXON-TSE＋Multi Vane XD 行甲状腺扫描
一次扫描,同时生产颈部 T_2 及 T_2 脂肪抑制序列,Multi Vane
可以消除颈部的呼吸及吞咽带来的伪影。

第三节　磁共振长程平均技术

在磁共振成像扫描中,要注意如何纠正或者消除运动伪影,特别是在有些周期性生理运动器官的扫描中。消除或者减轻运动伪影的技术有很多,例如各种生理学门控、采用屏气方法,或者采用 Multi Vane XD 等风车状采集填充 K 空间中心来通过算法消除运动伪影对图像的影响。

长程平均技术,或者叫作长间隔平均法(long-term averaging method,LOTA)。如果增加采集的重复次数(或者激励次数),那么通过多次平均方法,可以减少随机的运动伪影。因为每次重复采集,运动伪影是随机的、不定的,或者不总是出现在同一个位置的信号,而静止的固定组织信号是相对固定的,通过这种方法,多次采集后平均,可以消除运动伪影,提高信噪比。

这种方法能够解决一些运动伪影,但是也存在很大的问题。例如,采用常规的 SE 或 TSE 序列,由于一次激励次数采集时间相对比较长,这样两次或者多次(根据重复次数来决定)采集中,相同的相位编码线获取间隔时间就会比较长。如果,运动伪影不太大,大部分组织静止,则还可以取得比较理想的去除运动伪影效果;但是,如果静止组织运动幅度大,生理运动很剧烈,这种方法反而不能够消除运动伪影。

为解决这种问题,引入了长程平均技术。这种技术是通过多次重复激励,在第一次采集完第一条相位编码线后,接着就重复采集同样的相位编码线,而不是把第一个 K 空间填充完毕,再开始重复第二次 K 空间填充,这种方法就叫作长程平均技术,或者叫作长间隔平均法。

在飞利浦设备中,这种方法有叫作 SMART(serial motion artifact reduction technique),此参数出现在飞利浦设备中的"motion"参数栏里(图 4 - 44)。

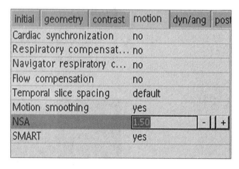

initial	geometry	contrast	motion	dyn/ang
Cardiac synchronization			no	
Respiratory compensat...			no	
Navigator respiratory c...			no	
Flow compensation			yes	
Temporal slice spacing			default	
Motion smoothing			yes	
NSA			4	
SMART			yes	

图 4 - 44 飞利浦设备中调出长程平均技术

在"motion"栏里,当 NSA>1 的时候,这个 SMART 才会显示。如果 NSA=1,那就没有所谓的长间隔平均法了。把 SMART 选择下拉菜单中"no"改成"Yes",则开启长程平均法。用户要使用 SMART 技术减轻运动伪影,必须在 NSA>1 的情况下,且这种技术不增加扫描时间。

例如,头颅扫描,在常规的 T_2WI 上,开启 SMART 后,扫描时间确实不增加。但是如果是 T_2W-FLAIR,同样开启 SMART,扫描时间会增加 20 s 左右。

此外,要用 SMART 技术,必须使 NEX>1(图 4 - 45)。有些老年人对 T_2WI 序列运动敏感,如果使用这种技术,效果不错,但是 NEX>1(就是 2),扫描时间长了。如果 NEX=1,时间可以接受,但是不能减轻运动伪影。好在飞利浦设备上的参数设置比较灵活,可以允许激励次数(重复次数)NSA 不一定为整数,如 NSA=1.5,1.6,1.7,…。

在飞利浦设备中,NEX 可以不必是整数,这样 NEX=1.5 或 1.6,满足 NEX>1,SMART 出现,可以开启使用(图 4 - 46、图 4 - 47)。

initial	geometry	contrast	motion	dyn/ang	post
Cardiac synchronization			no		
Respiratory compensat...			no		
Navigator respiratory c...			no		
Flow compensation			no		
Temporal slice spacing			default		
Motion smoothing			yes		
NSA			1.50	- | | +	
SMART			yes		

图 4 - 45 飞利浦系统中,NEX 可以不使用整数
NEX=1.5,可以使用 SMART。

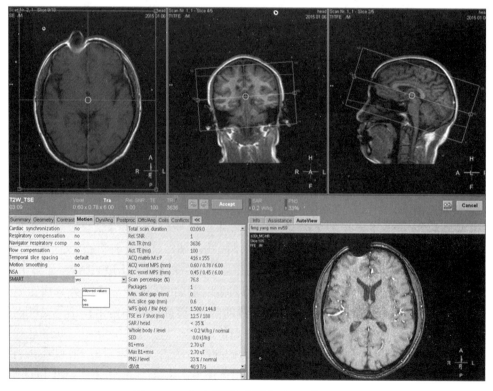

图 4 - 46 在飞利浦机器设备中,开启 SMART

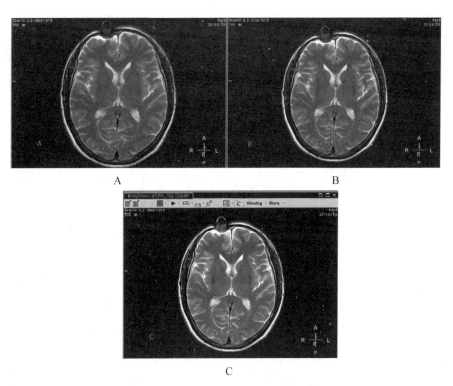

图 4‑47 不同方法所致图像效果

A:刚开始扫描,受检者头动,产生伪影;B:重复扫描了一遍,告知受检者一定不要动,还是可以看到一些条状伪影;C:使用了 SMART 后,同一位受检者,已经扫描了很长时间了,按理说,后面动的可能性大,结果图像没有任何伪影。

除了飞利浦设备有这种技术外,西门子把这种技术称为 LOTA,即长程平均技术。

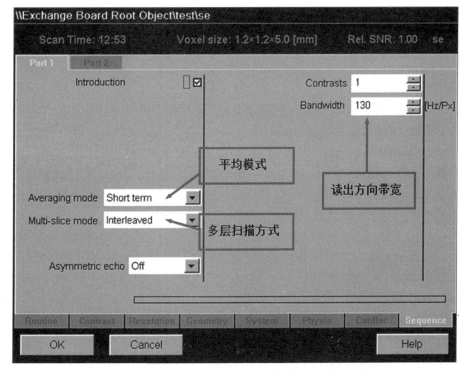

图 4‑48 西门子设备界面中的平均模式(Averaging mode)

西门子设备操作界面中,一般是在 SE 或 TSE 序列里面,可以在平均模式(Averaging mode)中(图 4‑48),通过下拉菜单选择。有两个选择:"Short term"(短程,即常规的先用一次重复填满一个 K 空间,再开始重复一次)和"Long term"(长程)(图 4 - 49)。

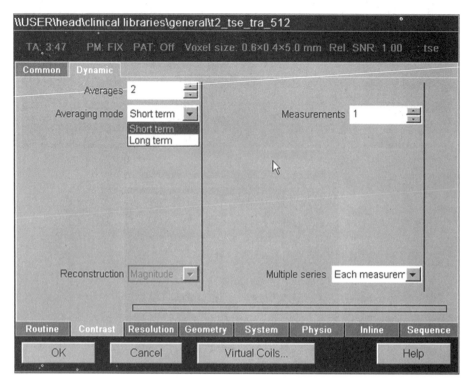

图 4 - 49　西门子设备中的平均模式,选择 **Long term** 即开启长间隔平均法

　　在西门子系统中,还可以在"Contrast"对比栏里面选择平均模式。当然,和飞利浦设备一样,在西门子设备中要使用长程平均技术,也必须保证 NEX>1。而西门子设备中,NEX 叫作"Averages",此参数必须取整数。

第四节　磁共振造影

一、颅脑血管

1. 线圈　MRA 以 Willis 环为中心,包括枕骨大孔至扣带回上缘;MRV 覆盖全颅。

2. 体表定位标记　眉间线。

3. 定位片　三平面定位。

4. 扫描范围　从听眶线至颅顶。

5. 扫描序列

(1) MRA:3D-TOF 或 PC 法。

扫描方位:横轴位。

扫描视野:22～25 cm。

扫描层厚:≤2 mm。

扫描间隔:0 mm。

(2) MRV:3D-TOF 或 PC 法。

扫描方位:冠状位。

扫描视野:30 cm。

扫描层厚:≤2 mm。

扫描间隔:0 mm。

(3) CE-MRA＋MRV:静脉团注对比剂,TRICKS 技术。

扫描方位:冠状位。

扫描视野:30 cm。

扫描层厚:≤2 mm。

扫描间隔:≤1 mm。

6. 图像后处理　脑血管 MIP、MPR、VR 重组。

二、颅脑 MRA 和 MRV 图像标准

1. 图像获取符合 MRI 检查操作规范　①表面线圈:应用头线圈或头颈联合线圈。②成像体位和序列:MRA 采用横轴位 3D-TOF;MRV 采用冠状位 3D-TOF。③成像参数:同颅脑 MRA 和 MRV 检查操作规范推荐或建议的参数,包括:层厚≤1.2 mm;3D 无层间隔采集。

2. 图像处理得当　①MRA 图像应包括:横轴位 3D 薄层图像及 3D-MIP 重建图像,其中 3D-MIP 图像包含多方向旋转 360°的多角度图像。②MRV 图像应包括:冠状位 3D 薄层图像及 3D-MIP 重建图像,其中 3D-MIP 图像包含多方向旋转 360°的多角度图像。

3. 图像能满足影像诊断的需要　①图像上包括的血管范围:MRA 要包括颈内动脉颅内段、大脑前动脉、大脑中动脉、椎基底动脉、大脑后动脉及其主要分支;MRV 则要包括上下矢状窦及其重要属支、直窦、窦汇、横窦、乙状窦及颈内静脉颅内段。②血管结构的显示:血管结构显示清晰,边缘光滑、连续,主要分支或属支清晰可辨,与背景结构有良好对比,能确切显示其管径和走行。

4. 图像上的信息准确　①图像上文字信息:应包括医院名称、受检者姓名、性别、年龄、检查号、检查日期和时间、设备型号、表面线圈、成像序列参数、左右标识、窗宽和窗位及比例尺;字母、数字显示清晰;图像文字不能遮挡图像中感兴趣部位影像。②图像上影像信息:图像中的影像的大小及灰度要适中;脑血管结构与背景对比良好,无明显阶梯伪影、卷褶伪影、运动伪影及设备或异物引起的伪影,或即使有少许伪影也不影响诊断的准确性。

5. 图像质量的等级评价标准

0 级:脑血管结构显示不清,不能进行诊断。

1 级:脑血管结构显示较清晰,但有伪影,不易做出准确诊断。

2 级:脑血管结构显示良好,有少许伪影,但不影响诊断。

3 级:脑血管结构显示清晰,血管边缘清楚、锐利、连续,可明确诊断。

图像质量必须达到 2 级或 3 级,方可允许打印图片及签发报告。

三、颈部血管

1. 线圈　头颈联合线圈。

2. 体表定位标记　下颌角。

3. 定位片　三平面定位。

4. 扫描范围　枕骨大孔至锁骨下区。

5. 扫描序列

(1) TOF-MRA:3D-TOF 或 PC 法。

扫描方位:轴位。

扫描视野:20～25 cm。

扫描层厚:≤2 mm。

扫描间隔:≤1 mm。

(2) CE－MRA＋MRV:静脉团注对比剂,TRICKS 技术。

扫描方位:冠状位。

扫描视野:30 cm。

扫描层厚:≤2 mm。

扫描间隔:≤1 mm。

6. 图像后处理　MIP 技术、VR 重组。

四、颈部 MRA 和 MRV 图像标准

1. 图像获取符合 MRI 检查操作规范　①表面线圈:应用头颈联合线圈。②成像体位和序列:MRA 采用横轴位 3D-TOF 或冠状面三维 PC-MRA;MRA 和 MRV 也可采用冠状面三维对比增强检查。③成像参数:同颅脑 MRA 和 MRV 检查操作规范推荐或建议的参数,包括:层厚≤2.0 mm;层间隔≤1.0 mm。

2. 图像处理得当　①图像包括:重建血管源图像,和经后处理获得 MIP 和 VR 三维重组血管像,并包括多角度血管图像;动脉像尽量减少静脉影像。②图像上显示窗技术应用合理:颈部血管与背景组织有良好对比,能够清晰显示颈部血管的边缘和走行。

3. 图像能满足影像诊断的需要　①图像上包括的血管范围:包括全部颈部血管,上至基底动脉,下至主动脉弓。②血管结构的显示:双侧颈总动脉、颈外动脉、颈内动脉及椎基底动脉血管轮廓清晰,边缘光滑、连续,血管分叉和主要分支清晰可辨,能确切显示血管的管径、走行及异常改变。

4. 图像上的信息准确　①图像上文字信息:应包括医院名称、受检者姓名、性别、年龄、检查号、检查日期和时间、设备型号、表面线圈、成像序列、左右标识、窗宽和窗位及比例尺;字母、数字显示清晰;图像文字不能遮挡图像中感兴趣部位影像。②图像上影像信息:图像中的影像的大小及灰度要适中;颈部血管结构与背景对比良好,无明显阶梯伪影、卷褶伪影、运动伪影及设备或异物引起的伪影。

5. 图像质量的等级评价标准

0 级:颈动脉管腔和管壁不清,信号噪声比差,有明显的运动伪影,不能诊断。

1 级:颈动脉管壁结构可辨别,管腔和血管外缘轮廓局部欠清晰,伴少量运动伪影,不能达到诊断要求。

2 级:颈动脉管壁结构、管腔和血管外缘轮廓较清晰,少量运动伪影,但是基本不影响诊断。

3 级:颈动脉管壁结构、管腔和血管外缘轮廓清晰,极少或无运动伪影,符合诊断要求。

图像质量必须达到 2 级或 3 级,方可允许打印图片及签发报告。

五、胸部大血管

1. 线圈　体部表面线圈。

2. 体表定位标记　胸骨角和剑突连线的中心,或根据扫描靶血管中心决定。

3. 定位片　三平面定位。

4. 扫描范围　上至肺尖,下至膈肌脚。

5. 扫描序列

(1) T_1WI:屏气横轴位、冠状位 FLASH/FSPGR/T1-FFE 等序列。

(2) T_2WI:屏气横轴位 FSE/TSE 等,脂肪抑制 FSE/TSE 等序列。

(3) DWI:呼吸门控横轴位 DWI b=800 s/mm^2,EPI 技术。

(4) 黑血序列:冠状位、矢状位。

(5) 屏气透视触发 CE-MRA:斜冠状面(动态定位四腔心,待左室有药后嘱受检者吸气、屏气再进行扫描,对比剂团注速度:2 ml/s,共 15 ml)。

(6) 屏气横轴位 VIBE/LAVA/THRIVE 等三维采集序列。

(7) 设备条件允许可加扫 3D-TOF 法血管成像。

6. 扫描视野　40~50 cm。

7. 扫描层厚　≤8 mm。

8. 扫描间隔　≤2 mm。

六、胸部大血管 MRI 图像标准

1. 图像获取符合 MRI 检查操作规范　①表面线圈:体部表面线圈。②成像体位和序列:横轴位图像:T_1WI(FSPGR 或呼吸补偿 Doulbe IR)、T_2WI 脂肪抑制(呼吸门控)或屏气单次激发、DWI;冠状位图像:T_1WI(FSPGR 或呼吸补偿 Doulbe IR);CE-MRA:为非常规序列,可采用斜冠状面、屏气横轴位

VIBE/LAVA/THRIVE 等序列。③成像参数:同胸部大血管 MRI 检查操作常规推荐或建议的参数,包括:层厚≤8 mm;层间隔≤2 mm;DWI 图像,b=800 mm²/s。

2. 图像处理得当　通过适当调整窗宽、窗位,使影像灰度、对比度适中,致胸主动脉与图像背景有良好的对比度。

3. 图像能满足影像诊断的需要　①包括的范围:图像要包括完整的胸主动脉,从主动脉瓣至膈肌裂孔,其中包括主动脉弓分支血管。②显示的体位:显示体位标准,斜冠状位图像上可显示胸主动脉全貌。③组织间对比:在各序列图像上,图像的信噪比高,胸主动脉结构解剖清晰,与图像背景有良好的对比。

4. 图像上的信息准确　①图像上文字信息:应包括医院名称、受检者姓名、性别、年龄、检查号、检查日期和时间、设备型号、表面线圈、FOV、矩阵数、当前层面的序列号和图号及位置、TR 和 TE 时间、层厚和层间隔、激励次数、左右标识、窗宽和窗位及比例尺;字母、数字显示清晰;图像文字不能遮挡图像中感兴趣部位影像。②图像上影像信息:图像按解剖顺序排列,无层面遗漏及错位;图像中的影像的大小及灰度要适中;胸主动脉内信号均匀,其病变可清楚分辨,无呼吸运动伪影及设备所致伪影。

5. 图像质量的等级评价标准:

0 级:图像无法观察,胸主动脉结构显示不清,伪影严重,不能诊断。

1 级:胸主动脉边缘显示模糊,具有明显的呼吸运动或动脉搏动伪影,周围及图像背景干扰严重,不能达到诊断要求。

2 级:胸主动脉边缘显示欠清晰,或略有呼吸运动及动脉搏动伪影,周围及图像背景略有干扰,但是基本不影响诊断。

3 级:胸主动脉边缘显示清晰,无呼吸运动或动脉搏动伪影,周围及图像背景无干扰,符合诊断要求。图像质量需达到 2 级或 3 级,方可允许打印图片和签发报告。

七、胰胆管水成像(MRCP)

1. 扫描前准备　受检者禁食禁饮 4～6 h,检查前训练受检者均匀呼吸及屏气。

2. 线圈　腹部相控阵线圈。

3. 体表定位标记　剑突。

4. 定位片　快速三平面定位。

5. 扫描范围　自膈顶至十二指肠降段。

6. 扫描序列

(1) T₂WI 脂肪抑制:横轴位 FSE/TSE 等序列。

(2) 2D MRCP:斜冠位 2D SS-FSE、FSE/TSE 等重 T₂WI 序列。

(3) 3D 容积采集法 MRCP:3D FSE/TSE 等重 T₂WI 脂肪抑制序列。

7. 扫描视野(FOV)　32～40 cm。

8. 扫描层厚　T₂WI 脂肪抑制:≤6 mm。

　　　　　　　2D MRCP:40～50 mm。

　　　　　　　3D MRCP:≤1.8 mm。

9. 扫描间隔≤1 mm;3DMRCP:零间隔。

10. 图像后处理　MIP 技术。

八、胰胆管水成像(MRCP)图像标准

1. 图像获取符合 MRI 检查操作规范　①表面线圈:腹部相控阵线圈。②成像体位和序列:横轴位图像:T₂WI 脂肪抑制;MRCP 图像:斜冠位 2D/3D MRCP。③成像参数:同 MRCP 检查操作规范推荐或建议的参数,包括:横轴位图像层厚≤7 mm;层间隔≤1 mm;MRCP 图像层厚≤1.8 mm。

2. 图像处理得当　①通过适当调整窗宽、窗位,使影像灰度、对比度适中,致胆、胰管能够清楚辨认。②MRCP 图像后处理采用 MIP 技术。

3. 图像能满足影像诊断的需要　①包括的范围:必须包括完整的胰、胆管走行区域。②显示的体位:显示体位标准,其中横轴位图像上,上腹部两侧基本对称;3D MRCP 具备多角度图像。③组织间对

比:图像上信噪比高,相应序列图像上,胆、胰管与周围结构对比明显,可确切评估胆、胰管的形态、管径和走行及其异常改变。

4. 图像上的信息准确 ①图像上文字信息:应包括医院名称、受检者姓名、性别、年龄、检查号、检查日期和时间、设备型号、表面线圈、FOV、矩阵数、当前层面的序列号和图号及位置、TR 和 TE 时间、层厚和层间隔、激励次数、左右标识、窗宽和窗位及比例尺;字母、数字显示清晰;图像文字不能遮挡图像中感兴趣部位影像。②图像上影像信息:图像按解剖顺序排列,无层面遗漏及错位;图像中的影像的大小及灰度要适中;胆、胰管与周围结构对比良好,无各种原因所致的伪影。

5. 图像质量的等级评价标准

0 级:胰胆管系统无法观察,没有显示或显示不清;不能诊断。

1 级:胰胆管显示模糊,具有明显的呼吸运动伪影,胰胆管周围及图像背景干扰严重,不能达到诊断要求。

2 级:胰胆管显示欠光滑锐利,或略有呼吸运动伪影,胰胆管周围及图像背景略有干扰,但是基本不影响诊断。

3 级:胰胆管显示光滑锐利,无呼吸运动伪影,胰胆管周围及图像背景无干扰,符合诊断要求。

图像质量必须达到 2 级或 3 级,方可允许打印图片及发报告。

九、尿路水成像(MRU)

1. 扫描前准备 受检者禁食禁饮 8 h,检查前憋尿,训练受检者均匀呼吸及屏气。

2. 线圈 腹部相控阵线圈。

3. 体表定位标记 肚脐。

4. 定位片 快速三平面定位。

5. 扫描范围 左肾脏上极至膀胱下缘。

6. 扫描序列

(1) T_2WI 脂肪抑制:冠状位 FSE/TSE 等序列。

(2) 3D MRU:斜冠面 3D FSE/TSE 等序列。

7. 扫描视野 32～40 cm。

8. 扫描层厚 T_2WI 脂肪抑制≤4 mm;
　　　　　　MRCP≤1.8 mm。

9. 扫描间隔 ≤1 mm。

10. 工作站后处理 MIP 技术。

十、尿路水成像(MRU)图像标准

1. 图像获取符合MRI检查操作规范 ①表面线圈:腹部相控阵线圈。②成像体位和序列:冠状位图像:T_2WI 脂肪抑制;三维 MRU:冠状位 3D 快速自旋回波重 T_2WI 脂肪抑制序列。③成像参数:同尿路水成像 MRI 检查操作规范推荐或建议的参数,包括:冠状位 T_2WI 脂肪抑制:层厚≤4 mm,层间隔≤1 mm;3D MRU:层厚≤1.8 mm。

2. 图像处理得当 ①通过适当调整窗宽、窗位,使影像灰度、对比度适中,致尿路各部结构能够清楚辨认。②MRU 图像后处理采用 MIP 技术。

3. 图像能满足影像诊断的需要 ①包括的范围:全部尿路,包括肾盏肾盂、输尿管和膀胱。②显示的体位:各体位图像上,显示体位标准,包括冠状位 T_2WI 脂肪抑制图像和全部尿路 3D MRU 像,需要时增加不同角度 3D MRU 像。③组织间对比:图像上信噪比高,相应序列图像上,尿路各部结构与周围组织器官对比明显,可确切评估尿路的整体形态、管径和走行及其异常改变。

4. 图像上的信息准确 ①图像上文字信息:应包括医院名称、受检者姓名、性别、年龄、检查号、检查日期和时间、设备型号、表面线圈、FOV、矩阵数、当前层面的序列号和图号及位置、TR 和 TE 时间、层厚和层间隔、激励次数、左右标识、窗宽和窗位及比例尺;字母、数字显示清晰;图像文字不能遮挡图像中感兴趣部位影像。②图像上影像信息:图像按解剖顺序排列,无层面遗漏及错位;图像中的影像的大小及

灰度要适中;尿路各部结构与周围组织器官对比良好,无各种原因所致的伪影。

5. 图像质量的等级评价标准

0级:肾脏集合系统、输尿管、膀胱无法观察,显示不清,伪影严重,不能诊断。

1级:肾脏集合系统、输尿管、膀胱显示模糊,具有明显的呼吸运动伪影,输尿管周围及图像背景干扰严重,不能达到诊断要求。

2级:肾脏集合系统、输尿管、膀胱显示欠光滑锐利,或略有呼吸运动伪影,输尿管周围及图像背景略有干扰,但是基本不影响结果的诊断。

3级:肾脏集合系统、输尿管、膀胱显示光滑锐利,无呼吸运动伪影,输尿管周围及图像背景无干扰。图像质量必须达到2级或3级,方可允许打印图片及发报告。

十一、腹部血管

1. 线圈 腹部相控阵线圈。

2. 体表定位标记 剑突下缘。

3. 定位片 快速三平面定位。

4. 扫描范围 整个腹主动脉。

5. 扫描序列

(1) 2D MRA:三平面定位 TOF 序列。

(2) T_2WI 脂肪抑制:横轴位 FSE/TSE 等序列。

(3) 屏气 T_2WI:冠状位 FSE/TSE 等序列。

(4) 屏气透视触发 CE-MRA:斜冠状面(范围前包括腹主动脉,后包括双侧肾脏,动态定位降主动脉,待降主动脉有药后嘱受检者吸气、屏气再进行扫描,对比剂团注速度 2 ml/s,共 15 ml)。

(5) 屏气横轴位:VIBE/LAVA/THRIVE 等序列。

(6) IFIR 非对比剂肾动脉成像。

6. 扫描视野 36～46 cm。

7. 扫描层厚 ≤2 mm。

8. 扫描间隔 ≤1 mm。

9. 工作站后处理 MIP、MPR、VR 技术。

十二、腹部血管 MRA 图像标准

1. 图像获取符合 MRI 检查操作规范 ①表面线圈:腹部相控阵线圈。②成像体位和序列:横轴位图像:T_2WI 脂肪抑制、VIBE、二维或三维 TOF MRA 序列;冠状位图像:T_2WI;斜冠状位图像 CE-MRA。③成像参数:同腹部大血管 MRI 检查操作规范推荐或建议的参数,包括:层厚≤4 mm;层间隔≤1 mm。

2. 图像处理得当 ①通过适当调整窗宽、窗位,使影像灰度、对比度适中,致腹主动脉与图像背景有良好的对比度;②血管图像处理后应减少运动伪影,与背景对比清晰,避免受邻近静脉血管重叠影响。

3. 图像能满足影像诊断的需要 ①包括的范围:图像要包括完整的腹主动脉主干及主要分支,范围从膈肌裂孔处至部分双侧髂总动脉。②显示的体位:显示体位标准,冠状位或斜冠状位图像上可显示腹主动脉全长。③组织间对比:在各序列图像上,图像的信噪比高,腹主动脉和主要分支血管包括肾动脉等显示清晰,与图像背景有良好的对比,可评估管腔形态和管壁厚度及异常改变。

4. 图像上的信息准确 ①图像上文字信息:应包括医院名称、受检者姓名、性别、年龄、检查号、检查日期和时间、设备型号、表面线圈、FOV、矩阵数、当前层面的序列号和图号及位置、TR 和 TE 时间、层厚和层间隔、激励次数、左右标识、窗宽和窗位及比例尺;字母、数字显示清晰;图像文字不能遮挡图像中感兴趣部位影像。②图像上影像信息:图像按解剖顺序排列,无层面遗漏及错位;图像中的影像的大小及灰度要适中;腹主动脉内信号均匀,管腔和管壁病变可清楚分辨,无呼吸运动伪影、主动脉搏动伪影及设备所致伪影。

5. 图像质量的等级评价标准

0级:图像无法观察,腹主动脉及其分支解剖结构显示不清,伪影严重,不能诊断。

1级:腹主动脉及其分支边缘显示模糊,具有明显的呼吸运动或动脉搏动伪影,周围及图像背景干扰严重,不能达到诊断要求。

2级:腹主动脉及其分支边缘显示欠清晰,或略有呼吸运动或动脉搏动伪影,周围及图像背景略有干扰,但是基本不影响诊断。

3级:腹主动脉及其分支显示清晰,无呼吸运动或动脉搏动伪影,周围及图像背景无干扰,符合诊断要求。

图像质量需达到2级或3级,才允许打印胶片和签发报告。

十三、上肢血管对比增强 MRA

1. 线圈　相控阵体线圈、正交体线圈或包绕式柔性线圈;充分利用多线圈组合技术。
2. 体表定位标记　首段定位像中部。
3. 定位片　分 2、3 段扫 2D TOF-MRA 三平面定位像。
4. 扫描范围　包括整个上肢。
5. 扫描序列　在各段定位像上设定 CE-MRA 的三维块,即多站点对比增强 3D SPGR/FLASH/T1-FFE(冠状位 T_1WI)一次性步进成像。
6. 扫描视野　35~45 cm。
7. 扫描层厚　≤0 mm。
8. 扫描间隔　0 mm。
9. 影像处理　分段最大密度投影(MIP)重组获得相应分期的血管造影像,可根据需要,应用高级软件进行各段血管造影像的无缝拼接;也可以行 MPR、VR、SDD 等图像重建。

十四、上肢血管对比增强 MRA 图像标准

1. **图像获取符合 MRI 检查操作规范**　①表面线圈:体部相控阵线圈、体部正交线圈或包绕式柔性线圈。②成像体位和序列:冠状位 T_1WI 图像;3D 扰相梯度回波序列。③成像参数:同上肢血管对比增强 MRA 检查操作规范推荐或建议的参数,包括:层厚≤2 mm;层间隔 0 mm。

2. **图像处理得当**　①上肢血管增强 MRA 后处理:采用 MIP 重组三维像;也可行 MPR、VR、SSD 等后处理。②各序列图像上窗技术应用合理:通过适当调整窗宽、窗位,使影像灰度、对比度适中,致上肢动脉主干及主支与背景有良好对比。

3. **图像能满足影像诊断的需要**　①包括的范围:自锁骨下动脉至指端动脉分支,包括锁骨下动脉、腋动脉、肱动脉、尺动脉、桡动脉及掌浅弓和掌深弓等动脉血管。②显示的体位:各体位图像上,显示体位标准;可从不同角度观察上肢动脉血管。③组织间对比:图像的信噪比高,上肢动脉主干及主支与背景间及与病变间有良好对比。

4. **图像上的信息准确**　①图像上文字信息:应包括医院名称、受检者姓名、性别、年龄、检查号、检查日期和时间、设备型号、表面线圈、FOV、矩阵数、TR 和 TE 时间、层厚和层间隔、激励次数、左右标识、窗宽和窗位及比例尺;字母、数字显示清晰;图像文字不能遮挡图像中感兴趣部位影像。②图像上影像信息:图像中的影像的大小及灰度要适中;上肢动脉与背景结构间及与病变间的对比良好,无各种原因所致的伪影。

5. 图像质量的等级评价标准

0级:上肢动脉及主支无法观察,显示不清,伪影严重,不能诊断。

1级:上肢动脉及主支轮廓显示模糊,图像背景干扰严重,存在静脉影像污染,具有明显的运动性伪影,不能达到诊断要求。

2级:上肢动脉及主支管腔、管壁显示欠光滑锐利,图像背景略有干扰,有一定运动性伪影,但是基本不影响诊断。

3级:上肢动脉及主支管腔、管壁显示光滑锐利,血管时相准确,无静脉影像污染及运动性伪影,血管

对比良好,符合诊断要求。

图像质量必须达到 2 级或 3 级,方可允许打印图片及签发报告。

十五、下肢血管对比增强 MRA

1. 线圈　下肢相控阵体线圈、相控阵体线圈、正交体线圈或包绕式柔性线圈,充分利用多线圈组合技术。

2. 体表定位标记　首段定位像中部。

3. 定位片　分 2、3 段扫 2D TOF-MRA 三平面定位像。

4. 扫描范围　包括整个下肢。

5. 扫描序列　在各段定位像上设定 CE-MRA 的 3D 块,即多站点对比增强 3D SPGR/FLASH/T_1-FFE(冠状位 T_1WI)一次性步进成像。

6. 扫描视野　35～45 cm。

7. 扫描层厚　≤2 mm。

8. 扫描间隔　0 mm。

9. 影像处理　分段最大密度投影(MIP)重组获得相应分期的血管造影像,可根据需要,应用高级软件进行各段血管造影像的无缝拼接;也可以行 MPR、VR、SDD 等图像重组。

十六、下肢血管对比增强 MRA 图像标准

1. 图像获取符合 MRI 检查操作规范　①表面线圈:下肢相控阵线圈、体部相控阵线圈、体部正交线圈或包绕式柔性线圈。②成像体位和序列:冠状位 T_1WI 图像;三维扰相梯度回波序列。③成像参数:同下肢血管对比增强 MRA 检查操作规范推荐或建议的参数,包括:层厚≤2 mm;层间隔 0 mm。

2. 图像处理得当　①下肢血管增强 MRA 后处理:采用 MIP 重组三维像;也可行 MPR、VR、SSD 等后处理。②各序列图像上显示窗技术应用合理:通过适当调整窗宽、窗位,使影像灰度、对比度适中,致下肢动脉主干及主支与背景有良好对比。

3. 图像能满足影像诊断的需要　①包括的范围:自髂动脉至趾端动脉分支,包括髂总动脉、髂内外动脉、股动脉、股深动脉、腘动脉、胫前后动脉、腓动脉、足背动脉等血管。②显示的体位:各体位图像上,显示体位标准;可从不同角度观察下肢动脉血管。③组织间对比:图像的信噪比高,下肢动脉主干及主支与背景间及与病变间有良好对比。

4. 图像上的信息准确　①图像上文字信息:应包括医院名称、受检者姓名、性别、年龄、检查号、检查日期和时间、设备型号、表面线圈、FOV、矩阵数、TR 和 TE 时间、层厚和层间隔、激励次数、左右标识、窗宽和窗位及比例尺;字母、数字显示清晰;图像文字不能遮挡图像中感兴趣部位影像。②图像上影像信息:图像中的影像的大小及灰度要适中;下肢动脉与背景结构间及与病变间的对比良好,无各种原因所致的伪影。

5. 图像质量的等级评价标准

0 级:下肢动脉主干及主支无法观察,显示不清,伪影严重,不能诊断。

1 级:下肢动脉主干及主支轮廓显示模糊,图像背景干扰严重,存在静脉像污染,具有明显的运动性伪影,不能达到诊断要求。

2 级:下肢动脉主干及主支管腔、管壁显示欠光滑锐利,图像背景略有干扰及运动性伪影,但是基本不影响结果的诊断。

3 级:下肢动脉主干及主支管腔、管壁显示光滑锐利,血管时相准确,无静脉像污染及运动性伪影,血管对比良好,符合诊断要求。

图像质量必须达到 2 级或 3 级,方可允许打印图片及签发报告。

第五节　脑灌注成像后处理技术

反映微循环改变的 MR 灌注成像有多种方法,目前临床最常用的是动态磁敏感增强(dynamic susceptibility contrast,DSC)灌注成像。

一、主要检查技术

DSC PWI 最先应用于脑部,多采用 EPI 序列,扫描 20～40 层,每层 30～40 幅图像,成像时间 70～90 s。对比剂为 Gd-DTPA 0.1～0.2 mmol/kg,采用高压注射器以 4～5 ml/s 流速注射。利用顺磁性对比剂首过的 T_2 或 T_2^* 磁敏感效应取得像素源性时间-信号强度曲线,转换为时间-浓度曲线,进一步分析曲线,对每个像素进行积分运算得到相对脑血容量(relative cerebral blood volume,rCBV)、相对脑血流量(relative cerebral blood flow,rCBF)、平均通过时间(mean transit time,MTT)和峰值时间(time to peak,TTP)图。常用灌注参数定义如下:BV 指单位组织的血液容积总量,单位为"ml/100 g";BF 指单位时间内流经单位组织的血液容量,代表组织的毛细血管流量,单位为"ml/(100 g · min)";MTT 指血液经不同路径自动脉端流至静脉端的平均循环时间,以"s"为单位;TTP 指对比剂注射至强化达到峰值所需时间,单位为"s"。

二、临床应用

1. 脑血管病　PWI 可早期发现急性脑缺血灶,区分缺血半暗带和梗死组织,帮助临床决定是否进行溶栓治疗。半暗带组织 rCBF 下降,而 rCBV 正常或略增高,MTT 升高;梗死组织则 rCBF、rCBV 均下降,MTT 升高。扩散异常区明显小于灌注异常区也提示半暗带存在;而扩散异常等于甚至大于灌注异常区提示无半暗带存在。

测量 rCBF 有助于发现蛛网膜下腔出血后发生血管痉挛、具有缺血危险的患者,指导治疗方案制定及监测疗效。

2. 颅内肿瘤　血管形态和血管化程度是评价颅内肿瘤不同类型,决定其生物学侵袭性的重要因素。rCBV 测量可描绘出肿瘤的总体血管化程度,间接反映肿瘤的血管生成。rCBV 图可反映肿瘤总体血管化程度及其异质性,对星形细胞肿瘤分级的敏感性与传统 MRI 相似,但具有更高的特异性和阳性预测值。星形细胞肿瘤常有无强化的肿瘤浸润区,强化边缘并不能准确反映肿瘤范围。PWI 可通过 rCBV 增高,显示未强化肿瘤的边界,从而协助手术方案或放疗靶区的制订。

转移瘤周围水肿为单纯性血管源性水肿;而胶质瘤(恶性)则为血管源性水肿及血管周围间隙肿瘤浸润的综合表现。转移瘤瘤周 rCBV 明显低于胶质瘤。脑原发性淋巴瘤病理上具有围血管生长的特点,常使血管腔变窄、血管周围间隙扩大,但新生血管化不明显,因此其 rCBV 明显低于胶质母细胞瘤。

3. 感染　依病原和阶段不同表现各异,单纯疱疹病毒和弓形体病脑炎 rCBV 均匀降低而脓肿 rCBV 升高。

4. 心肌　PWI 可早期发现心肌缺血,结合腺苷或双嘧达莫(潘生丁)负荷试验可推测血管病变程度,结合延迟灌注成像可预测心肌存活性。

5. 肝　可用于肝硬化早期诊断、肝癌与肝转移瘤鉴别及肝移植后血管并发症的监测。

6. 肺　与肺通气成像结合用于评价肺功能和肺栓塞、肺气肿等疾病。

7. 肾　主要用于评价肾功能和药物疗效。

8. 其他　在前列腺、乳腺、胰腺及软组织肿瘤方面也有应用。

总之,PWI 有优势,也有不足。优点:时间分辨力较高,可快速获得全脑灌注图,同时获得脑灌注、组织状况(扩散)、血管情况(MRA)等。DWI 与 PWI 结合具有鉴别缺血组织是否可恢复的潜能。缺点:检查时间较长,不利于急症躁动患者检查,定量准确性较低而且为相对性,无法进行客观绝对数据的比较等。

三、脑灌注成像及后处理技术

【临床指征】　脑梗死、占位、脑血管畸形者。除外脑血管病变者。

【扫描步骤】

1. 体位同颅脑 MRI 检查。嘱受检者保持静止。纵向定位光标应正对受检者面部正中线,轴位定位光标位于眉间线。锁定位置后进床至磁体中心。

2. 扫描

(1)扫描定位图像:MR 具有多方位多包采集功能时,可同时获取轴位、矢状位、冠状位定位图像进行定位。

(2)常规扫描方位

①DWI 横断面:首先扫全颅脑弥散成像,以判断梗死或病变的范围与程度(图 4-50)。

②PDWI:FE-EPI 序列,横断面扫描,定位方法同脑常规平扫。层数 30,层厚 4 mm,一般 40 个动态(图 4-51)。最后扫 T_1W 3D 序列,作为颅脑增强检查影像。

(3)高压注射器设定为:A 管:4~5 ml/s,对比剂 Gd-BOPTA(莫迪司)10 ml 或 Gd-DTPA(钆喷酸葡胺)15 ml;B 管:4~5 ml/s,20 ml 生理盐水。在 FE-EPI 序列运行到第 5 个动态时启动高压注射器,直至设定的对比剂和水注射完毕。

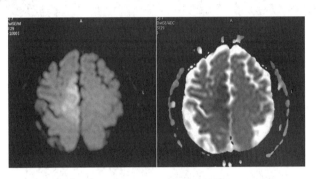

图 4-50 DWI 横断面
DW 序列 B=1000 s/mm² 和 ADC 图示顶叶梗死。

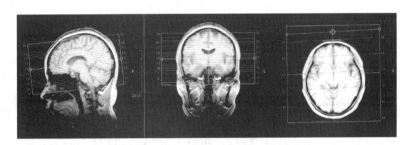

图 4-51 全脑灌注成像序列定位

【脑灌注成像后处理】 脑灌注成像后处理方法因 MR 机型及后处理软件的不同而异。下面以飞利浦 3T Achieva Neuro T_2^* Perfusion 软件包为例简要介绍。

在后处理工作站中找到并打开要处理的受检者信息→进入后处理界面→选中序列原始图像(FE-EPI perfusion)→左键选中"T_2^* Neuro Perfusion"→出现灌注图像。选择"Model Free"点"参数模式",右键弹出条框选择"Interaction Mode"→"Draw ROI",鼠标变成笔形,分别在病变区域、半暗带区域和对侧正常组织区域画兴趣区,每个兴趣区各有灌注曲线标出,并显示出 CBF(Index)、CBV(NI)、MTT、TTP、T0 值(图 4-52)。滑动鼠标左键可见到上述五种参数图像(图 4-53)。通过功能菜单可调节图像背景噪声、各参数图像的色温等,使病变显示得更

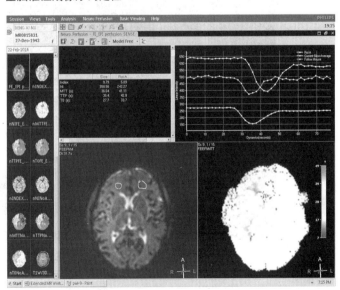

图 4-52 右脑急性梗死灌注图

清晰、范围更明确。处理完毕,保存五种参数序列图像。

网络传输:分别将 CBF(Index)、CBV(NI)、MTT、TTP、T0 五种参数图排版抓屏保存图像(图 4 - 54)。上传 PACS 网络,供临床科室观察。

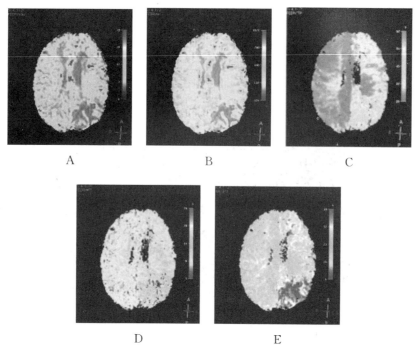

图 4 - 53 五种参数图像
A:CBF(Index);B:CBV(NI);C:MTT;D:TTP;E:T0。

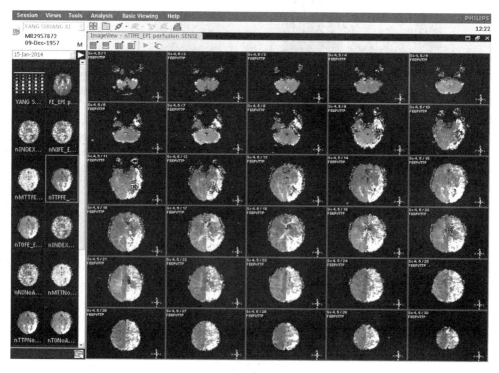

图 4 - 54 五种参数图抓屏图像

第六节　磁共振波谱成像后处理技术

磁共振波谱(magnetic resonance spectroscopy,MRS)成像是利用质子在化合物中共振频率的化学位移现象测定化合物成分及其含量的检测技术。随着高场强 MR 设备的应用及相关技术的快速发展,MRS 在活体上的应用日渐广泛,成为目前唯一能无创性检测活体器官和组织代谢、生化、化合物的定量分析技术。

一、成像原理

MRS 与常规磁共振成像(MRI)的基本原理大致相同,都遵循拉莫尔定律,即不同的具有奇数核子的原子核具有不同的磁旋比,在外加静磁场中,其进动频率是不同的,化学位移(chemical shift)是 MRS 的基础。自旋耦合(spin coupling)现象是原子核之间存在共价键的自旋磁矩相互作用形成的耦合,化学位移和自旋耦合两种现象形成了波谱的精细结构。

MRS 需要良好的磁场均匀性,要求短的射频脉冲以激励原子核需要一段采集信号的时间,再将收集到的自由感应衰减信号(FID)通过傅立叶变换成波谱。由于化学位移,不同化合物中相同原子的进动频率不同,在 MRS 频率编码不同位置形成不同的峰(图 4‑55)。又由于原子核的共振频率与外加磁场有关,同一原子核在不同的外加磁场下其共振频率不同,故化学位移一般不以频率做单位。然而,原子核的共振频率与外加磁场强度有关联,化学位移如果以外加磁场运行频率的百万分之一(parts per million,ppm)来做单位,同一原子核在不同的外加磁场下其化学位移的 ppm 值相同。因而,化学位移一般采用磁场强度运行频率(MHz)除以化合物共振频率(Hz)×10^{-6} 为单位。不同的化合物可以根据在 MRS 频率编码上共振峰的不同加以区别。

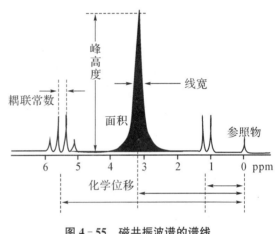

图 4‑55　磁共振波谱的谱线

二、成像方法

1. MRS 成像技术　目前临床研究多采用 1.5～3 T 的 MRI/MRS 一体化装置。医学领域波谱分析的原子核有^{1}H、^{31}P、^{23}Na、^{13}C、^{7}Li、^{19}F 等,其中磷谱是最早应用于人体的波谱技术。但目前最常应用于临床的是^{1}H-MRS 而非^{31}P-MRS。在^{1}H-MRS 技术中,影响 H 质子在不同化合物中磁共振频率的因素包括以下几种。

(1) 化学位移:质子在不同分子中或在相同分子中的不同空间位置上受外电子的影响,其共振频率略有差异。因此,在外磁场不变的情况下,相同的原子核在不同分子中具有不同的共振频率,这就是"化学位移"。一般质子的化学位移为数十至数百赫兹。利用化学位移原理获取成像容积中单一化学成分的图像称为化学位移成像。

(2) 自旋耦合或 J-耦合(J coupling):由于 H 质子存在高能级与低能级的自旋方式,加之多个 H 质子不同能级的组合方式不同,自旋耦合可在原共振频率上产生分裂,造成双峰、三峰甚至更多的锯齿峰。自旋耦合与化学位移不同,它的大小与外磁场强度无关,而与参与自旋耦合的共价键数目成正比。在大多数情况下,自旋耦合产生的频率变化要远小于化学位移产生的频率变化。尽管如此,自旋耦合的作用可使波形中的波峰发生融合,常需要采用去耦合技术得到较好的谱线。去耦合技术可利用自旋方式的快速变化消除自旋方式不同造成的影响。

(3) 与时间相关的影响因素

①弛豫(relaxation):在 MRI 中,不同的弛豫时间与图像中组织的对比度相关,而在 MRS 中,弛豫过程与定量分析组织的化合物浓度密切相关,可通过选择不同的弛豫时间选择抑制相应的信号而简化谱

线。H 质子的弛豫过程包括 T_1 和 T_2 弛豫,T_1 弛豫主要涉及 TR 时间的选择。为减少饱和效应,选择较长的 TR 时间,使 H 质子弛豫过程中 J-耦合不受 180°射频脉冲的影响。

②化学交换(chemical exchange):当处于两种分子或 H 质子环境时,两种分子内的 H 质子彼此的环境发生改变或发生碰撞,使自旋状态发生改变。交换过程的速度与 MRS 的结果直接相关,可影响发生交换物质的共振频率和波峰宽度。交换发生较慢时,两种物质的波峰彼此接近,波峰变宽。当交换足够快时,两种物质只产生一个波峰。当交换速度加快时,峰宽变窄。

2. MRS 定位技术　定位技术是将产生 MR 信号的组织控制在一定容积的兴趣体(volume of interest,VOI)内,将 MRS 信号限定在一个理想的体积内被称为定位(location)。目前临床应用比较广泛的在体 MRS 定位技术有深部分辨表面线圈波谱分析法、在体成像选择波谱分析法、激励回波探测法、点分辨波谱法、化学位移成像定位方法等。

(1)单体素 MRS:通过三个互相垂直的平面采集某单一立方体积内组织的波谱。通常在病变位置已知的情况下使用。

(2)多体素 MRS:可测量所选择兴趣区内多个邻近体素的磁共振信息,可进行二维和三维定位,一次采集多个体素,使正常与病变波谱容易比较。

三、磁共振波谱主要代谢产物

在许多疾病过程中,代谢改变先于病理形态改变,而 MRS 对这种代谢改变的潜在敏感性很高,故能提供早期病变检测信息。虽然 MRI 和 MRS 都基于相同的原理,但两者之间还存在许多差异。对于临床来说,最大的差别就是 MRI 得到的是解剖图像,MRS 提供的是定量的化学信息,一般以数值或图谱来表达。磁共振波谱成像(MR spctroscopic imaging,MRSI)则以图像形式提供代谢信息。

^{1}H-MRS 是敏感性最高的检测方法。它可检测与脂肪代谢、氨基酸代谢以及神经递质有关的化合物,如肌酸(Cr)、胆碱(Cho)、肌醇(mI)、γ-氨基丁酸(GABA)、谷氨酸和谷氨酰胺(Glu+Gln)、乳酸(Lac)和 N-乙酰天门冬氨酸(NAA)等。与 ^{31}P-MRS 比较,空间分辨力高。临床 ^{1}H-MRS 不需增加磁共振硬件设备,且 MRI 和 MRS 一次检查中完成,不需重新定位和更换线圈。

主要用于脑的 MRS 检测方法有单体素测量和多体素测量,有下列化合物改变:

1. NAA　N-acetyl aspartate,N-乙酰天门冬氨酸。在质子波谱化学位移 2.02 ppm 处形成波峰。目前研究显示 NAA 与蛋白质和脂肪合成,与维持细胞内阳离子浓度及 K^+、Na^+、Ca^{2+} 等通过细胞膜及神经膜的兴奋性有密切关系,是正常神经元的标志物。其含量多少反映神经元功能状况,NAA 在脑组织发育成熟过程中逐渐升高,在 3 岁前较明显,持续到青春期,老年人随年龄增长逐渐下降。Canavan 病(又称中枢神经系统海绵状退行性变)是目前唯一 NAA 升高的疾病;脑瘤、脑缺血缺氧、变性疾病 NAA 均呈现下降趋势。

2. Cr/PCr　Creatine,肌酸/磷酸肌酸,化学位移为 3.0×10^{-6} 和 3.94×10^{-6} 的共振信号代表磷酸肌酸(PCr)和 Cr。Cr 和 PCr 都有 3.03×10^{-6}(甲基化)和 3.94×10^{-6}(亚甲基化)信号,因此两者常合并考虑。Cr/PCr 存在于神经元及胶质细胞中,是胶质细胞的标志物,参与磷酸转运及能量储备。多数情况下 Cr/PCr 含量相对稳定。

3. Cho　Choline,胆碱化合物,位于 3.2×10^{-6} 共振信号来源于脑内含 Cho 的化合物,如磷酸胆碱、磷脂酰胆碱等,主要在细胞膜上,是细胞膜翻转(turnover)的标志物。信号改变反映细胞膜构成和连接的变化,膜合成旺盛和降解活跃时均呈上升趋势。随着脑发育成熟,Cho 逐渐下降至稳定。脑瘤中,由于 Cho 升高和 NAA 下降,致 NAA/Cho 下降,恶性较良性肿瘤比值下降明显;多发硬化、肾上腺性脑白质营养不良、感染疾病如 AIDS 病中 Cho 升高提示活动性脱髓鞘。

4. mI　myo-inositol,肌醇,主要位于 3.56×10^{-6}(仅在短 TE 序列可见),参与肌醇-三磷酸-细胞内第二信使循环,是胶质细胞的标志物。升高,见于婴幼儿、阿尔茨海默病、糖尿病、脑病恢复期、低分级胶质瘤等;降低,见于恶性肿瘤、慢性肝性脑病、卒中等。

5. Glu+Gln　Glutamate+Glutamine,谷氨酸和谷氨酰胺,在 $2.1 \times 10^{-6} \sim 2.4 \times 10^{-6}$ 和 $3.65^{-6} \sim 3.8 \times 10^{-6}$(仅在短 TE 序列可见)。Glu 为兴奋性神经递质,Gln 为抑制性神经递质;升高,见于肝性脑

病、严重缺氧等。

6. Lac Lactate,乳酸,为糖酵解终产物,化学位移在 $1.32×10^{-6}$,可形成双峰,正常脑组织不可见;在糖酵解过程加强时 Lac 增高,如肿瘤中,Lac 增高反映肿瘤组织无氧代谢增加和出现坏死。

7. Lip Lipids,移动脂肪,位于 $(0.9\sim1.3)×10^{-6}$(见于短 TE 序列,显著升高时可见于长 TE 序列),正常脑组织不可见。细胞膜崩解时脂滴形成,其出现可能早于组织学所能观察到的坏死;升高,见于高分化级的肿瘤、脓肿、急性炎症、急性卒中等。

8. Ala 峰位于 $1.47×10^{-6}$ 处,为糖原分解时产生的两种代谢产物之一,易被乳酸峰所遮盖。在正常脑组织内无法检测到,只有在脑膜瘤中可发现,被认为是脑膜瘤的特征峰。

四、脑波谱测量及后处理技术

【临床指征】 脑梗死、出血、占位、病变者。

【扫描步骤】

1. 体位同颅脑 MRI 检查。嘱受检者保持静止。纵向定位光标应正对受检者面部正中线,轴位定位光标位于眉间线。锁定位置后进床至磁体中心。

2. 扫描

(1) 通常在颅脑平扫或增强检查的基础上进行。

(2) MRS 定位

①单体素定位:通常将横断面图置于主定位图(图 4-56)。在病变显示最佳的横断面图像上放置测量体素块,测量区域尽可能位于病变中心且信号均匀一致区域,避免血管、骨性结构及空气等其他组织进入测量区域。一般测量体素块区域≥10 mm³,<10 mm³ 则噪声太大,将干扰测量结果。冠状面和矢状面定位方法同上。

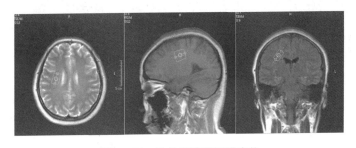

图 4-56 单体素波谱测量定位

②多体素定位:一般将横断面图置于主定位图(图 4-57)。在病变中心显示最佳的横断面图像上放置测量区域,一般测量区域≥100 mm×100 mm,包括双侧脑组织,调整测量域,使中心置于大脑镰以使测量体素块左右对称,且避免骨性结构及空气等组织结构进入测量区域。调整预饱和带,以去除周围组织信号干扰。分别将中心横断面影像的 FH、AP、RL 坐标数值输入以确定冠状面和矢状面测量位置,注意上下、前后、左右测量区域均在病变域中,预饱和带置于测量域外。

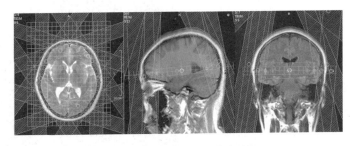

图 4-57 多体素波谱定位

(3) 成像序列

①单体素序列:SV-PRESS,TR 2000 ms、TE 41 ms,体素大小 $(20×20×20)$ mm³,扫描时间 4 min 52 s。

②多体素序列:2D-PRESS-sh,TR 2000 ms、TE 55 ms,层厚 15 mm,FOV 230 mm×190 mm。

【波谱测量后处理】

脑波谱测量后处理方法因 MR 机型及后处理软件的不同而异。本节主要介绍飞利浦和西门子两种机型的后处理方法。

（一）飞利浦 Achieva 3T SpectroView 软件包后处理

1. 脑 MRS 单体素后处理

（1）在后处理工作站中找到要处理的受检者信息，点击左边"View"图标或左键双击打开欲处理的受检者信息，进入后处理界面。选择波谱测量 SV PREG 原始图，在右键弹出条框选中 SpectroView 后处理软件包（图 4-58），出现对话框，选默认"Brain"，点"OK"→出现综合谱线。

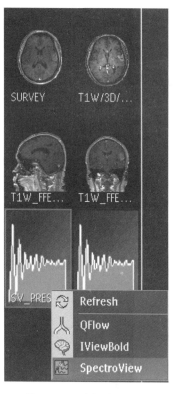

图 4-58 选择波谱测量
处理软件包

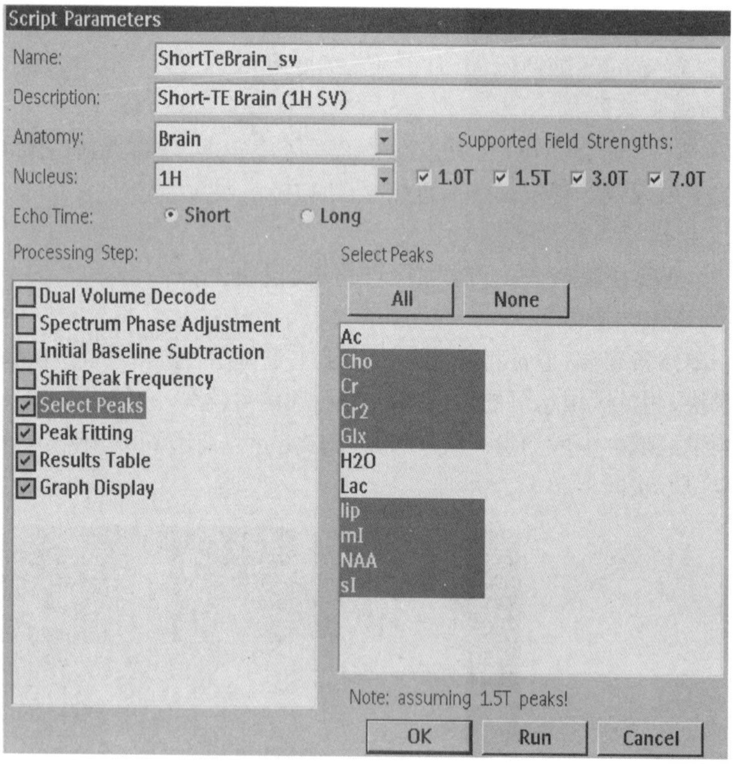

图 4-59 选择显示谱线及参数

（2）点击左上角"Select Script"图标，选择"Short-Te Brain"（选择短 TE 脑测量谱线），点击"OK"→弹出对话框"Script parameters"（谱线参数），根据临床需要选择需显示的谱线及参数（图 4-59）→点击"OK"或"Run"出现复合谱线（图 4-60）。

（3）净化曲线：在谱线图上点右键弹出对话框，左键勾选"Show Spectrum"（显示谱线）前面的勾→黄色谱线（杂波）消失，选中勾掉"Show Fitted Baseline"（显示基本线）前面的勾→粉色谱线消失，只剩下所需显示的蓝色谱线。再在谱线图上点右键，左键点选"Subtract Baseline From Graph Display"（从图显示减去基线）→可将蓝色基线拉平直（图 4-61）。

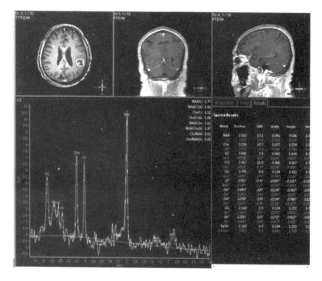

图 4-60 脑波谱测量复合谱线

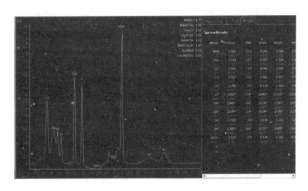

图 4 - 61　脑波谱测量曲线及测量值

（4）点击"Layout"→"Full-screen Graph"获得全屏谱线图。单体素处理完毕后抓屏保存,拍片或传PACS网络供临床科室使用。

2. 脑 MRS 多体素后处理

（1）与单体素后处理一样:将要处理的受检者信息进入后处理界面。选择波谱测量"2D - PRSS - sh",在右键弹出条框选中"SpctroView 后处理软件包"→出现对话框→选默认"Brain"→点"OK"→出现综合谱线。点击左上角"Select Script"图标,选择"ShortTeBrain sv",点击"OK"→弹出对话框"Script parameters"（谱线参数）,根据临床需要选择需显示的谱线及参数值→点击"OK"或"Run"出现多体素谱线（图 4 - 62）。

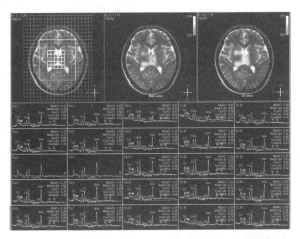

图 4 - 62　多体素谱线

（2）点击选择"select individual voxels"（选择单个体素）→点击要测量的体素块→出现该体素的谱线（图 4 - 63）。通常除测量病变区域的体素谱线外,还要测量对侧正常区域的体素谱线以资对照。

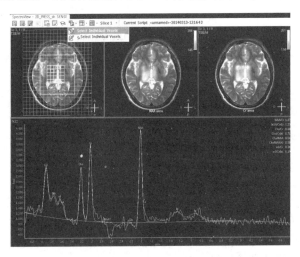

图 4 - 63　显示单个体素谱线

（3）净化曲线：在谱线图上点右键弹出对话框，左键勾选"Show Spectrum"（显示谱线）前面的勾→黄色谱线（杂波）消失，选中勾掉"Show Fitted Baseline"（显示基本线）前面的勾→粉色谱线消失，只剩下所需显示的蓝色谱线。再在谱线图上点右键，左键点选"Subtract Baseline From Graph Display"（从图显示减去基线）→可将蓝色基线拉平直。

（4）点击"Layout"→"Full-screen Graph"获得全屏谱线图。多体素处理完毕后抓屏保存，拍片或传PACS网络供临床科室使用。

（二）西门子 Verio 3T spectroscopy 软件包后处理

1. 脑 MRS 单体素后处理

（1）首先打开 MRS 后处理界面："Application"（应用）→"MR"→"spectroscopy"（波谱），点击文件夹，找到欲处理的受检者名字→欲处理的 MRS（单体素）序列（图 4 - 64），将单体素序列（如 svs-se-30）拖入"spectroscopy"后处理界面，自动计算形成 MRS 谱线及值（图 4 - 65）。单体素 MRS 谱线处理完毕。

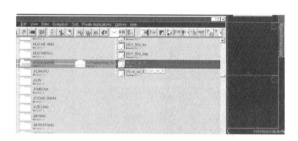

图 4 - 64　欲处理的 MRS（单体素）序列

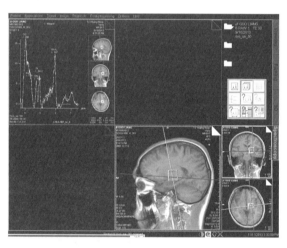

图 4 - 65　自动计算形成 MRS 谱线及值

（2）分析代谢产物比值：弹出条框，选择"Result Table（结果表）"，出现代谢物列表，选择欲分析的代谢物（图 4 - 66）→"OK"→显示单体素代谢物比值结果（图 4 - 67）。保存结果，单体素处理完毕。

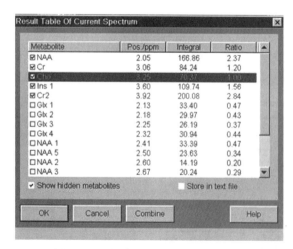

图 4 - 66　勾选所需的各代谢产物列表

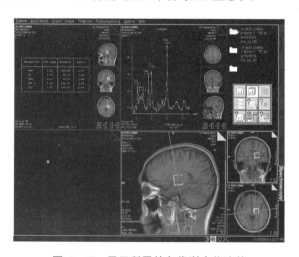

图 4 - 67　显示所需的各代谢产物比值

2. 脑 MRS 多体素后处理

（1）首先打开 MRS 后处理界面："Application"（应用）→"MR"→"spectroscopy"（波谱），点击文件夹，找到欲处理的受检者名字→欲处理的 MRS（多体素）序列（csi-se-30）拖入"spectroscopy"后处理界面，自动计算形成 MRS 谱线及值。多体素 MRS 谱线处理完毕。

（2）点击欲观察部位体素，即可显示该部位的谱线（图4-68）。通常要进行对侧区域的对比分析。将所测得的谱线抓屏保存→照片或传网络供临床科室及主诊医师观察。

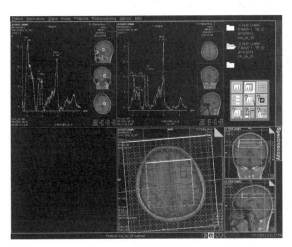

图4-68　点击欲观察部位体素，即可显示该部位的谱线

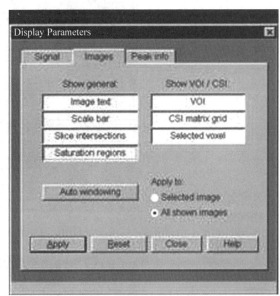

图4-69　功能框图

（3）如欲观察和分析谱线数值及各参数，可右键点出功能框（"Display Parameters"）进行进一步的分析（图4-69）。

（4）分析当前谱线的比值：右键弹出条框，选中"Result Table"（结果表）→出现代谢产物列表"Result Table of Current Spectrum"→选中欲分析的代谢物（图4-70）→出现比值结果（图4-71）。

（5）变换小体素分析：打开界面上缘"post-processing"（后处理）→"Modify CSI-FT"→弹出文本框"Spatial Fourier Transformation"（傅立叶空间变换）→将"Interpolation resolution"（插值分辨率）的"R≫L""A≫P"数值改为32（图4-72）→"Yes"→出现变小的体素（图4-73）。小体素点击分析数值可减小容积效应对谱线的影响。

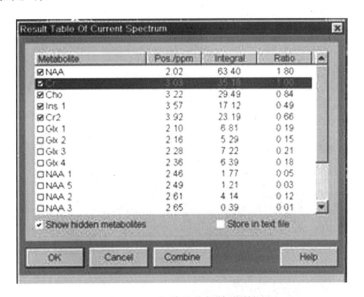

图4-70　勾选欲分析的代谢物

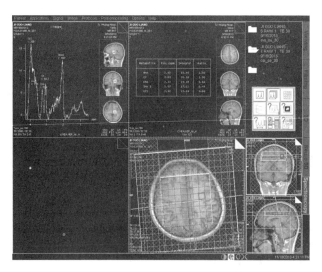

图 4-71　出现所选中体素块的比值

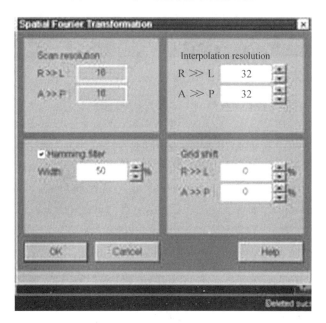

图 4-72　调整空间尺寸

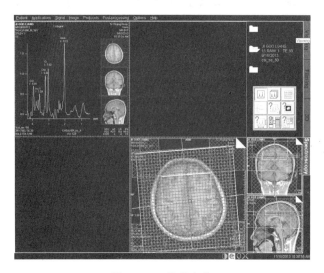

图 4-73　体素变小

五、临床应用

(一)在颅脑疾病中的应用

采用:①Philips Achieva 1.5 T 双梯度超导磁共振扫描仪,梯度场强为 33 mT/m 和 66 mT/m,梯度切换率为 180 mT/(m·s)和 90 mT/(m·s),MRS 的工作站为 Philips EWS 工作站;②Siemens Espree 1.5 T 大孔径超导磁共振扫描仪,梯度场强为 60 mT/m,梯度切换率为 120 mT/(m·s),MRS 的工作站为 Syngo 工作站。射频线圈包括头线圈、头颈联合线圈。

头部包括平扫与增强扫描,平扫包括 T_1WI 轴位和矢状位扫描(TR=690 ms、TE=15 ms、激励次数 2、矩阵 192×256),T_2WI 轴位扫描(TR=4 200 ms、TE=90 ms、激励次数 1、矩阵 192×256),T_2WI 冠状位 FLAIR 扫描(TR=11 000 ms、TE=135 ms、TI=1 800 ms、激励次数 1、矩阵 256×256),上述序列层数 20、层厚 5 mm、层间距 1 mm、视野 23 cm。

MRI 增强扫描:T_1WI 轴位扫描,TR=690 ms、TE=15 ms,层数 20,层厚 5 mm,层间距 1 mm,视野 23 cm,激励次数 2,矩阵 192×256;脂肪抑制 STIR 序列 T_1WI 矢状位和冠状位扫描,TI=150 ms,TR=690 ms、TE=15 ms,层数 20,层厚 5 mm,层间距 1 mm,视野 23 cm,激励次数 2,矩阵 192×256。

MRS 在平扫以后、增强扫描以前进行。①在 Philips Achieva 1.5 T 双梯度超导磁共振扫描仪上,为二维多体素或单体素的点解析波谱,化学位移选择饱和法进行压水压脂。TR=1 500 ms、TE=144 ms,多体素兴趣区 80 mm×80 mm,25 个采集点,激励次数 1,成像时间 4 min 28 s。单体素容积为 20 mm×20 mm×20 mm,激励次数 128,成像时间 4 min 52 s。②在 Siemens Espree 1.5 T 大孔径超导磁共振扫描仪上,为二维多体素化学位移成像或单体素化学位移成像,TR=1 500 ms、TE=135 ms,多体素兴趣区 120 mm×120 mm,64 个采集点,激励次数 4,成像时间 7 min 12 s。单体素容积为 20 mm×20 mm×20 mm,激励次数 192,成像时间 4 min 54 s。MRS 数据采集前进行常规自动预扫描,包括自动匀场和压水、压脂,通常情况下要求线宽小于 15 Hz 方可行 MRS 数据采集。

放射师把 MRS 原始数据载入工作站,进行后处理,包括水参照后处理、过滤、零充填插值、傅立叶转换、频率漂移矫正、基线矫正、相位矫正、曲线适配等。在横轴面图像上取病灶或者感兴趣区的最大层面,测定各感兴趣区的代谢物 NAA、Cr、Lac、Cho、Cit、Lip 等代谢物的浓度及相互比值。

1. 在颅脑肿瘤中的应用 对肿瘤病变患者对侧正常脑组织区代谢物的分析显示,MRS 图像可清晰显示出 NAA 峰、Cr 峰和 Cho 峰,NAA 峰最高,Cho 峰和 Cr 峰较接近;高级别胶质瘤均有共同 MRS 改变,瘤体强化区的 NAA 显著下降,Cho 明显升高,Cr 轻度降低,少数在 1.25×10^{-6} 处出现高大的 Lip 峰,一部分在 1.33×10^{-6} 处可见不同程度倒置的 Lac 峰,水肿区的 NAA 明显低于正常,Cho 高于正常,Cr 变化不显著;转移瘤瘤体强化区的 MRS 表现为 NAA 明显降低,Cho 升高,少数在 1.25×10^{-6} 处检测到高大的 Lip 峰,水肿区的 Cho 和 Cr 与正常区之间差异不显著,Cho 略低于正常,Cr 无明显变化,NAA 明显下降;脑膜瘤的 MRS 表现为瘤体强化区 NAA 明显下降,甚至接近于零,Cho 明显升高,Cr 轻度上升,一部分在 1.33×10^{-6} 处可见倒置的 Lac 峰,极少数在 1.47×10^{-6} 处检测到 Ala 峰,水肿区的 NAA、Cho 和 Cr 均低于正常水平,变化不显著。

三种肿瘤瘤体强化区和水肿区与正常区比较,NAA/Cr、NAA/Cho 有显著性差异($P<0.05$),Cho/Cr 无显著性差异($P>0.05$)。瘤体强化区中,胶质瘤与转移瘤之间 NAA/Cho 有显著性差异($P<0.05$),胶质瘤与脑膜瘤之间 Cho/Cr、NAA/Cr、NAA/Cho 均有显著性差异($P<0.05$),转移瘤与脑膜瘤间 NAA/Cr、NAA/Cho 有显著性差异($P<0.05$)。瘤体水肿区中,胶质瘤与转移瘤之间 Cho/Cr 有显著性差异($P<0.05$),胶质瘤与脑膜瘤之间 Cho/Cr、NAA/Cho 均有显著性差异($P<0.05$),转移瘤与脑膜瘤间 NAA/Cr 有显著性差异($P<0.05$)(表 4-1)。

表 4-1 不同肿瘤各位置代谢物的浓度

种类		Cho	NAA	Cr	Cho/Cr	NAA/Cr	NAA/Cho
胶质瘤 (n=19)	瘤体强化区	0.51±0.16	0.20±0.08	0.24±0.15	2.76±1.46	1.02±0.69	0.41±0.20
	瘤体水肿区	0.41±0.15	0.31±0.13	0.25±0.10	1.44±0.67	1.28±0.48	0.98±0.58
	对侧正常区	0.28±0.05	0.50±0.05	0.28±0.10	0.98±0.17	1.73±0.19	2.40±0.44
转移瘤 (n=13)	瘤体强化区	0.33±0.12	0.16±0.08	0.25±0.13	2.69±0.46	1.45±0.95	0.57±0.15
	瘤体水肿区	0.26±0.10	0.27±0.15	0.25±0.06	1.08±0.35	1.20±0.37	1.22±0.65
	对侧正常区	0.29±0.04	0.51±0.04	0.28±0.12	0.99±0.16	1.72±0.20	2.41±0.43
脑膜瘤 (n=16)	瘤体强化区	0.45±0.15	0.10±0.04	0.32±0.21	2.38±0.66	0.72±0.40	0.16±0.07
	瘤体水肿区	0.14±0.06	0.37±0.08	0.21±0.09	0.99±0.48	1.45±0.55	1.53±0.72
	对侧正常区	0.27±0.06	0.49±0.06	0.28±0.11	0.97±0.18	1.74±0.18	2.39±0.45

低级别胶质瘤（Ⅰ、Ⅱ级）的 MRS 表现主要为轻度抬高的 Cho 峰（或升高不明显），中度降低的 NAA 峰和变化不明显的 Cr 峰，基本不出现 Lip 峰；Ⅲ级胶质瘤的 MRS 表现主要为在瘤体强化区明显升高的 Cho 和明显降低的 NAA 峰及变化不一致的 Cr 峰，Cho 峰抬高程度明显大于低级别胶质瘤（Ⅰ、Ⅱ级）患者，瘤周水肿区 Cho 峰明显升高，但较瘤体强化区要低，Cr 峰和 NAA 峰较正常组织要低，也比瘤体强化区要低一些；Ⅳ级胶质瘤在瘤体强化区的 MRS 表现为明显升高的 Cho 峰和明显降低的 NAA 峰及变化不一致的 Cr 峰，Cho 峰值抬高程度大于Ⅲ级胶质瘤，在 1.09×10^{-6} 处可出现抬高的 Lip 峰，在瘤周水肿区仍表现为明显升高的 Cho 峰，其抬高程度低于瘤体强化区，而高于Ⅲ级胶质瘤的瘤周水肿区，Cr 峰较正常组织要低，也比瘤体强化区要低。

低级别（Ⅰ、Ⅱ级）和高级别（Ⅲ、Ⅳ级）胶质瘤的瘤体强化区和瘤周水肿区与对侧正常区的 NAA、Cho、NAA/Cho、NAA/Cr 均有差异（$P<0.05$），而且肿瘤级别越高，差异越明显；而 Cr、Cho/Cr 就没有差异（$P>0.05$）。低级别（Ⅰ、Ⅱ级）与高级别（Ⅲ、Ⅳ级）胶质瘤的 NAA/Cho、NAA/Cr 有差异（$P<0.05$），其他代谢物就没有差异（$P>0.05$），但Ⅰ级与Ⅱ级和Ⅲ级与Ⅳ级，也就是高级别、低级别组内分类的所有代谢物没有差异（$P>0.05$）（表 4-2）。

表 4-2 各级别胶质瘤不同位置代谢物含量

肿瘤级别		NAA	Cho	Cr	NAA/Cho	NAA/Cr	Cho/Cr
Ⅰ级(n=8)	瘤体区	0.27±0.12	0.46±0.18	0.27±0.14	0.72±0.22	1.28±0.59	2.31±1.50
	瘤周区	0.36±0.12	0.41±0.16	0.27±0.19	1.42±0.38	1.50±0.49	1.21±0.70
	对照区	0.50±0.03	0.28±0.04	0.28±0.11	2.40±0.43	1.73±0.20	0.98±0.18
Ⅱ级(n=14)	瘤体区	0.25±0.11	0.47±0.14	0.26±0.16	0.63±0.20	1.19±0.60	2.47±1.45
	瘤周区	0.34±0.11	0.42±0.16	0.27±0.09	1.20±0.40	1.42±0.50	1.33±0.66
	对照区	0.50±0.06	0.28±0.03	0.28±0.09	2.40±0.45	1.73±0.18	0.98±0.19
Ⅲ级(n=15)	瘤体区	0.23±0.10	0.49±0.15	0.25±0.15	0.52±0.19	1.09±0.62	2.59±1.43
	瘤周区	0.33±0.12	0.43±0.14	0.26±0.10	1.12±0.38	1.32±0.49	1.39±0.68
	对照区	0.50±0.04	0.28±0.06	0.28±0.08	2.40±0.42	1.73±0.19	0.98±0.17
Ⅳ级(n=12)	瘤体区	0.20±0.08	0.51±0.15	0.24±0.15	0.41±0.20	1.02±0.69	2.76±1.46
	瘤周区	0.31±0.13	0.44±0.15	0.25±0.10	0.98±0.58	1.28±0.48	1.44±0.67
	对照区	0.50±0.05	0.28±0.05	0.28±0.10	2.40±0.44	1.73±0.19	0.98±0.17

对高低级别胶质瘤患者进行 MRS 分析后，发现以瘤体强化区的代谢物 NAA/Cho<0.55 为阈值，瘤周水肿区的代谢物 NAA/Cho<1.18 为阈值来鉴别高低级别胶质瘤具有很高的灵敏度和特异性（表 4-3）。

表 4-3 NAA/Cho 区分高低级胶质瘤的阈值

指标	瘤体区(<0.55)	瘤周区(<1.18)
灵敏度	81.4%	85.2%
特异性	72.2%	74.3%
阳性预测值	88.2%	89.9%
阴性预测值	65.2%	72.1%

脑膜瘤 MRS(图 4-74)表现为 Cho 明显增高,NAA 未测出或者很低,Cr 基本上没有变化,少数出现 Lac 峰,少数出现 Ala 峰。脑膜瘤病灶中心区的代谢物与对侧镜像正常区比较,Cr 无差异($P>0.05$),NAA、Cho、NAA/Cr、Cho/Cr、NAA/Cho 均存在显著性差异($P<0.05$)(表 4-4)。

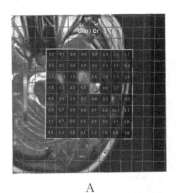 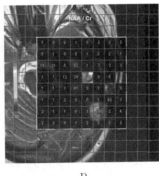 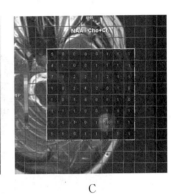

A   B   C

图 4-74 脑膜瘤代谢物分布图

A:Cho/Cr 值分布图;B:NAA/Cr 值分布图;C:NAA/(Cho+Cr)值分布图。

表 4-4 脑膜瘤各代谢物含量 （n=28)

位置	NAA	Cr	Cho	NAA/Cr	Cho/Cr	NAA/Cho
瘤体中心区	0.09±0.06	0.31±0.22	0.46±0.16	0.33±0.42	1.50±0.68	0.15±0.08
瘤体边缘区	0.33±0.10	0.27±0.09	0.34±0.06	1.45±0.58	1.05±0.39	1.53±0.84
健侧镜像区	0.50±0.09	0.28±0.12	0.29±0.07	1.73±0.19	1.02±0.17	2.40±0.44

至于注射对比剂后是否会对 MRS 的结果产生影响,发现平扫与增强 MRS 胶质瘤的代谢物中,Cho 比 NAA、Cr 改变明显一些,增强 MRS 的 Cho 比平扫的要大,NAA 要小,Cr 值基本一致;NAA/Cho 比 Cho/Cr、NAA/Cr 变化大一些,增强与平扫 MRS 胶质瘤的代谢物 NAA、Cr、Cho、NAA/Cr、Cho/Cr、NAA/Cho 无明显差异($P>0.05$)(表 4-5、表 4-6)。

表 4-5 胶质瘤平扫各代谢物浓度 （n=28)

代谢物	Cho	NAA	Cr	Cho/Cr	NAA/Cr	NAA/Cho
瘤体强化区	0.51±0.16	0.20±0.08	0.24±0.15	2.76±1.46	1.02±0.69	0.41±0.20
瘤体水肿区	0.41±0.15	0.31±0.13	0.25±0.10	1.44±0.67	1.28±0.48	0.98±0.58
对侧正常区	0.28±0.05	0.50±0.05	0.28±0.10	0.98±0.17	1.73±0.19	2.40±0.44

表 4-6 胶质瘤增强各代谢物浓度 （n=28)

代谢物	Cho	NAA	Cr	Cho/Cr	NAA/Cr	NAA/Cho
瘤体强化区	0.53±0.17	0.19±0.09	0.23±0.15	2.79±1.51	0.99±0.63	0.38±0.17
瘤体水肿区	0.42±0.18	0.30±0.15	0.24±0.10	1.54±0.72	1.23±0.51	0.93±0.49
对侧正常区	0.28±0.04	0.50±0.06	0.28±0.10	0.98±0.18	1.73±0.20	2.40±0.46

2. 在脑梗死中的应用(图 4-75) 大部分脑梗死患者检测到了明显升高的 Lac 峰,表现为病变侧 1.33×10^{-6} 处的特征性倒置 Lac 双峰。超急性期、急性期、亚急性期和慢性期梗死区的 Lac 先升高、再下降的过程,NAA 先下降、再升高的过程,Cr 基本上没有什么变化,Cho 有一定的上升,但不明显。超急性期、急性期、亚急性期和慢性期梗死核心区的 Lac/Cr 值高于对侧镜像区,存在统计学差异($P<0.05$);NAA/Cr 值低于对侧镜像区,存在统计学差异($P<0.05$);Lac/NAA 值高于对侧镜像区,存在统计学差异($P<0.05$)。各期梗死核心区的 Lac/Cr、NAA/Cr、Lac/NAA 值与周围区存在显著性差异($P<0.05$),与内缘区则无统计学差异($P>0.05$);外缘区与周围区在急性期的 Lac/Cr、NAA/Cr、Lac/NAA 值和在超急性期的 Lac/NAA 值存在统计学差异($P<0.05$),其他无统计学差异($P>0.05$)。Lac、Lac/Cr、Lac/NAA 值按梗死核心区、内缘区、外缘区、周围区逐渐下降,即越靠近梗死核心区,其值越大,越接近周围区,其值越小,且周围区与对侧镜像区无统计学差异($P>0.05$);NAA、NAA/Cr 值按梗死核心区、内缘区、外缘区、周围区逐渐上升,即越靠近梗死核心区,其值越小,越接近周围区,其值越大,且周围区与对侧镜像区无统计学差异($P>0.05$)(表 4-7)。

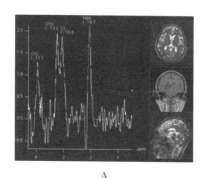
A

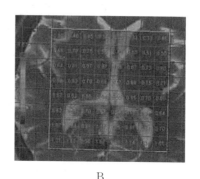
B

图 4-75 脑梗死的 MRS 曲线及代谢物 NAA/(Cho+Cr)值分布图

表 4-7 不同期脑梗死各区域代谢物含量

级别位置		Lac	NAA	Cr	Cho	Lac/Cr	NAA/Cr
超急性期 ($n=10$)	核心区	0.18 ± 0.14	0.37 ± 0.10	0.26 ± 0.08	0.32 ± 0.03	0.68 ± 0.20	1.43 ± 0.22
	内缘区	0.16 ± 0.13	0.38 ± 0.15	0.26 ± 0.10	0.31 ± 0.14	0.62 ± 0.21	1.47 ± 0.18
	外缘区	0.11 ± 0.10	0.42 ± 0.18	0.27 ± 0.05	0.30 ± 0.09	0.40 ± 0.11	1.60 ± 0.16
	周围区	0.06 ± 0.08	0.46 ± 0.13	0.28 ± 0.06	0.30 ± 0.06	0.22 ± 0.10	1.64 ± 0.22
	镜像区	0.00 ± 0.00	0.50 ± 0.10	0.28 ± 0.04	0.28 ± 0.03	0.00 ± 0.00	1.72 ± 0.23
急性期 ($n=16$)	核心区	0.20 ± 0.13	0.29 ± 0.14	0.25 ± 0.12	0.32 ± 0.12	0.78 ± 0.13	1.16 ± 0.12
	内缘区	0.18 ± 0.14	0.31 ± 0.16	0.26 ± 0.12	0.31 ± 0.10	0.70 ± 0.14	1.20 ± 0.18
	外缘区	0.14 ± 0.08	0.43 ± 0.18	0.27 ± 0.09	0.30 ± 0.11	0.50 ± 0.10	1.58 ± 0.31
	周围区	0.09 ± 0.06	0.46 ± 0.11	0.28 ± 0.08	0.30 ± 0.07	0.31 ± 0.15	1.63 ± 0.19
	镜像区	0.00 ± 0.00	0.50 ± 0.08	0.28 ± 0.07	0.28 ± 0.05	0.00 ± 0.00	1.73 ± 0.16
亚急性期 ($n=20$)	核心区	0.17 ± 0.08	0.32 ± 0.12	0.26 ± 0.10	0.32 ± 0.08	0.65 ± 0.15	1.23 ± 0.14
	内缘区	0.16 ± 0.09	0.35 ± 0.11	0.27 ± 0.10	0.31 ± 0.10	0.58 ± 0.18	1.30 ± 0.22
	外缘区	0.13 ± 0.10	0.43 ± 0.18	0.27 ± 0.08	0.30 ± 0.05	0.47 ± 0.19	1.59 ± 0.08
	周围区	0.08 ± 0.06	0.46 ± 0.16	0.28 ± 0.06	0.30 ± 0.06	0.29 ± 0.13	1.64 ± 0.06
	镜像区	0.00 ± 0.00	0.50 ± 0.07	0.28 ± 0.08	0.28 ± 0.08	0.00 ± 0.00	1.72 ± 0.22

级别位置		Lac	NAA	Cr	Cho	Lac/Cr	NAA/Cr
慢性期($n=26$)	核心区	0.13±0.09	0.35±0.13	0.25±0.09	0.32±0.08	0.53±0.10	1.40±0.13
	内缘区	0.11±0.08	0.37±0.14	0.26±0.11	0.31±0.10	0.43±0.12	1.44±0.17
	外缘区	0.09±0.06	0.41±0.16	0.27±0.09	0.30±0.05	0.35±0.14	1.53±0.09
	周围区	0.06±0.06	0.46±0.14	0.28±0.08	0.30±0.06	0.21±0.10	1.63±0.22
	镜像区	0.00±0.00	0.50±0.03	0.28±0.10	0.28±0.09	0.00±0.00	1.74±0.20

3. 在阿尔茨海默(AD)病中的应用(图 4-76) 对 AD 患者行 MRS 检查发现,能测定的代谢产物主要有位于 $2.0×10^{-6}$ 处的 NAA 峰、$3.0×10^{-6}$ 处的 Cr 峰、$3.2×10^{-6}$ 处的 Cho 峰和 $3.56×10^{-6}$ 处的 mI 峰。一般来说,Cr 浓度无多大变化,Cho 浓度有轻微的升高,NAA 浓度和 NAA/Cr 值有较大程度的下降,降幅在 20% 左右,降幅程度海马>颞顶叶>扣带回,但与正常组比较差异无统计学意义($P>0.05$),mI 浓度和 mI/Cr 值有较大程度的上升,升幅在 30% 左右,升幅程度海马>颞顶叶>扣带回,与正常组比较差异有统计学意义($P<0.05$),mI/NAA 值变化最大,升幅明显大于 mI 和 mI/Cr,在 40% 以上,升幅程度海马>颞顶叶>扣带回,与正常组比较差异有统计学意义($P<0.05$)(表 4-8)。

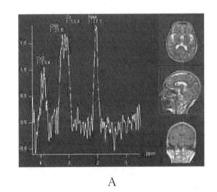 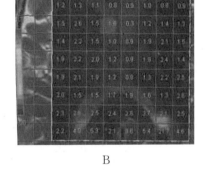

图 4-76   阿尔茨海默病患者海马的 MRS 曲线及代谢物 NAA/Cho 值的分布图

表 4-8   AD 患者($n=29$)与健康者($n=20$)不同位置代谢物含量

代谢物	海马		颞顶叶		扣带回	
	AD 组	正常组	AD 组	正常组	AD 组	正常组
NAA	0.40±0.06	0.50±0.05	0.42±0.06	0.50±0.08	0.43±0.08	0.49±0.10
Cho	0.32±0.04	0.28±0.03	0.30±0.04	0.28±0.09	0.30±0.04	0.29±0.04
Cr	0.31±0.06	0.30±0.06	0.30±0.13	0.30±0.10	0.31±0.12	0.30±0.08
mI	0.25±0.08	0.18±0.06	0.23±0.06	0.18±0.10	0.21±0.05	0.18±0.08
NAA/Cr	1.30±0.10	1.65±0.09	1.40±0.11	1.62±0.10	1.42±0.12	1.60±0.10
mI/Cr	0.81±0.07	0.60±0.05	0.78±0.08	0.60±0.08	0.70±0.06	0.60±0.10
mI/NAA	0.61±0.06	0.36±0.04	0.55±0.08	0.36±0.08	0.49±0.07	0.36±0.08

4. 在颞叶癫痫症中的应用(图 4-77) 颞叶癫痫患者的海马 MRS 显示,位于 $2.02×10^{-6}$ 处的 NAA 波峰下降明显,位于 $3.02×10^{-6}$ 处的 Cr 峰基本上没有变化,而位于 $3.20×10^{-6}$ 处的 Cho 峰显著增高。癫痫患者癫痫侧的 NAA/(Cho+Cr)值明显低于正常侧和健康者海马,且差异具有统计学意义($P<0.05$),而癫痫患者正常侧与健康者海马无明显差异($P>0.05$)(表 4-9)。

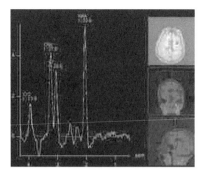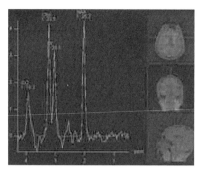

A   B

图 4‑77 颞叶癫痫患者不同两点的 MRS 曲线

表 4‑9 癫痫与健康者海马代谢物含量

代谢物	癫痫者($n=38$)		健康者($n=20$)	
	癫痫侧	正常侧	左侧	右侧
NAA/(Cho+Cr)	0.42+0.06	0.67+0.09	0.72+0.07	0.73+0.06
NAA/Cr	0.94+0.10	1.60+0.13	1.72+0.13	1.73+0.14
NAA/Cho	1.03+0.11	1.25+0.08	1.35+0.10	0.33+0.12

　　另外,以 NAA/(Cho+Cr)来检出癫痫症,灵敏度曲线呈现低→高→低的变化,在 0.60 时,灵敏度最高。左、右侧海马的 NAA/(Cho+Cr)差值>0.10,可以判定癫痫症的存在,且 NAA/(Cho+Cr)值低的一侧存在癫痫灶(表 4‑10)。

表 4‑10 NAA/(Cho+Cr)值检出癫痫症的灵敏度和特异性

NAA/(Cho+Cr)值	灵敏度(%)	特异性(%)
0.40	53.7	60.7
0.45	62.9	67.2
0.50	70.2	73.9
0.55	87.9	90.7
0.60	93.2	96.8
0.65	80.2	83.3
0.70	60.2	61.4
0.75	30.2	35.4
0.80	18.3	20.6

　　5. 在精神分裂症中的应用(图 4‑78) 对精神分裂症患者与健康者行 MRS 的结果发现,精神分裂症患者在左侧额前叶、右侧额前叶、左侧海马、右侧海马、左侧丘脑和右侧丘脑的 NAA/Cr 值低于健康者对应位置,但差异无统计学意义($P>0.05$),Cho/Cr 值高于健康者对应位置,但差异无统计学意义($P>0.05$),NAA/(Cho+Cr)值明显低于健康者对应位置,且差异有统计学意义($P<0.05$)。在分裂症患者内,左侧与右侧额前叶比较、左侧与右侧海马比较和左侧与右侧丘脑比较,NAA/Cr、Cho/Cr 和 NAA/(Cho+Cr)值的差异无统计学差异($P>0.05$)。在健康者内,左侧与右侧额前叶比较、左侧与右侧海马比较和左侧与右侧丘脑比较,NAA/Cr、Cho/Cr 和 NAA/(Cho+Cr)值的差异无统计学差异($P>0.05$)(表 4‑11)。

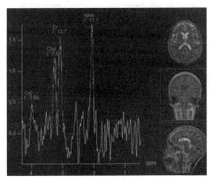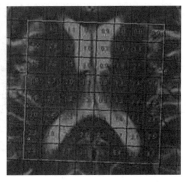

A   B

图 4 - 78 精神分裂症患者的 MRS 曲线及代谢物 NAA/Cho 值的分布图

表 4 - 11 精神分裂症者($n=26$)与健康者($n=25$)不同位置的代谢物含量

位置	NAA/Cr		Cho/Cr		NAA/(Cho+Cr)	
	分裂症者	健康者	分裂症者	健康者	分裂症者	健康者
左侧额叶	1.41 ± 0.33	1.70 ± 0.32	1.36 ± 0.38	1.10 ± 0.30	0.60 ± 0.14	0.75 ± 0.18
右侧额叶	1.40 ± 0.36	1.69 ± 0.29	1.37 ± 0.29	1.14 ± 0.29	0.61 ± 0.16	0.74 ± 0.20
左侧海马	1.43 ± 0.27	1.71 ± 0.27	1.30 ± 0.31	1.15 ± 0.22	0.62 ± 0.20	0.74 ± 0.27
右侧海马	1.42 ± 0.26	1.70 ± 0.29	1.31 ± 0.28	1.16 ± 0.24	0.63 ± 0.23	0.75 ± 0.31
左侧丘脑	1.46 ± 0.30	1.69 ± 0.32	1.20 ± 0.20	1.08 ± 0.21	0.66 ± 0.18	0.74 ± 0.20
右侧丘脑	1.45 ± 0.28	1.70 ± 0.28	1.22 ± 0.19	1.07 ± 0.23	0.66 ± 0.21	0.76 ± 0.22

以额叶、海马和丘脑 NAA/(Cho+Cr)值为指标来鉴别精神分裂症,发现随着 NAA/(Cho+Cr)值从 0.54 不断上升到 0.72,鉴别精神分裂症的灵敏度经历了以一个由低到高、再由高到低的过程,在额叶,NAA/(Cho+Cr)值为 0.60,其灵敏度最高,可作为在额叶鉴别精神分裂症的理想阈值;在海马,NAA/(Cho+Cr)值为 0.63,灵敏度最高,可作为在海马鉴别精神分裂症的理想阈值;在丘脑,NAA/(Cho+Cr)值为 0.66,灵敏度最高,可作为在丘脑鉴别精神分裂症的理想阈值(表 4 - 12)。

表 4 - 12 NAA/(Cho+Cr)值鉴别精神分裂症的灵敏度

NAA/(Cho+Cr)值	灵敏度(%)		
	额叶	海马	丘脑
0.54	59.4	41.2	28.3
0.57	72.9	53.7	37.9
0.60	89.3	67.7	50.4
0.63	70.5	85.4	68.9
0.66	58.3	66.9	82.7
0.69	39.7	43.5	67.7
0.72	10.6	20.7	50.8

6. 在帕金森病中的应用(图 4 - 79) 帕金森患者的黑质 MRS 显示,位于 2.02×10^{-6} 处的 NAA 波峰下降明显,位于 3.02×10^{-6} 处的 Cr 峰基本上没有变化,而位于 3.20×10^{-6} 处的 Cho 峰显著增高。早、晚期帕金森患者患侧黑质的 NAA/(Cho+Cr)值明显低于正常侧和健康者,且差异具有统计学意义($P<0.05$),而帕金森患者正常侧黑质与健康者无明显差异($P>0.05$)。早期帕金森患者患侧黑质明显高于晚期帕金森患者患侧($P<0.05$),且越晚期,黑质的 NAA/(Cho+Cr)值越低(表 4 - 13)。

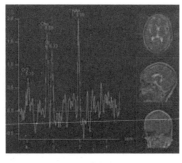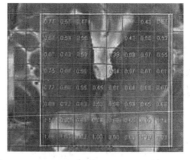

A   B

图 4 - 79   帕金森病的 MRS 曲线及代谢物 NAA/(Cho＋Cr)值的分布图

表 4 - 13   帕金森患者与健康者红核黑质区代谢物含量

代谢物	早期帕金森($n=11$)		晚期帕金森($n=18$)		健康者($n=16$)	
	左侧	右侧	左侧	右侧	左侧	右侧
NAA/Cr	1.30+0.23	1.32+0.24	1.13+0.18	1.12+0.20	1.72+0.13	1.73+0.14
NAA/Cho	1.10+0.20	1.08+0.17	0.98+0.16	1.00+0.15	1.45+0.10	1.43+0.12
NAA/(Cho+Cr)	0.63+0.10	0.64+0.11	0.51+0.10	0.50+0.12	0.79+0.07	0.80+0.06

此外,以 NAA/(Cho＋Cr)来鉴别早、晚期帕金森病,灵敏度曲线呈现低→高→低的变化,在 0.59 时,灵敏度最高。当左、右侧黑质的 NAA/(Cho＋Cr)差值＞0.10,可以判定帕金森病出现单侧发病,且 NAA/(Cho＋Cr)值低的一侧的对侧存在肢体疾病,NAA/(Cho＋Cr)差值＜0.10 时,可能无帕金森病存在或是双侧肢体出现活动障碍的帕金森病,具体要看 NAA/(Cho＋Cr)值的大小,如 NAA/(Cho＋Cr)＞0.70,则可排除帕金森病的存在,如 NAA/(Cho＋Cr)＜0.65 时,则属于双侧肢体障碍的帕金森病(表 4 - 14)。

表 4 - 14   NAA/(Cho＋Cr)值来鉴别帕金森病的灵敏度和特异性

NAA/(Cho+Cr)值	灵敏度(%)	特异性(%)
0.44	29.7	36.2
0.47	42.6	46.3
0.53	62.9	70.3
0.56	84.5	86.7
0.59	92.9	94.8
0.63	85.2	87.7
0.66	60.2	63.2
0.69	42.7	45.8
0.72	29.8	34.4

7. 在鼻咽癌放疗后的应用   健康者正常颞叶的 MRS 图中,NAA 波峰最高,Cho 与 Cr 两者波峰高度不一,可表现为 Cho 或 Cr 略高,但两者间峰值差异不大。由于鼻咽癌放疗后迟发性放射性脑损伤时的血脑屏障破坏区多位于近中颅窝底处,造成 MRS 检查定位困难;一般只能研究白质水肿区及囊变坏死区的 MRS 表现,在颞叶病灶的 MRS 谱线上,NAA 下降比较明显,Cho 上升显著,Cr 基本上没有什么变化。与健康者相比,鼻咽癌放疗后颞叶迟发性放射性脑损伤脑白质内 NAA、NAA/Cho、NAA/Cr 明显降低(图 4 - 80),其差异具有统计学显著性意义($P<0.05$)。Cho/Cr、Cho 明显增高,存在显著性差异($P<0.05$)(表 4 - 15)。

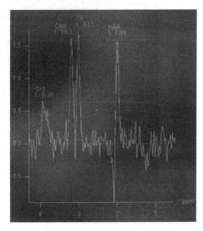
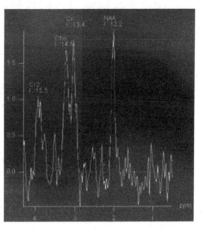

A   B

图 4‑80　放射性脑损伤患者不同两点的 MRS 曲线

表 4‑15　放射性脑损伤与健康者颞叶的代谢物含量

组别	NAA	Cr	Cho	NAA/Cr	Cho/Cr	NAA/Cho
RE 组脑损伤区($n=28$)	0.21 ± 0.08	0.27 ± 0.23	0.51 ± 0.11	0.78 ± 3.14	1.92 ± 0.22	0.40 ± 0.10
健康组颞叶($n=10$)	0.50 ± 0.09	0.28 ± 0.12	0.29 ± 0.07	1.73 ± 0.19	1.02 ± 0.17	2.40 ± 0.44

8. 在其他颅脑疾病中的应用　在脑炎、脑囊肿、脑脓肿、脑变性疾病、遗传病、免疫性疾病、营养代谢性疾病、中毒、外伤、寄生虫病等多种颅脑疾病,通过对各项代谢物浓度的测量及统计学分析,MRS 发挥的价值越来越大。

(二)在乳腺疾病中的应用

采用 Philips Achieva 1.5 T 双梯度超导磁共振扫描仪,梯度场强为 33 mT/m 和 66 mT/m,梯度切换率为 180 mT/(m·s)和 90 mT/(m·s),MRS 的工作站为 Philips EWS 工作站,射频线圈采用乳腺线圈。

乳腺扫描包括快速反转恢复磁化准备压脂 SE 横断面 T_2WI 扫描,TR=8 900 ms,TE=67 ms,TI=180 ms,层厚 3.0 mm,扫描时间 2 min 15 s;快速小角度激发三维成像横断面 T_1WI 扫描,TR=11 ms,TE=4.76 ms,层厚 3.0 mm,扫描时间 1 min 30 s;双矢状位 T_2WI 饱和压脂扫描,TR=6 900 ms,TE=90 ms,TI=180 ms,层厚 3.0 mm,扫描时间 2 min 18 s。

动态增强成像采用具有并行采集技术特点的快速小角度激发三维动态成像序列,行 T_1WI 脂肪抑制轴位扫描,TR=9.3 ms,TE=3.7 ms,层厚 1 mm、层间距 0.2 mm、视野 350 mm×300 mm、矩阵 512×512,重复扫描 6 次,每个动态扫描时间为 60 s。第 1 个动态相当于平扫,第 2 个动态在第一个动态扫描完毕 20 s 后开始启动,并同时采用高压注射器经手背静脉注射 30 ml Gd‑DTPA,速率 2.5 ml/s,12 s 内快速团注完毕,继而以相同速率推注 20 ml 生理盐水,把对比剂推入体循环,整个动态扫描成像所需时间为 6 min 20 s。

在完成动态增强成像后,行脂肪抑制 T_1WI 横轴位,TR=390 ms、TE=12 ms、层厚 3 mm、层间距 0.6 mm、视野 350 mm×300 mm、矩阵 512×256;脂肪抑制 T_1WI 冠状位,TR=420 ms、TE=15 ms、层厚 3 mm、层间距 0.6 mm、视野 300 mm×300 mm、矩阵 512×256。

MRS 在乳腺平扫以后、增强扫描前进行,采用单体素波谱检查方法,对分辨波谱分析法进行数据采集,TR=1 650 ms、TE=120 ms、翻转角 90°,采集次数 218,扫描时间 4 min 32 s。MRS 数据采集前进行常规自动预扫描,包括自动匀场和压水压脂,通常情况下要求线宽小于 15 Hz 方可行 MRS 数据采集。

放射师把 MRS 原始数据载入 Philips EWS 工作站,进行后处理,包括水参照后处理、过滤、零充填插值、傅立叶转换、频率漂移矫正、基线矫正、相位矫正、曲线适配等。在横轴面图像上取乳腺病灶最大层面,测定病灶核心区及对侧乳腺镜像区的代谢物 NAA、Cr、Lac、Cho 及 Lip 等代谢物的浓度及相互比值。

在 MRS 曲线上,几乎所有正常乳腺未出现 Cho 峰,80% 以上的恶性病灶在 $3.22×10^{-6}$ 处出现明显 Cho 峰,20% 左右的良性病灶在 $3.22×10^{-6}$ 处出现 Cho 峰。绝大多数恶性病灶的信噪比 SNR 大于 2.00,绝大多数良性病灶的信噪比 SNR 小于 1.80,二者有显著性差异($P<0.05$)。乳腺恶性病灶的 Cho/Cr 值一般在 3.0 以上(图 4-81),而良性病灶在 2.0 以下,恶性病变高于良性病变,二者之间有显著性差异($P<0.05$)(表 4-16)。

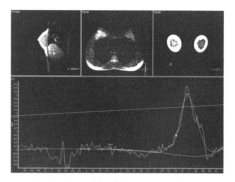

图 4-81 乳腺癌的 MRS 曲线

表 4-16 乳腺良、恶性组病灶的代谢物

组别	Cho 值	Cr 值	Cho/Cr 值
良性	$1.82±0.54$	$1.33±0.27$	$1.42±0.71$
恶性	$5.09±1.08$	$1.31±0.31$	$3.83±1.32$

(三) 在前列腺疾病中的应用

磁共振波谱检查采用 Siemens Espree 1.5 T 大孔径超导磁共振扫描仪,梯度场强为 60 mT/m,梯度切换率为 120 mT/(m·s),MRS 的工作站为 Syngo 工作站。射频线圈包括体线圈、直肠内线圈。

前列腺扫描包括轴位 T_1WI 和压脂 T_2WI,冠状位 T_1WI 和矢状位 T_2WI。成像参数为 T_1WI(TR=450 ms,TE=15 ms),T_2WI(TR=4 900 ms、TE=120 ms),采集带宽 15.6~41.9 kHz,矩阵(192~256)×(256~384),FOV 240 mm×240 mm;NEX=2;层厚(轴位5 mm,冠状位和矢状位 3 mm),压脂序列的 TI=180 ms。

增强 MRI 包括轴面 T_1WI 成像,冠状位和矢状位脂肪抑制 T_1WI 成像,TR=690 ms,TE=15 ms,视野 20 cm,层厚 3 cm,间隔 0.5 cm,层数 20,矩阵 256×192,激励次数 3,压脂序列的 TI=180 ms。

MRS 在前列腺平扫之后、增强扫描之前进行,采用三维多体素化学位移成像,根据 MRI 像上病灶最佳显示层面决定采样位置,多体素兴趣区 120 mm×120 mm,64 个采集点,采集参数 TR=690 ms,TE=120 ms,NEX=6;采集时间 11 min 36 s。MRS 数据采集前进行常规自动预扫描,包括自动匀场和压水压脂,通常情况下要求线宽小于15 Hz方可行 MRS 数据采集。

放射师把 MRS 原始数据载入 Siemens syngo 工作站,进行后处理,包括水参照后处理、过滤、零充填插值、傅立叶转换、频率漂移矫正、基线矫正、相位矫正、曲线适配等。在横轴面图像上取前列腺病灶最大层面,测定病灶核心区及对侧镜像区的代谢物,观察前列腺代谢物 Cit、Cho、Cr 波峰、化学位移及测定(Cho+Cr)/Cit 值。

前列腺 MRS 观察到 Cit 峰位置在 $2.6×10^{-6}$ 处,Cho 峰位置在 $3.2×10^{-6}$ 处、Cr 峰位置在 $3.02×10^{-6}$ 处。PCa 病灶 Cit 峰明显降低,Cho 峰显著升高,(Cho+Cr)/Cit 值明显增大。而 BPH 病灶各代谢物波峰变化不明显。PCa 和 BPH 两组间(Cho+Cr)/Cit 值有显著性差异($P<0.05$)。

正常和增生的前列腺组织(Cho+Cr)/Cit 值约为 0.6,在前列腺癌中此值约为 2.0(图 4-82),二者间有显著性差异。一般以(Cho+Cr)/Cit 值 1.75 来鉴别前列腺癌与前列腺增生,高于此值,为前列腺癌,低于此值为前列腺增生。

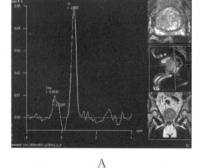

A

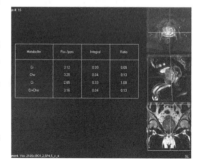

B

图 4-82 前列腺癌的
MRS 曲线图及代谢物含量表

(四) 在其他疾病中的应用

在肝脏、肾脏等器官及脊髓、肌肉、骨骼等组织,通过对多项代谢物浓度的测量及统计学分析,MRS 发挥着越来越大的作用。

六、MRS 的影响因素与不足

MRS 的影响因素主要有:①磁场均匀性,在行 MRS 前需对兴趣区做匀场；②压水压脂性能，可避免水信号掩盖及扭曲代谢物的微弱信号；③体素位置和大小，位置应尽量避免脂肪、脑脊液、骨组织、大血管及颅内含气的窦道等，大小依据病灶范围；④TE 与 TR，长 TR 允许更多纵向弛豫，使更多磁化分量恢复到平衡位置，长 TE 侧重 T_2 较长的物质，短 TE 侧重 T_2 较短的物质；⑤异物，会对磁场的均匀性造成很大的影响，从而造成假像谱线；⑥受检者移动，极易造成波谱的不真实性；⑦组织代谢物浓度，必须达到一定的浓度，才有足够的信号强度加以分析；⑧波谱采集链，直接决定着整体采集时间的长短和体素的大小。

目前常用方法为单体素 PRESS 序列 MRS，操作方便、省时。但仍存在不足：①单体素面积设置不能过大或过小，其数据为一维性，不能提供病变区代谢异常的空间分布；②必须预先知道病灶部位基础上才能进行正确的体素定位，因此在应用方面受到一定制约；③受主磁场强度、均匀性和压水压脂性能的影响，要求三者的性能很高；④容易受到体素外组织的干扰，因此要求定位准确，不能定位于两种组织的交界处；⑤受组织内代谢物浓度的影响较大，必须达到一定的浓度，才能进行 MRS；⑥受受检者的影响较大，受检者身上的金属异物或轻微移动均会使 MRS 失败。

第七节　磁共振弥散成像后处理技术

弥散成像(diffusion weighted imaging，DWI)技术属于功能性磁共振成像技术的一种，是目前在活体上测量水分子扩散运动与成像的唯一方法。水分子扩散运动的速率与状态反映微米数量级的运动变化，与人体的细胞处于同一数量级。因此扩散成像技术使 MRI 对人体的研究深入到了更微观的水平。目前最常使用的 MRI 扩散成像技术主要包括 DWI 和扩散张量成像(diffusion tensor imaging，DTI)。

磁共振弥散加权成像是唯一能够活体检测水分子扩散情况的无创影像检查技术，而且也是临床应用最多的一种磁共振功能监测技术(图 4-83)。

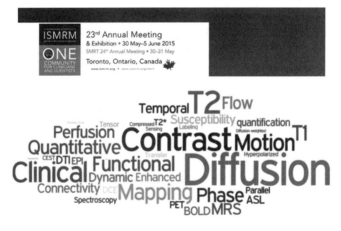

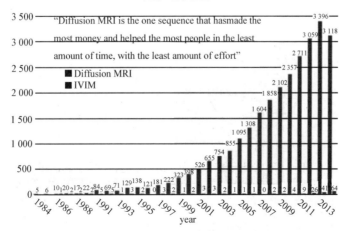

图 4-83　MRA＋MRV2　1984—2013 年发表的关于 DWI 的相关论文

一、弥散的概述

弥散(Diffusion)可以翻译为：弥散、扩散。弥散、扩散运动是指分子(磁共振成像中主要是指水分子)在温度的驱使下无规则、随机的、相互碰撞的过程，即布朗运动(brown motion)(图4-84)。

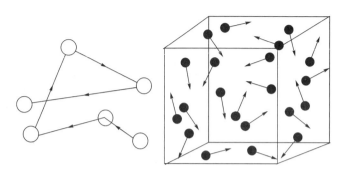

图4-84 水分子的弥散运动示意图

磁共振成像中水分子的弥散运动遵循爱因斯坦提出的：$<x^2>^2=2DT_d$。方程中，分子弥散或者叫扩散位移的距离(大小)与弥散的时间(测量时间)和组织弥散系数成正相关。如果D大约为10^{-3} mm^2/s，T_d为50 ms，$x=10$ μm，即自由水的弥散距离大约为10 μm，这与人体的很多结构是同一个数量级的。当然，弥散还会受到温度大小的影响。但是在活体磁共振检查中，这个因素可以不考虑。弥散技术可以检测活体水分子的弥散情况、评估组织情况和推测反映微观形态及结构特点。

二、弥散成像原理

扩散运动即布朗运动，常规MRI序列中水分子扩散运动对信号的影响非常微小。DWI是在常规MRI序列的基础上，在x、y、z轴三个互相垂直的方向上施加扩散敏感梯度，从而获得反映体内水分子扩散运动状况的MR图像。在DWI中通常以表观扩散系数(apparent diffusion coefficient，ADC)描述组织中水分子扩散的快慢，并可得到ADC图。将每一像素的ADC值进行自然对数运算后即可得到DWI图，因此同一像素在ADC图和DWI图中的信号强度通常相反，即扩散运动快的像素，其ADC值高，在DWI上呈低信号，反之亦然。

在体外无限均匀的液体中，水分子在各个方向上扩散运动的快慢相同，称之为各向同性(isotropy)，其运动轨迹近似一个圆球体(图4-85A)。但是在人体生理条件下，水分子的自由运动受细胞本身特征及结构的影响，如组织的黏滞度、温度、分子的大小以及细胞膜、细胞器等生理性屏障，使其在三维空间内各个方向上扩散运动的快慢不同，以至一个方向上扩散比另一个方向受更多的限制，具有很强方向依赖性，称之为各向异性(anisotropy)，其运动轨迹近似一个椭球体(图4-85B)。圆球体、椭球体的半径称为本征向量(eigenvector)，其数值大小为本征值，而椭球体中最大半径为主本征向量(principal eigenvector)，其数值大小称为主本征值。扩散各向异性在脑白质纤维束表现得最明显，由于疏水的细胞膜和髓鞘的作用，水分子的扩散运动在与神经纤维走行一致的方向受到的限制最小，运动最快，而在与神经纤维垂直的方向上受到的限制最大，运动最慢。

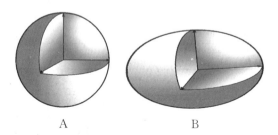

A   B

图4-85 水分子扩散运动各向同性和各向异性示意图
A：圆球体，箭头代表本征向量；B：椭球体，箭头代表本征向量。最长的箭头代表主本征向量。

DWI和ADC只反映了三个施加扩散敏感梯度方向上扩散运动的快慢，不能反映扩散各向异性。为全面反映体内水分子的扩散各向异性,就需要引入张量这一物理概念。向量是指不仅具有大小又具有方向的物理量。通常使用的矢量是具有 x、y、z 的三个方向向量,而张量是高阶的向量矩阵,具有九个方向,可以被想象成一个九维的向量,用于描述更为复杂的运动,即对水分子的运动可更精确描述。

DTI 是在 DWI 的基础上在 6～55 个线性方向上施加扩散敏感梯度而获取的图像。其主要参数如下:

1. 平均扩散率(mean diffusivity) 主要反映扩散运动的快慢而忽略扩散各向异性,将各个方向的三个本征值之和汇总后取其平均值,即得到每一像素的平均扩散系数(average diffusion coefficient,DCavg),与 ADC 相比,DCavg 能够更加全面地反映扩散运动的快慢,可用值和图来表示。

2. 各向异性 目前常采用的指标包括:各向异性分数(fractional anisotropy,FA)或称为部分各向异性、相对各向异性(relative anisotropy,RA)、容积比(volume rate,VR),均代表水分子扩散运动各向异性大小的参数,分别可建立 FA、RA、VR 图,既可对每个体素水分子扩散运动进行量化,又可描述扩散方向。FA 即扩散各向异性与整个扩散的比值,其数值在 0～1 之间,1 表示整个扩散运动均为各向异性,即最大各向异性,0 代表最小各向异性即最大各向同性。RA 即扩散各向异性与扩散各向同性的比值,数值在 0～$\sqrt{2}$ 之间,$\sqrt{2}$ 表示最大各向异性,0 表示最大各向同性。VR 为代表扩散各向异性椭球体的容积与代表扩散各向同性圆球体的容积之比,其数值在 1～0 之间,1 表示最大各向同性,0 表示最大各向异性,一般采用 1-VR 表示各向异性的情况,以便在数值上与 FA 保持一致。

扩散运动主要方向就是椭球体主本征向量的方向。通常情况下主本征向量与纤维走行方向一致,因此根据主本征向量能在活体显示肌肉、心肌、脑和脊髓的白质纤维束的走行。目前最常用于显示脑白质纤维束,最初只能采用伪彩编码图以不同的颜色表示神经纤维的走行方向,如今已能用示踪技术三维显示白质纤维束的走行,即扩散示踪图,通过第一个体素主本征向量的方向寻找下一个与其最接近的体素,将这些体素连接起来而获得扩散张量纤维束成像(diffusion tensor tractography,DTT)。

三、DWI 序列原理

和常规的加权序列相比,弥散序列由于要检测水分子的弥散情况,所以在传统序列的基础上,施加了一个弥散梯度场。这个弥散梯度又叫双极梯度,即这种梯度的效果相反,通过这个双极梯度,可以检测水分子弥散情况(图 4 - 86)。

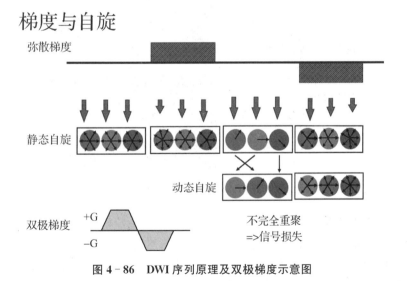

图 4 - 86 DWI 序列原理及双极梯度示意图

正常情况下,静止的组织(质子)在经过两叶双极梯度的影响后,质子间的失相位刚好抵消,在 TE 时刻采集信号,达到同相位,信号最大,不会下降。而运动的组织(质子),由于在经历了两次双极梯度的时间中,本身也在运动,质子的失相位不能完全补偿,信号降低。而且运动速度越快,质子的失相位越不能得到补偿,信号降低越明显。因此,通过双极梯度,可以很容易地检测出静止组织和运动组织。双极梯度可以和自旋回波序列结合使用,也可以和梯度回波序列结合使用(图 4 - 87)。

什么是MRI弥散序列？

- 在普通序列上施加Diffusion Gradient弥散敏感梯度(或双极梯度)，即可检测水分子的扩散性。
- 弥散敏感梯度可与任何序列脉冲融合，包括：SE, SE-EPI, TSE, GRASE。
- 弥散敏感梯度可以显著增加序列对水分子布朗运动的敏感性，但它也会对其他类型的运动如头部运动十分敏感。
- 为冻结宏观运动，常常使用单激发序列，如EPI或SE-EPI。

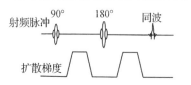
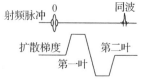

双极梯度加在SE(自旋回波)序列180°
重聚脉冲两侧时，梯度方向相同。

双极梯度加在FFE(梯度回波)序列时，
梯度方向相反。

图4-87 DWI序列情况

如果和自旋回波序列(SE)联用，两个双极梯度的叶片一般放在180°重聚脉冲两侧。因此，两个双极梯度的方向同向，因为180°重聚脉冲会反转质子的相位位置，然后经过同相位的双极梯度刚好失相位得到补偿。而如果是和FFE梯度回波序列联用，由于没有180°重聚脉冲，双极梯度的方向是相反的，这样一正一负，才能补偿静止质子的相位差。另外一个特点就是，弥散序列一般是采用EPI方式读出的，这样扫描时间快。

DWI采用EPI方式读出，最大优点是速度快，对运动伪影不敏感。当然，EPI方式读出也会产生很多特有的缺陷和伪影(图4-88)。首先是，EPI通过正反梯度切换快速的读出信号，容易积累相位差，导致图像的变形(distortion)；而EPI序列，如果回波链多了EPI factor也会导致EPI伪影和变形加大；另外，EPI序列没有采用多个180°重聚脉冲聚集信号，对磁化率敏感，容易产生磁化率伪影。

弥散加权成像脉冲序列
EPI=平面回波成像

- EPI为梯度回波的一种特殊形式，它利用快速反向梯度在单个弛豫时间内产生一系列梯度回波，并对其分别相位编码，填充到相应的K空间
- 平面回波成像是目前为止最快的磁共振成像方法(<100 ms/图像)
- 结合单次激发对运动不敏感
- 分辨力较低
- 对磁场的伪影较敏感，易受主磁场、梯度的影响
- EPI序列磁敏感伪影较重

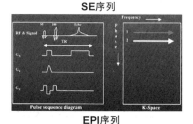

图4-88 EPI读出方式

四、DWI序列特点及参数

DWI序列临床常用的是SE-EPI，即有一个自旋回波，然后后面采用EPI方式去快速读出信号，而且多以单激发(single-shot)为主。单激发就是一次射频脉冲激发采集完一幅图像，TR时间理论上为无限大。由于采用单激发，就不能要求分辨力过高(矩阵过大)，因为不能在一个TR内采集完所有的相位编码线(如果分辨力过高)。这样就导致临床上DWI序列及图像有以下特点：①分辨力受限；②图像变形(而且变形发生在相位编码方向)；③化学位移也发生在相位编码方向(传统序列化学位移发生在频率编码方向)；④对磁化率敏感，易产生磁敏感伪影；⑤序列扫描过程中，梯度震荡，频率高，噪音大。

弥散序列最重要的一个参数为弥散敏感度，又称B值，这是为了纪念弥散序列的开创者——法国人Denis Le Bihan(图4-89)。

B 值越高,弥散序列检测的敏感度越大,但是信噪比越低(图 4-90)。

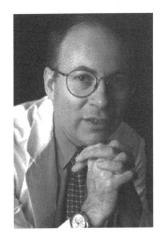

图 4-89　弥散序列的开创者
Denis Le Bihan

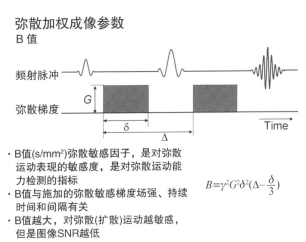

图 4-90　B 值的意义

B 值的公式如图 4-90 所示,反映了施加的弥散梯度的大小(效能)。公式中,G 代表弥散梯度的幅度,δ 代表了一个梯度施加的持续时间,Δ 代表两个弥散梯度之间的时间。B 值越大,反映了弥散梯度越猛;B 值与 G,δ 及 Δ 呈正相关。

因此,我们可以通过上面的公式增大 B 值。①增大 G,即增大弥散梯度的梯度场(幅度)。当然这个方法不能无限增大 B 值,因为受制于物理因素,弥散梯度场不可能无限制地增大,当梯度场达到一个最大值时,这个时候就不能通过 G 来增大 B 值了。②通过 δ 来增大 B 值。这种方法是可行的。当弥散梯度场达到最大值时,可以通过持续时间的增大,来达到增大弥散梯度效能的作用。③可以通过增大 Δ 来实现。因此,B 值越大,图像的 SNR(信噪比)越低了(图 4-91)。

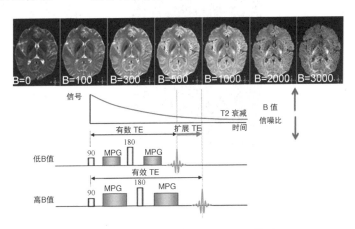

图 4-91　B 值大小与 TE 及 SNR 关系

由于弥散梯度场的大小是有限制的(最大值),所以,当 B 值不断提高时,一般是通过增大弥散梯度的持续时间或者两个梯度的时间间隔来实现,为此,TE 采集时间就得延长。当其他因素不变时,TE 延长,信噪比下降。

另一个重要参数称为 EPI factor(EPI 因子)。由于临床中大部分使用的 DWI 序列是单激发,也就是在一次采集就要完成整个 K 空间的填充,所以理论上 TR 值不变,完成一幅图的时间不会变化。如果分辨力越高,采集的点和相位编码步级越多,则一次激发要采集的回波个数就越多,这个 EPI 因子肯定就越大。但是,如果 EPI 因子过大,会导致相位累积错误的加重,造成图像的变形。所以,在 DWI 序列中,要改善图像质量,一个很重要的因素就是要尽最大可能地降低 EPI factor。

那么,如何降低 EPI factor 呢? ①可以降低分辨力(矩阵),这样相位编码步级少,EPI factor 就低

（这也是为什么 DWI 序列分辨力不高的原因）；②使用并行采集技术，这样可以减少相位编码线采集；③使用半扫描技术，可以减少相位编码线采集（图 4－92）。

为了做好 DWI 序列，要考虑降低 EPI factor，还要防止 DWI 序列相关的伪影。此外，DWI 序列一般都要做脂肪抑制。因为脂肪和水有化学位移，弥散序列又容易变形。如果不抑制脂肪组织，则 DWI 序列的化学位移伪影和图像变形会更严重，影响图像诊断（图 4－93）。

弥散加权成像脉冲序列
平面回波成像因子
FE-EPI
exc.pulse
相位误差
小相位误差
大相位误差
时间
EPI factor 61
WFS (pix) /BW (Hz) 23.094/18.8
BW in EPI freq. dir. (Hz) 1374.9
SPIR offset act. /default (... 220[220]
SAR / head <36%
· 此参数确定每次激励时收集的Ky线的数量
· EPI因子会影响：
1. 信噪比，EPI因子越大，SNR越低
2. 磁化率伪影和图像变形
3. 扫描仪产生的噪音

图 4－92　EPI factor 影响图像质量

弥散成像：分辨力与失真
· 单次激发平面回波成像：vs. 分辨力与失真
读出窗长度
64×64，3mm
96×96, 2mm
128×128, 1.5mm

图 4－93　分辨力越低，EPI factor 越小，图像变形越轻

五、DWI 序列相关的伪影

DWI 序列由于其序列特点及原理，容易产生很多伪影。首先是图像变形，以及一些弥散序列特有的伪影。

1. N/2 ghost 伪影　这种伪影目前在新型机器上很少出现。原因是由于采集不足造成的，DWI－EPI 序列中，双极梯度快速切换，采集信号，导致相位信息不能精准（图 4－94）。

N/2 ghost

图 4－94　N/2 ghost 伪影

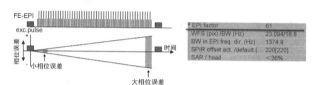

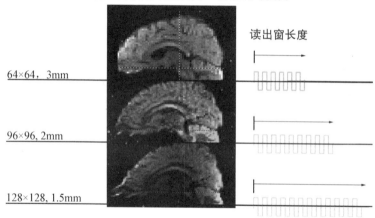

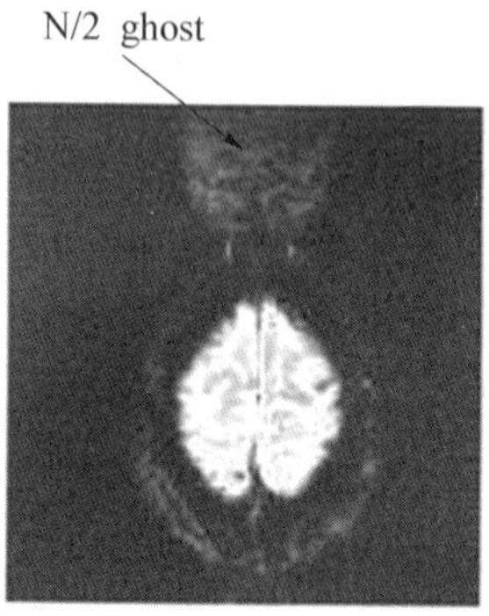

2. 磁化率伪影　由于 DWI 序列采用 EPI 读出，180°重聚脉冲很少（或没有），导致对磁非常敏感，在组织交界区，磁敏感变化区形成很重的磁敏感伪影。

3. 化学位移伪影　普通序列中，如果是非脂肪抑制序列会有化学位移伪影，但一般较轻，而且出现在频率编码方向；但是在弥散序列中，由于分辨力低，又采用 EPI 读出。化学位移伪影发生在相位编码方向，会导致体素的移

位,影响图像的观察和 ADC 值的精准测量。

六、DWI 序列如何选择 B 值

不同部位,使用的 B 值不同。头颅扫描一般采用的 B 值是 1 000 s/mm²。当然,B 值越高,对弥散运动越敏感,但是 SNR 下降。所以,在头颅扫描中,高于 1 000 s/mm² 的 B 值,虽然可以对不敏感的病灶提高检出率,但相对于信噪比的下降,提供的效能已经不明显了。所以,目前统一的标准是头颅 DWI 使用 1 000 s/mm² 的 B 值。

在腹部扫描中,目前在 1.5 T 的设备中,腹部使用 2 个或 3 个 B 值,最高 B 值为 600 s/mm²,中间可以设置一个 20 s/mm² 或 50 s/mm² 的 B 值,即 3 个 B 值:0、20(50)、600;而在 3.0 T 的设备中,腹部常规使用 2 个或 3 个 B 值,最高 B 值为 800 s/mm²

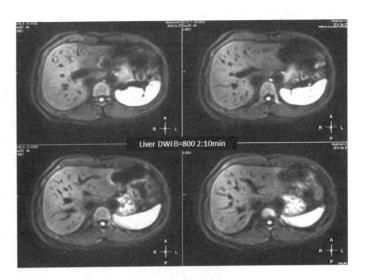

图 4-95 腹部 DWI

B 值 800 s/mm²,扫描时间 2 min 10 s,呼吸触发,图像清晰。

(图 4-95),中间可以设置一个 20 s/mm² 或 50 s/mm² 的 B 值,即 3 个 B 值:0、20(50)、800。

由于 B 值小,SNR 高,含有很重的 T₂ 权重;而又由于有弥散梯度的作用(即使 B 值很小),可以导致肝内的小血管信号流空,这样可以判断一些微小的病灶,突出肝内的对比度(图 4-96)。

盆腔中,目前临床比较推荐高 B 值的 DWI 作用。特别是前列腺,在 3.0 T 中,如果 B 值小于 1500 s/mm²,有时膀胱信号不能完全显示,这样影响观察。所以,前列腺 DWI 采用 3 个 B 值:0、1 000、2 000(图 4-97)。当然,2 000 的 B 值,信噪比不够,只能提高 NEX 激励次数,去补偿信噪比。另外,如果综合考虑信噪比、扫描时间和弥散敏感度,可以考虑使用 1 200~1 500 s/mm² 的高 B 值。

腹部弥散

腹部小B值弥散的作用:

❖ 小B值DWI具有T₂WI效应,对运动敏感

❖ 流动血流呈低或无信号

❖ B=50 s/mm² DWI与T₂WI

◆ 病灶与肝组织对比信噪比好

◆ 小病灶显示更好,更多病灶

◆ 血管呈低信号

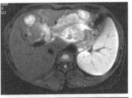
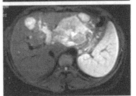

B=50 s/mm²显示门脉癌栓

图 4-96 小 B 值弥散的意义

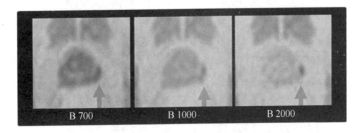

图 4-97 前列腺 DWI

3 个 B 值,分别为:700、1 000、2 000。可以发现,B 值为 2 000 s/mm² 时,前列腺
正常腺体的信号均被压下去,对小病灶的检测敏感度增加。

此外,常规进行脊柱 DWI 扫描,采用矢状位,推荐 B 值为 $500\sim800$ s/mm^2 这个范围,这样能够权衡信噪比和敏感度(图 4-98)。

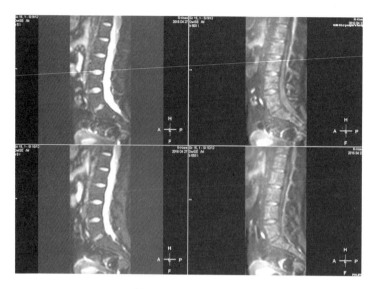

图 4-98 腰椎 DWI
从左到右,B 值分别为 0、800。矢状位采集,图像变形小(在 3.0 T 飞利浦 Ingenia 设备上进行)。

除此之外,还有一个特殊的应用——全身弥散成像,也有公司把这种技术称为类 PET(图 4-99)。全身背景抑制的弥散 DWIBS,可以用进行全身弥散扫描,筛查肿瘤及有无全身转移灶。

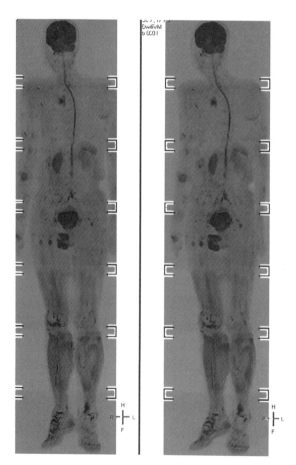

图 4-99 DWIBS 全身背景抑制弥散

七、针对 DWI 序列特点的创新改进

常规的 DWI 序列,由于大部分是单激发的 EPI 采集,会导致图像变形、分辨力低,易产生磁敏感伪影。那么,如何通过技术来改进弥散序列呢?

飞利浦设备创新的 DWI – TSE 序列是一个突破性的改进。DWI 序列一般是采用 EPI 采集的,结合了 EPI 采集,而飞利浦设备可以使用 TSE(快速自旋回波)序列做成 DWI 序列。TSE 序列,由于有多个 180°脉冲重聚,所以图像变形小,不易产生磁敏感伪影(图 4 – 100)。

由于采用了 TSE 读出,所以图像变形非常小,而且对磁化率伪影不敏感。这样的最大优势是用在磁化率敏感区,例如:桥小脑角三角区、颈部等部位。

传统上,由于这些部位含有大量气体,导致磁敏感加剧,普通弥散序列变形大,伪影大,无法满足临床诊断;而使用飞利浦设备的 DWI – TSE 则可以轻松搞定这些部位(图 4 – 101)。

弥散加权成像脉冲序列

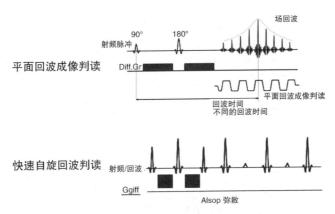

图 4 – 100　传统的 DWI – EPI 弥散序列与飞利浦设备创新的 DWI – TSE 弥散序列

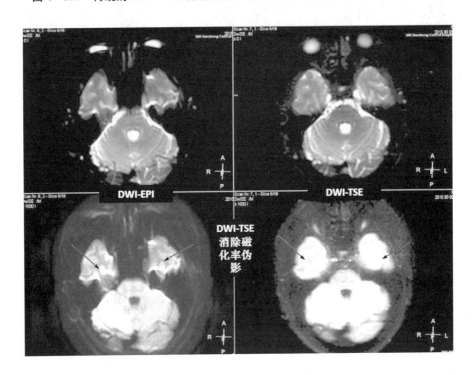

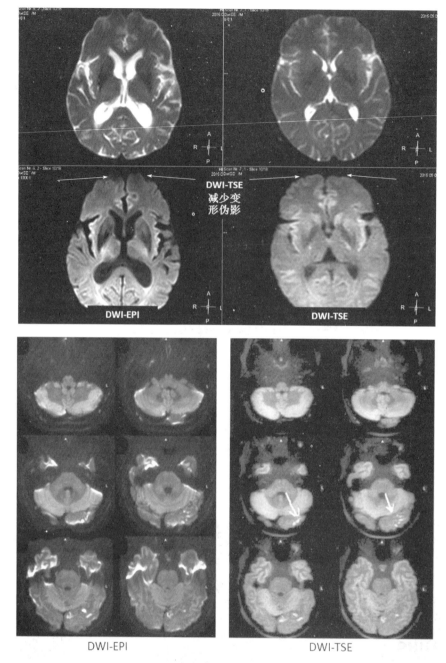

DWI-EPI   DWI-TSE

图 4‑101　DWI‑TSE 序列
减少弥散图像变形,消除磁敏感伪影,对桥小脑角三角区和颈部弥散有非常实用的临床意义。

除了飞利浦设备,西门子设备采用 Resolve 技术。Resolve 技术采用在读出方向分段读出,减少 EPI factor 的方法(图 4‑102)。

改序列在读出方向上使用串联的节段,采用读出梯度方向分段读出,这样可以减少 EPI factor,减少图像变形。GE 设备在 DWI 序列上,使用 Propeller 技术,可以消除大体运动伪影,提高图像质量。另外,为了提高 DWI 序列的分辨力,三家公司(GPS)都在小视野 DWI 上做文章。小视野不是目的,目的是为了减少体素,提高分辨力。

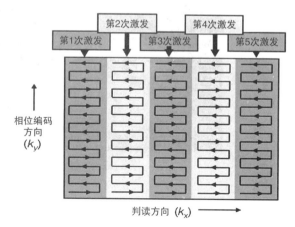

图 4‑102　西门子设备 Resolve DWI 序列示意图及原理

飞利浦设备最新的技术有 Zoom DWI,可以保证在使用很小的视野进行 DWI 序列时,不用过采样,不会导致图像卷积。由于视野小了,又没有加过采样,相对的,如果矩阵不变,等于体素缩小,提高了 DWI 的分辨力(图 4 - 103)。

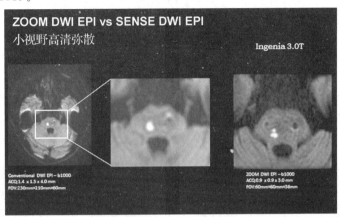

图 4 - 103　Zoom DWI
小视野高清弥散,提高分辨力。

西门子设备的小视野 DWI 技术称为"ZoomIt"。GE 设备类似的小视野 DWI 技术称为"FOCUS"。

八、DWI 序列的创新及演变

传统 DWI 序列采用单激发 DWI - EPI 序列,由于序列原因,有诸多不足,为了克服这些不足,序列设计师想了很多办法。

单激发由于 EPI factor 太大,容易产生图像变形。然而,采用多激发后,图像变形确实小了,但是多激发的扫描时间比单激发长太多,而且图像对运动伪影敏感,容易产生运动伪影。于是,要减少 EPI factor,除了把单激发变多激发外,通过加速,而且是那种减少相位编码步级的加速,例如:并行采集技术、半扫描技术。但是,这些技术加速效果有一定的上限,到一定程度会产生伪影。所以,为了再提高 DWI 图像质量,这条路也有终点。

于是,飞利浦设备从序列入手,采用 TSE 读出。而西门子设备从单纯的读出入手,采用读出方向分段读出的方式,分段 K 空间采集技术来减少 EPI factor。另外,传统的 DWI 是基于单指数模型。通过最简单的 2 个 B 值,就可以计算 ADC 值,来测量表观弥散系数。

实际上,这种最简单的模型,过于理想化,没有考虑弥散的各向异性、方向性,于是有了 DTI;没有考虑多个指数模型的情况,于是有了双指数模型的 IVIM 和拉伸指数模型;没有考虑组织机构的复杂性,因为传统弥散模型考虑的都是高斯分布情况,于是有了 DKI;如果再考虑方向的复杂性和结构的特殊性、方向的分散度等,还有 DSI、NODDI。

九、DWI 的临床应用

目前 DWI 序列应用在全身各个部位,使用最多的是头颅、腹部、盆腔。

在头颅中的应用比较简单,采用传统的 SE - EPI 序列,15～40 s 可以完成头颅的二维全脑扫描,然后生成 ADC 图,根据 DWI 图和 ADC 图判断有无弥散受限和信号异常。

在腹部的应用中,由于呼吸会导致肝脏上下、前后位移,需冻结呼吸运动。根据不同厂家的设备,腹部 DWI 序列有几种方法:

1. 采用 BH　分段屏气扫描的方法进行腹部弥散检查,这种方法在 GE 的设备上使用较多。优点是扫描快。缺点是图像质量不稳定,有时候比较差。

2. 采用 RT　呼吸触发的方式进行腹部 DWI。将 DWI 序列结合 RT 技术,采用呼吸触发,在呼气末平台期采集信号。这种方法的优点是:如果受检者呼吸均匀,图像质量好;图像变形少;分辨力高。缺点是:扫描时间长。如果受检者呼吸不均匀,有时效果不佳。通常在飞利浦设备上推荐此种方法。

3. 完全自由呼吸扫描　DWI 序列由于采用 EPI 序列进行,采集时间非常快,对大体运动伪影不敏感。有时可以完全采用自由呼吸(什么呼吸补偿技术都不用)的情况下扫描 DWI。优点是:扫描速度比呼吸触发快;图像质量比屏气扫描好。缺点是:分辨力不太高;有时候也会有较明显的伪影。这种情况下,一般飞利浦设备、西门子设备的 1.5 T 用户使用这种方法较多。

那么,为什么自由呼吸扫描腹部 DWI 不会引起太大的运动伪影呢?目前有观点认为,总体的呼吸运动主要影响一个体素内的不相干运动(IVIM),而不会影响氢质子弥散运动所致的失相位。

(一)在颅脑疾病中的应用

DWI 最早应用于脑缺血的诊断上,近期在其他方面得到了进一步应用。

1. 缺血性脑梗死的早期诊断 DWI 已被临床广泛接受,取得了较满意的结果。急性脑梗死早期没有形态学变化,常规 MRI 为阴性,但由于细胞外水分子进入细胞内,使水分子扩散下降,DWI 上可表现为高信号,而 ADC 图上为低信号(图 4 - 104)。

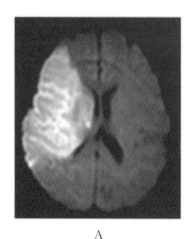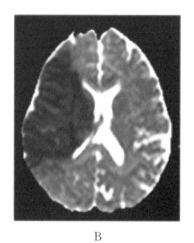

A   B

图 4 - 104 急性脑梗死 DWI
A:DWI 示右侧梗死区呈高信号,B:ADC 示右侧梗死区呈低信号。

2. 其他疾病的诊断和鉴别诊断 DWI 可根据信号强度和 ADC 值的变化鉴别各种肿瘤成分。依据液体与实性组织的扩散特性之间的差异,DWI 有助于肿瘤及一些囊性病变的鉴别诊断,如脓肿与肿瘤囊变坏死、胆脂瘤与蛛网膜囊肿等之间的鉴别。另外,DWI 在多发性硬化、癫痫、弥漫性轴索损伤、脊髓损伤等方面的研究也取得了一定进展。DWI 可用于鉴别椎体压缩性骨折的良恶性。良性压缩性骨折细胞外游离水分子增加,扩散加快,ADC 值增高,DWI 上信号减低;而恶性压缩性骨折细胞内水分子增加,细胞外水分子运动受限,则 ADC 值降低,DWI 上信号增加。近来,DWI 在前列腺疾病、肝脏弥漫性疾病、肾缺血性疾病等病变的诊断及鉴别诊断中也有一定应用。

DTI 的临床应用主要见于以下几方面:

(1)动态显示并监测脑白质的生理演变过程,包括髓鞘的发育、形成、生理性老化、脱髓鞘。新生儿因髓鞘尚未发育完好,故扩散运动快,DCavg 值高,FA 值低。以后 FA 值逐渐升高,出生后 6 个月时接近成人水平,而后随年龄增长升高速度逐渐变慢。40 岁以后,DCavg 每 10 年增加 3%,FA 则随年龄增长而逐渐下降。

(2)协助疾病的诊断和鉴别诊断:应用于脑缺血性病变,可根据不同时期缺血病灶内不同区域 DCavg、FA 等值之间是否存在差异及其演变过程,判断半暗带的存在和发展。应用于颅内肿瘤,DTI 可更准确地显示肿瘤范围,并通过肿瘤内、瘤周水肿、周围白质等区域 DCavg、FA 等值的变化,有助于不同级别星形细胞瘤、脑膜瘤与间变性脑膜瘤、高级别星形细胞瘤与转移瘤等疾病的鉴别诊断。应用于癫痫,DTI 有可能揭示癫痫的发病机制及部分病理变化,其结果可指导外科手术准确进行。应用于精神病,如精神分裂症,DTI 可显示病人脑白质微细神经纤维束的变化。另外,目前 DTI 还应用于多发性硬化、脑白质稀疏、Wallerian 变性、阿尔茨海默病、轴索损伤性疾病、毒品依赖者和 HIV 感染者的脑损伤等研究中。

(3)三维显示大脑半球白质纤维束的走行和分布:可显示病变与白质纤维的关系,如接近、穿行(部分、完全)、中断,可显示纤维束的迂曲、受压、变形、浸润、破坏,对区分灰质、白质病变的具体解剖部位、精确确定肿瘤浸润范围、避免术中纤维束损伤、术后随诊以及判断临床预后具有较大的意义。

以下以 1.5 T 磁共振扫描仪为例,进行详解:

采用:①Philips Achieva 1.5 T 双梯度超导磁共振扫描仪,梯度场强为 33 mT/m 和 66 mT/m,梯度切换率为 180 mT/(m·s)和90 mT/(m·s),DWI 的工作站为 Philips EWS 工作站;②Siemens Espree 1.5 T 大孔径超导磁共振扫描仪,梯度场强为 60 mT/m,梯度切换率为 120 mT/(m·s),DWI 的工作站为 Syngo 工作站。射频线圈包括头线圈、头颈联合线圈。

头部包括平扫与增强扫描,一般在肿瘤、炎症等患者行增强扫描,而脑梗死、癫痫、精神分裂症、帕金森病等患者只需平扫便可。

平扫包括 T_1WI 轴位和矢状位扫描(TR=690 ms、TE=15 ms、激励次数 2、矩阵 192×256),T_2WI 轴位扫描(TR=4 200 ms、TE=90 ms、激励次数 1、矩阵 192×256),T_2WI 冠状位 FLAIR 扫描(TR=11 000 ms、TE=135 ms、TI=1 800 ms、激励次数 1、矩阵 256×256),上述序列层数 20、层厚 5 mm、层间距 1 mm、视野 23 cm×23 cm。

MRI 增强扫描:T_1WI 轴位扫描,TR=690 ms,TE=15 ms,层数 20,层厚 5 mm,层间距 1 mm,视野 23 cm×23 cm,激励次数 2,矩阵 192×256;脂肪抑制 STIR 序列 T_1WI 矢状位和冠状位扫描,TI=150 ms,TR=690 ms,TE=15 ms,层数 20,层厚 5 mm,层间距 1 mm,视野 23 cm×23 cm,激励次数 2,矩阵 192×256。

DWI 成像采用单次激发平面回波成像(echo panar imaging,EPI)序列,轴位扫描,x、y、z 轴三个方向,层数 20,层厚 5 mm,矩阵 256×256,视野 23 cm×23 cm,激励次数 2,TR=2 000 ms,TE=70 ms,B 值分别为 0、1 000 s/mm^2,扫描时间 22 s。

放射师把 DWI 原始数据载入工作站,生成 ADC 图,并在感兴趣区选择 3~5 个兴趣点,大小在 5 个像素左右,测量 ADC 值,取它们的平均值,感兴趣区的 ADC 值为 ADC 图上实际测量的平均 ADC 值乘以 10^{-6}。

1. 在脑梗死中的应用(图 4-105) 不同分期脑梗死患者 ADC 值各异,除了梗死区与对侧正常映像位置有显著性差异外,其余位置左、右侧无明显差异($P>0.05$)。脑梗死正常侧与正常患者对应位置的 ADC 值无明显差异(表 4-17、表 4-18)。

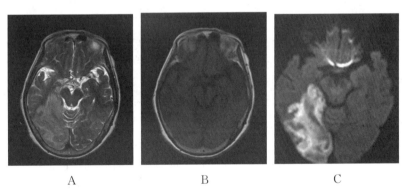

图 4-105 脑梗死患者的扫描图像
A:T_2WI;B:T_1WI;C:DWI。

表 4-17 各时期脑梗死病变侧与正常侧的 ADC 值

($\times 10^{-3}$ mm^2/s)

大脑位置	超急性期($n=5$)		急性期($n=15$)		亚急性期($n=25$)		慢性期($n=13$)	
	病变侧	正常侧	病变侧	正常侧	病变侧	正常侧	病变侧	正常侧
半卵圆中心	0.59±0.12	0.67±0.13	0.60±0.12	0.67±0.14	0.62±0.12	0.67±0.14	0.64±0.12	0.69±0.12
侧脑室后角旁	0.64±0.08	0.64±0.09	0.64±0.04	0.64±0.06	0.64±0.08	0.64±0.09	0.64±0.07	0.64±0.08

大脑位置	超急性期(n=5)		急性期(n=15)		亚急性期(n=25)		慢性期(n=13)	
	病变侧	正常侧	病变侧	正常侧	病变侧	正常侧	病变侧	正常侧
内囊前肢	0.56±0.13	0.73±0.12	0.59±0.13	0.73±0.12	0.60±0.12	0.74±0.11	0.66±0.14	0.73±0.13
内囊膝部	0.63±0.16	0.62±0.16	0.62±0.15	0.62±0.15	0.62±0.15	0.62±0.15	0.62±0.15	0.62±0.15
内囊后肢	0.70±0.22	0.71±0.23	0.73±0.21	0.71±0.22	0.74±0.22	0.74±0.22	0.73±0.24	0.75±0.24
豆状核	0.44±0.13	0.52±0.11	0.45±0.14	0.52±0.12	0.50±0.15	0.52±0.15	0.51±0.12	0.51±0.11
脑干	0.68±0.22	0.74±0.24	0.70±0.21	0.74±0.24	0.71±0.22	0.73±0.23	0.72±0.22	0.73±0.21
脑梗死中心	0.31±0.11	0.70±0.21	0.32±0.12	0.71±0.21	0.34±0.11	0.72±0.22	0.37±0.13	0.72±0.23

表4-18　各时期脑梗死正常侧与正常患者的 ADC 值

$(\times 10^{-3}\ mm^2/s)$

大脑位置	超急性正常侧(n=5)	急性正常侧(n=15)	亚急性正常侧(n=25)	慢性正常侧(n=13)	正常(n=26)
半卵圆中心	0.67±0.13	0.67±0.13	0.67±0.13	0.69±0.13	0.70±0.12
侧脑室后角旁	0.64±0.10	0.64±0.13	0.64±0.15	0.64±0.13	0.71±0.15
内囊前肢	0.73±0.12	0.73±0.13	0.74±0.18	0.73±0.16	0.70±0.16
内囊膝部	0.62±0.15	0.62±0.12	0.62±0.13	0.62±0.13	0.70±0.13
内囊后肢	0.71±0.20	0.71±0.17	0.74±0.18	0.75±0.16	0.69±0.14
豆状核	0.52±0.10	0.52±0.12	0.52±0.14	0.51±0.14	0.68±0.15
脑干	0.74±0.20	0.74±0.14	0.73±0.17	0.73±0.17	0.78±0.17

T_1WI+T_2WI、FLAIR、MRA、DWI 对超急性脑梗死的检出率分别为 0%、39.1%、78.2%、100.0%，对急性脑梗死的检出率分别为 83.7%、91.8%、77.6%、100.0%。

超急性期脑梗死患者 DWI 像上全部呈高信号，梗死核心区的 ADC 值明显低于对侧正常镜像区（$P<0.05$）；急性期脑梗死患者 DWI 像上，大多呈高信号，少数呈等高信号，梗死核心区的 ADC 值明显低于对侧正常镜像区（$P<0.05$）；亚急性期脑梗死患者 DWI 像上，大多表现为高信号，少数表现为稍高信号，梗死核心区的 ADC 值明显低于对侧正常镜像区（$P<0.05$）；慢性期梗死患者 DWI 像上，可以呈高信号，或等高信号，或呈等低信号，梗死核心区的 ADC 值明显低于对侧正常镜像区（$P<0.05$）。ADC 值按梗死核心区、内缘区、外缘区、周围区逐渐上升，即越靠近梗死核心区，其值越小，越接近周围区，其值越大，且周围区与对则镜像区无统计学差异（$P>0.05$）；超急性期、急性期、亚急性期和慢性期梗死区的 ADC 值经历了一个先下降、再升高、直至恢复正常的过程。各期梗死核心区的 ADC 值与周围区存在显著性差异（$P<0.05$），与内缘区则无明显差异（$P>0.05$）；内缘区与周围区在急性期和超急性期存在统计学差异（$P<0.05$），在亚急性期和慢性期无统计学差异（$P>0.05$）(表4-19)。

表4-19　各时期脑梗死各区域的 ADC 值

$(\times 10^{-3}\ mm^2/s)$

位置	超急性期(n=10)	急性期(n=16)	亚急性期(n=20)	慢性期(n=26)
核心区	0.28±0.10	0.30±0.12	0.32±0.11	0.34±0.15
内缘区	0.36±0.12	0.38±0.16	0.40±0.08	0.41±0.13

位置	超急性期($n=10$)	急性期($n=16$)	亚急性期($n=20$)	慢性期($n=26$)
外缘区	0.59 ± 0.13	0.60 ± 0.18	0.60 ± 0.20	0.61 ± 0.14
周围区	0.67 ± 0.10	0.63 ± 0.12	0.65 ± 0.10	0.68 ± 0.12
镜像区	0.70 ± 0.20	0.74 ± 0.13	0.72 ± 0.16	0.75 ± 0.10

2. 在脑肿瘤中的应用　脑膜瘤、转移瘤和胶质瘤的 ADC 值与对侧镜像区比较,差异均具有统计学意义($P<0.05$),三种颅内常见肿瘤的 ADC 值按照脑膜瘤、转移瘤、胶质瘤顺序逐步降低。脑膜瘤与转移瘤(图 4-106)、脑膜瘤与胶质瘤、转移瘤与胶质瘤之间的 ADC 值差异均有统计学意义($P<0.05$)。脑膜瘤的 ADC 值最高,可能与其细胞间隙较大、水分和黏液含量较多、容易发生灶性坏死和囊变有关。而胶质瘤较少发生坏死和囊变,肿瘤细胞排列紧密,水分子弥散明显受到限制(表 4-20)。

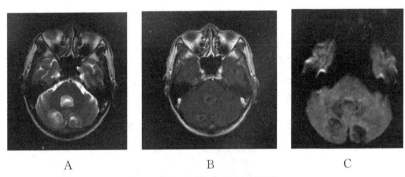

图 4-106　转移瘤 MR 图像
A:转移瘤的 T_2WI;B:增强 T_1WI;C:DWI 图像。

表 4-20　不同脑肿瘤的 ADC 值

($\times10^{-3}$ mm²/s)

位置	脑膜瘤	转移瘤	胶质瘤
病灶区	1.72 ± 0.10	1.52 ± 0.22	1.34 ± 0.14
镜像区	0.73 ± 0.12	0.70 ± 0.13	0.71 ± 0.10

高级胶质瘤中,瘤体区 DWI 主要表现为高信号、等信号,少数呈低或稍低信号。低级胶质瘤中,瘤体区 DWI 少数表现为高信号,多数呈等、低或稍低信号。大部分高级和少部分低级胶质瘤合并瘤周水肿。

Ⅰ、Ⅱ、Ⅲ、Ⅳ级胶质瘤瘤体区和瘤周区与对侧正常镜像区相比有统计学差异($P<0.05$);瘤体区与瘤周区比较无统计学差异($P>0.05$)。同一级别胶质瘤的 ADC 值从高到低依次为瘤周水肿区、瘤体核心区、对侧正常脑白质;瘤体区和瘤周区的 ADC 值按Ⅰ、Ⅱ、Ⅲ、Ⅳ级顺序逐渐下降,也就是肿瘤级别越高,ADC 值越低。对Ⅰ、Ⅱ、Ⅲ、Ⅳ级胶质瘤瘤体区的 ADC 值两两比较,发现Ⅰ级与Ⅱ级、Ⅲ级与Ⅳ级无统计学差异($P>0.05$);Ⅰ级与Ⅲ级、Ⅰ级与Ⅳ级、Ⅱ级与Ⅲ级、Ⅱ级与Ⅳ级有统计学差异($P<0.05$),也就是说高、低级胶质瘤组内的 ADC 值无统计学差异($P>0.05$),而高、低级胶质瘤的 ADC 值有统计学差异($P<0.05$)(表 4-21)。对高、低级别胶质瘤瘤体区 ADC 值($\times10^{-3}$ mm²/s)由 1.30、1.35、1.40、1.45、1.50、1.55、1.60 设置阈值来鉴别高、低级的灵敏度、特异性经历一个由低到高、再由高到低的过程,在 ADC=1.45($\times10^{-3}$ mm²/s)时灵敏度和特异性最高,由此可以 ADC=1.45($\times10^{-3}$ mm²/s)为鉴别高、低级别胶质瘤的阈值(表 4-22)。

表4‑21　不同级别胶质瘤不同位置的 ADC 值

($\times 10^{-3}$ mm²/s)

级别	瘤体区	瘤周区	对侧区
Ⅰ	1.68±0.18	1.74±0.22	0.80±0.11
Ⅱ	1.65±0.20	1.72±0.19	0.78±0.13
Ⅲ	1.29±0.16	1.35±0.20	0.77±0.10
Ⅳ	1.21±0.21	1.28±0.19	0.75±0.12

表4‑22　瘤体区 ADC 阈值设置对鉴别高、低级别胶质瘤的价值

($\times 10^{-3}$ mm²/s)

ADC 阈值	1.30	1.35	1.40	1.45	1.50	1.55	1.60
灵敏度(%)	58.9	73.7	86.6	90.3	87.3	79.2	63.4
特异性(%)	69.2	77.1	91.9	96.2	93.4	84.6	71.7

3. 在新生儿缺氧缺血性脑病中的应用(图4‑107)　轻度、中度、重度 HIE 的感兴趣区部位的 ADC 值有明显的差异,且表现在除豆状核外,轻度、中度、重度 HIE 的 ADC 值逐渐升高(表4‑23)。

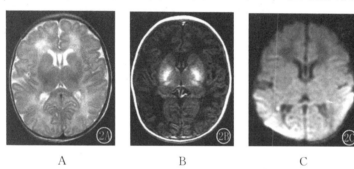

A　　　　　　　　　　B　　　　　　　　　　C

图4‑107　在新生儿缺氧性脑瘤中的应用
A:HIE 患者的 T_2WI;B:T_1WI FLAIR;C:DWI 图像。

表4‑23　HIE 各感兴趣区的 ADC 值

($\times 10^{-3}$ mm²/s)

感兴趣区	轻度(n=20)	中度(n=16)	重度(n=9)
胼胝体压部	0.89±0.09	1.01±0.16	1.18±0.13
内囊后肢	0.78±0.05	0.85±0.09	0.91±0.09
放射冠	0.87±0.10	0.90±0.12	1.14±0.16
额叶深层白质	0.92±0.16	1.07±0.19	1.35±0.25
顶叶深层白质	0.94±0.14	1.09±0.19	1.30±0.16
豆状核	0.84±0.05	0.93±0.10	0.89±0.06

4. 在其他颅脑疾病的应用　在脑炎、脑囊肿、脑脓肿、脑变性疾病、遗传病、免疫性疾病、营养代谢性疾病、中毒、外伤、寄生虫病等多种颅脑疾病,通过对 ADC 值的测量及统计学分析,DWI 发挥的价值越来越大。

(二) 在乳腺疾病中的应用

采用:①Philips Achieva 1.5 T 双梯度超导磁共振扫描仪,梯度场强为 33 mT/m 和 66 mT/m,梯度切换率为 180 mT/(m·s)和90 mT/(m·s),DWI 的工作站为 Philips EWS 工作站;②Siemens Espree 1.5 T 大孔径超导磁共振扫描仪,梯度场强为 60 mT/m,梯度切换率为 120 mT/(m·s),DWI 的工作站

为 Syngo 工作站。射频线圈采用乳腺线圈。

乳腺扫描包括快速反转恢复磁化准备压脂 SE 横断面 T_2WI 扫描,TR＝8 900 ms,TE＝67 ms,TI＝180 ms,层厚 3.0 mm,扫描时间 2 min 15 s;快速小角度激发三维成像横断面 T_1WI 扫描,TR＝11 ms,TE＝4.76 ms,层厚 3.0 mm,扫描时间 1 min 30 s;双矢状位 T_2WI 饱和压脂扫描,TR＝6 900 ms,TE＝90 ms,TI＝180 ms,层厚 3.0 mm,扫描时间 2 min 18 s。

动态增强成像采用具有并行采集技术特点的快速小角度激发三维动态成像序列,行 T_1WI 脂肪抑制轴位扫描,TR＝9.3 ms,TE＝3.7 ms,层厚 1 mm,层间距 0.2 mm,视野 350 mm×300 mm,矩阵 512×512,重复扫描 6 次,每个动态扫描时间为 60 s,第 1 个动态相当于平扫,第 2 个动态在第一个动态扫描完毕 20 s 后开始启动,并同时采用高压注射器经手背静脉注射 30 ml Gd-DTPA,速率 2.5 ml/s,12 s 内快速团注完毕,继而以相同速率推注 20 ml 生理盐水,把对比剂推入体循环,整个动态扫描成像所需时间为 6 min 20 s。

在完成动态增强成像后,行脂肪抑制 T_1WI 横轴位,TR＝390 ms,TE＝12 ms,TI＝180 ms,层厚 3 mm,层间距 0.6 mm,视野 350 mm×300 mm,矩阵 512×256;脂肪抑制 T_1WI 矢状位,TR＝420 ms,TE＝15 ms,TI＝180 ms,层厚 3 mm,层间距 0.6 mm,视野 300 mm×300 mm,矩阵 512×256。

DWI 在平扫之后、动态增强扫描之前进行,使用 ep2d_diff_stir 序列,采用平面回波成像技术,横断位扫描,TR＝8 200 ms,TE＝83 ms,TI＝220 ms,层厚 4 mm,层间距 1 mm,视野 350 mm×250 mm,矩阵 512×512,激励次数为 2,总扫描时间 2 min 57 s,扩散敏感系数(B)值(s/mm^2)分别取 0、200、500、800、1 000、1 200、1 500、2 000。

放射师把 DWI 原始数据载入工作站,分别生成各 B 值的 ADC 图,并在感兴趣区选择 3～5 个兴趣点,大小在 5 个像素左右,测量 ADC 值,取它们的平均值,感兴趣区的 ADC 值为 ADC 图上实际测量的平均 ADC 值乘以 10^{-6}。

恶性病灶(图 4 - 108)在 DWI 图像上表现为高信号,在相应的 ADC 图像上表现为低信号,信号强度不均匀。良性病灶在 DWI 图像上表现为稍高信号,在相应的 ADC 图像上表现为稍低信号,信号强度较均匀。正常乳腺在 DWI 图像与相应的 ADC 图像上均表现为等信号,信号强度均匀。

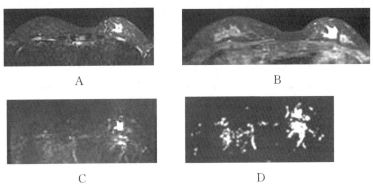

图 4 - 108　恶性病灶在 DWI 图像上的表现
A:乳腺癌的脂肪抑制 T_2WI;B:增强 T_1WI;C:DWI;D:ADC 图像。

随着 B 值的增加,恶性、良性病变与正常乳腺的 ADC 值均有一定程度的下降,但下降程度不明显。在同一 B 值下,ADC 按照恶性病变、良性病变、正常乳腺的顺序逐渐增大,恶性与良性病变的 ADC 值具有统计学差异($P<0.05$),恶性病变与正常乳腺的 ADC 值具有统计学差异($P<0.05$),而良性病变与正常乳腺的 ADC 值无统计学差异($P>0.05$)(表 4 - 24)。

表 4 - 24　不同 B 值下乳腺病变的 ADC 值

($×10^{-3}$ mm²/s)

B 值	恶性病灶($n=32$)	良性病灶($n=22$)	正常乳腺($n=20$)
200	$1.26±0.08$	$1.75±0.10$	$1.86±0.14$

B 值	恶性病灶(n=32)	良性病灶(n=22)	正常乳腺(n=20)
500	1.21±0.09	1.72±0.11	1.83±0.12
800	1.17±0.06	1.67±0.10	1.79±0.13[c]
1 000	1.13±0.07	1.62±0.13	1.72±0.15
1 200	1.07±0.05	1.58±0.12	1.69±0.10
1 500	1.03±0.04	1.55±0.10	1.66±0.11
2 000	0.98±0.05	1.53±0.11	1.63±0.12[c]

随着 B 值的增加,灵敏度与特异性经历了一个先升高、再降低的过程,在 B 值为 1 000(s/mm²)时最大,这时的灵敏度与特异性分别为 91.2%、89.3%,具有较高的鉴别水平(表 4-25)。

表 4-25 不同 B 值(s/mm²)鉴别乳腺良恶性病变的灵敏度与特异性

B 值	ADC 阈值	灵敏度(%)	特异性(%)
200	1.36	52.9	49.3
500	1.31	71.7	68.1
800	1.27	85.2	81.6
1 000	1.22	91.2	89.3
1 200	1.18	83.4	80.2
1 500	1.13	70.6	67.7
2 000	1.07	58.2	51.9

(三) 在肝脏疾病中的应用

采用:①Philips Achieva 1.5 T 双梯度超导磁共振扫描仪,梯度场强为 33 mT/m 和 66 mT/m,梯度切换率为 180 mT/(m·s)和90 mT/(m·s),DWI 的工作站为 Philips EWS 工作站;②Siemens Espree 1.5 T 大孔径超导磁共振扫描仪,梯度场强为 60 mT/m,梯度切换率为 120 mT/(m·s),DWI 的工作站为 Syngo 工作站。射频线圈采用 Sense-body 线圈。

肝脏扫描包括平扫与增强扫描,平扫 MRI 包括轴位和冠状位 FSE 序列呼吸门控 T_2WI 成像,TR=4 000 ms,TE=105 ms,回波链长 10,视野 38 cm×38 cm,层厚 8 mm,层间隔 1 mm,层数 20,矩阵 256×192,激励次数 1;轴面和冠状位 SE 序列呼吸门控 T_1WI 成像,TR=690 ms,TE=15 ms,视野 38 cm×38 cm,层厚 8 mm,层间隔 1 mm,层数 20,矩阵 256×192,激励次数 3。

增强 MRI 包括轴位和冠状位 SE 序列呼吸门控 T_1WI 成像及脂肪抑制成像,TR=690 ms,TE=15 ms,视野 38 cm×38 cm,层厚 8 mm,层间隔 1 mm,层数 20,矩阵 256×192,激励次数 3。

DWI 采用单次激发平面回波成像序列,横轴位成像,在增强扫描前进行,TR=3 600 ms,TE 随 B 值变化作相应调整,在 Z 轴方向施加弥散敏感梯度磁场,取 3 个弥散敏感度(B=100、300、500),分别进行 3 次扫描,每次扫描中插入 3 个 B 值,于吸气末屏气,1 次屏气可获得多层图像,视野 38 cm×38 cm,层厚 6 mm,翻转角 25°,矩阵 128×256 或 256×256,激励次数为 2,扫描时间 22 s。

放射师把 DWI 原始数据载入工作站,分别生成不同 B 值的 ADC 图,并在感兴趣区选择 3~5 个兴趣点,大小在 5 个像素左右,测量 ADC 值,取它们的平均值,感兴趣区的 ADC 值为 ADC 图上实际测量的平均 ADC 值乘以 10^{-6}。

原发性肝癌(图 4-109)在 DWI 图像上大多数表现为混杂信号,随着 B 值的增加病灶信号轻度下降,与肝实质相比仍呈高信号;转移瘤在 DWI 图像上,部分病灶中心为低信号,且随 B 值增加信号衰减较明显;肝囊肿在 DWI 图像上,表现为均匀的低信号,随着 B 值的增加病灶的信号明显下降;肝血管瘤在 DWI 图像上,病灶表现为均匀等或稍高信号,随着 B 值的增加信号降低,介于肝癌与囊肿之间。肝癌、转移癌、血管瘤和肝囊肿在 ADC 图像上的信号强度表现与 DWI 图像正好相反。

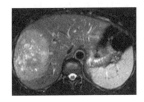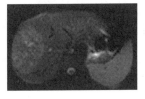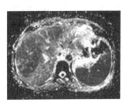

A   B   C

图 4-109　原发性肝癌的 DWI 图像表现
A:原发性肝癌的脂肪抑制 T_2WI;B:DWI;C:ADC 图像。

恶性(肝癌、转移癌)的 ADC 明显低于健康者($P<0.05$);良性(血管瘤、肝囊肿)的 ADC 值低于健康者,但无统计学差异($P>0.05$);恶性的 ADC 值明显低于良性($P<0.05$)(表 4-26)。

表 4-26　肝脏病变与健康者的 ADC 值

$(\times 10^{-3}\ mm^2/s)$

组别	原发性肝癌($n=18$)	肝转移癌($n=11$)	肝血管瘤($n=12$)	肝囊肿($n=8$)	健康组($n=28$)
ADC 值	1.22 ± 0.28	1.61 ± 0.30	2.22 ± 0.26	3.04 ± 0.34	3.12 ± 0.40

以 1.50~2.10 范围的 ADC 值设置阈值来鉴别良、恶性肿瘤,发现灵敏度经历了一个从低到高,再由高到低的过程,ADC 值在 1.80 时,灵敏度和特异性最高,由此可以 1.80 作为鉴别良、恶性肝肿瘤的理想阈值(表 4-27)。

表 4-27　不同 ADC 值鉴别良、恶性病变的灵敏度、特异性

$(\times 10^{-3}\ mm^2/s)$

ADC 值	灵敏度(%)	特异性(%)
1.50	70.2	72.3
1.60	84.5	85.3
1.70	90.3	91.2
1.80	97.2	98.1
1.90	89.1	90.8
2.00	80.1	82.0
2.10	69.8	70.7

B 值的大小对 ADC 值造成了直接的影响。B 值小时,测得的 ADC 值较大,不同点的 ADC 值波动大,但解剖结构显示比较清晰;B 值大时,测得的 ADC 值较小,不同点的 ADC 值波动小,但信号衰减明显,信噪比下降,病灶显示不清,影响测量。

(四)在前列腺疾病中的应用

采用:①Philips Achieva 1.5 T 双梯度超导磁共振扫描仪,梯度场强为 33 mT/m 和 66 mT/m,梯度切换率为 180 mT/(m·s)和 90 mT/(m·s),DWI 的工作站为 Philips EWS 工作站;②Siemens Espree 1.5 T 大孔径超导磁共振扫描仪,梯度场强为 60 mT/m,梯度切换率为 120 mT/(m·s),DWI 的工作站为 Syngo 工作站。射频线圈采用 Sense-body 线圈。

前列腺扫描包括轴位 T_1WI 和压脂 T_2WI,冠状位 T_1WI 和矢状位 T_2WI。成像参数为 T_1WI(TR=450 ms、TE=15 ms),T_2WI(TR=4 900 ms、TE=120 ms),采集带宽 15.6~41.9 kHz,矩阵(192~256)×(256~384),视野 240 mm×240 mm,NEX=2,层厚(轴位 5 mm,冠状位和矢状位 3 mm),压脂序列的 TI=180 ms。

DWI 在平扫之后、增强扫描之前进行,采用单次激发平面回波成像序列,横轴位成像,TR=3 600 ms,

TE＝50 ms,在z轴方向施加扩散敏感梯度磁场,B值取800,3个弥散方向,视野20 cm×20 cm,层厚3 mm,翻转角25°,矩阵128×256或256×256,激励次数2,扫描时间为48 s。

增强MRI包括轴位 T_1WI 成像和矢状位、冠状位脂肪抑制 T_1WI 成像,TR＝690 ms,TE＝15 ms,视野20 cm×20 cm,层厚3 mm,间隔0.5 mm,层数20,矩阵256×192,激励次数3,压脂序列的TI＝180 ms。

放射师把DWI原始数据载入工作站,生成ADC图,并在感兴趣区选择3～5个兴趣点,大小在5个像素左右,测量ADC值,取它们的平均值,感兴趣区的ADC值为ADC图上实际测量的平均ADC值乘以 10^{-6}。

正常前列腺外周带DWI图像上表现为均匀高信号区域,中央腺体信号明显低于外周带,界线清楚,随着B值增大两者信号减低,中央腺体与外周带的信号差别减小。前列腺增生中央腺体表现为不均匀信号区,随B值变化信号变化不明显。前列腺癌病灶在DWI像上信号明显低于周围正常前列腺组织,随着B值的增大信号变化不明显,在ADC图上呈低信号,信号与周围组织对比明显(图4-110)。

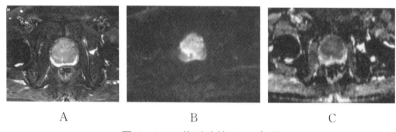
A   B   C

图4-110 前列腺的DWI表现
A:前列腺癌的脂肪抑制 T_2WI;B:DWI;C:ADC图像。

在前列腺中央腺体上,前列腺癌明显低于前列腺增生和正常前列腺($P<0.05$),前列腺增生略低于正常前列腺,但差异无统计学意义($P>0.05$);在前列腺外围带上,前列腺癌明显低于前列腺增生和正常前列腺($P<0.05$),前列腺增生略低于正常前列腺,但差异无统计学意义($P>0.05$)(表4-28)。

表4-28 前列腺不同位置的ADC值

$(\times 10^{-3}\ mm^2/s)$

位置	前列腺癌($n=22$)	前列腺增生($n=17$)	正常前列腺($n=20$)
中央腺体	1.08±0.23	1.43±0.27	1.51±0.26
外周带	1.26±0.47	1.72±0.40	1.75±0.28

在前列腺中央腺体上,ADC值从1.00～1.60范围设置阈值来鉴别前列腺良、恶性肿瘤,灵敏度和特异性经历了一个低、高、低的过程,在1.30时,灵敏度和特异性最高,可作为鉴别良、恶性肿瘤的理想阈值;在前列腺外围带上,ADC值从1.30～1.90范围设置阈值鉴别前列腺良、恶性肿瘤,灵敏度和特异性经历了一个低、高、低的过程,在1.60时,灵敏度和特异性最高,可作为鉴别良、恶性肿瘤的理想阈值(表4-29)。

表4-29 不同ADC阈值鉴别良、恶性肿瘤的灵敏度

$(\times 10^{-3}\ mm^2/s)$

ADC值	中央腺体		ADC值	外周带	
	灵敏度(%)	特异性(%)		灵敏度(%)	特异性(%)
1.00	63.7	69.2	1.30	70.7	75.9
1.10	71.9	73.5	1.40	73.6	78.1
1.20	83.7	89.2	1.50	85.3	89.1
1.30	93.3	96.1	1.60	95.1	98.2
1.40	77.5	80.6	1.70	78.2	80.4

ADC 值	中央腺体		ADC 值	外周带	
	灵敏度(%)	特异性(%)		灵敏度(%)	特异性(%)
1.50	60.3	67.1	1.80	69.3	70.9
1.60	49.2	58.7	1.90	60.0	63.2

（五）在宫颈疾病中的应用

采用：①Philips Achieva 1.5 T 双梯度超导磁共振扫描仪，梯度场强为 33 mT/m 和 66 mT/m，梯度切换率为 180 mT/(m·s)和 90 mT/(m·s)，DWI 的工作站为 Philips EWS 工作站；②Siemens Espree 1.5 T 大孔径超导磁共振扫描仪，梯度场强为 60 mT/m，梯度切换率为 120 mT/(m·s)，DWI 的工作站为 Syngo 工作站。射频线圈采用 Sense-body 线圈。

宫颈包括平扫与增强扫描，平扫包括轴位脂肪抑制 T_2WI 成像和冠状位 FSE 序列 T_2WI 成像，TR= 4 000 ms，TE=105 ms，回波链长 10，视野 30 cm×30 cm，层厚 5 mm，层间隔 1 mm，层数 20，矩阵 256× 192，激励次数 1。轴位和矢状位 SE 序列 T_1WI 成像，TR=690 ms，TE=15 ms，视野 30 cm×30 cm，层厚 5 mm，层间隔 1 mm，层数 20，矩阵 256×192，激励次数 3，脂肪抑制序列的 TI=180 ms。

增强扫描包括轴位 SE 序列 T_1WI 成像、冠状位与矢状位脂肪抑制 T_1WI 成像，TR=690 ms，TE= 15 ms，视野 30 cm×30 cm，层厚 5 mm，层间隔 1 mm，层数 20，矩阵 256×192，激励次数 3，脂肪抑制序列的 TI=180 ms。

DWI 在平扫之后、增强扫描之前进行，采用单次激发平面回波成像序列，横轴位成像，TR=3 600 ms，TE=50 ms，在 x、y、z 三个方向施加扩散敏感梯度磁场，B 值分别取 0、200、500、800、1 000、1 200、1 500、2 000，视野 20 cm×20 cm，层厚 3 mm，翻转角 25°，矩阵 128×256 或 256×256，激励次数 2，扫描时间为 2 min 13 s。

放射师把 DWI 原始数据载入工作站，分别生成不同 B 值的 ADC 图，并在感兴趣区选择 3～5 个兴趣点，大小在 5 个像素左右，测量 ADC 值，取它们的平均值，感兴趣区的 ADC 值为 ADC 图上实际测量的平均 ADC 值乘以 10^{-6}。

在 DWI 图像，宫颈癌呈现高信号或稍高信号，ADC 图灰阶成像呈现低信号，与正常宫颈存在显著信号差异，清晰勾勒出病变形态、范围。同时盆腔其他脏器，如阴道、膀胱、直肠等，随 B 值升高而信号减低，在 B 值为 1 000(s/mm^2)时，背景为低信号，与癌灶的高信号形成了强烈的对比(图 4-111)。

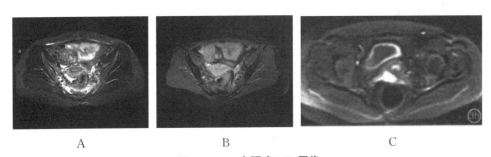

| A | B | C |

图 4-111　宫颈癌 MR 图像
A:宫颈癌的脂肪抑制 T_2WI；B:脂肪抑制增强 T_1WI；C:DWI 图像。

随着 B 值的增加，宫颈鳞癌、宫颈腺癌与正常宫颈的 ADC 值均有一定程度的下降，但下降程度不明显。在同一 B 值下，ADC 值按照宫颈鳞癌、宫颈腺癌、正常宫颈的顺序逐渐增大，宫颈鳞癌、宫颈腺癌与正常宫颈的 ADC 值具有统计学差异($P<0.05$)，而宫颈鳞癌与宫颈腺癌的 ADC 值无统计学差异($P>$0.05)(表 4-30)。

表 4‑30　不同 B 值下宫颈癌的 ADC 值

$(\times 10^{-3} \text{ mm}^2/\text{s})$

B 值	宫颈鳞癌($n=22$)	宫颈腺癌($n=28$)	正常宫颈($n=20$)
200	0.96±0.06	1.06±0.10	1.86±0.10
500	0.91±0.06	1.03±0.11	1.83±0.11
800	0.90±0.06	1.00±0.10	1.81±0.10
1 000	0.88±0.06	0.98±0.11	1.80±0.11
1 200	0.86±0.05	0.96±0.11	1.76±0.10
1 500	0.84±0.04	0.95±0.10	1.71±0.11
2 000	0.83±0.05[a]	0.93±0.11	1.68±0.10

随着 B 值的增加,鉴别宫颈癌的 ADC 阈值的灵敏度与特异性经历了一个先升高、再降低的过程,在 B 值为 1 000 s/mm² 时最大,这时的灵敏度与特异性分别为 92.7%、89.3%,具有较高的鉴别水平(表 4‑31)。

表 4‑31　不同 B 值对宫颈癌诊断的灵敏度与特异性

B 值	ADC 阈值	灵敏度(%)	特异性(%)
200	1.35	52.9	49.3
500	1.32	71.4	69.4
800	1.27	85.1	81.3
1 000	1.22	92.7	89.3
1 200	1.17	82.3	79.2
1 500	1.13	70.1	67.7
2 000	1.08	58.0	50.9

(六)在其他器官中的应用

在肾脏、胸部纵隔等器官及在脊髓、肌肉、骨骼等组织,通过对 ADC 值的测量及统计学分析,DWI 发挥着越来越大的作用。

十、弥散加权成像的影响因素

1. B 值　B 值增加时,DWI 的信号强度下降,抑制图像背景信号而使一些重要解剖标志无法显示,同时灰质信号接近于噪声水平,需改变梯度方向才能探测到纤维束。高、低 B 值的扩散图像明显不同,前者的白质信号增加而灰质信号降低,软组织对比度下降,无法显示脑的部分解剖标志,小 B 值可在较短扫描时间内获得较高对比度图像,但 B 值增加,组织结构的对比噪声也增加,应根据 ADC 值来选择 B 值,以获得感兴趣区高信噪比图像。

2. 组织扩散特性　受结构的影响,不同组织水分子扩散强度各不相同,病理组织的扩散系数有较大的改变。

3. 伪扩散　又称非扩散运动,所产生的伪影使测得的扩散系数增大,引起扩散信号强度降低。

4. T_2 透射效应　扩散成像的 MR 信号除依赖扩散外,还受 T_1 和 T_2 等参数的影响,B 值小的图像受 T_2 的影响更大。

5. 梯度场涡流　扩散成像中的敏感梯度脉冲变化产生的涡流会引起图像畸变,脉冲序列在相位编码方向上的带宽较窄,图像畸变最大。

6. 被检体运动　数据采集过程中被检体移动会产生重影或使扩散图像中的部分结构被伪影取代。

7. 梯度场线性　非线性梯度导致图像畸变,引起在扩散编码方向和幅度上的空间依赖性误差,轻微的梯度场非线性改变及定标误差都会引起严重的扩散系数测量或扩散元素计算的显著偏差。

8. 磁敏感伪影　图像在空气与组织交界面上会发生明显扭曲,尤其在颅脑使用平面回波序列时更严重,脑内磁化率变化产生的额外局部磁场使B值方向矩阵改变。

9. 噪声　会影响ADC值的准确性,FA值作为终止纤维束跟踪的阈值参数,在纤维束跟踪中有重要的作用,低信噪比引起FA值高估,使扩散张量成像显示的纤维束出现误差,高信噪比是获得完整脑白质纤维束的保证。

10. 分辨力　DWI的信噪比高时,分辨力相应较低,将加大部分容积效应的影响,进而影响测量和本征矢量方向的准确性,后者对纤维束跟踪、判断纤维连接有重要的作用。最有效消除部分容积效应的方法是缩小体素,但也降低了图像信噪比和准确性。

第八节　脑白质纤维束成像后处理技术

一、Fiber Track 脑白质纤维束追踪后处理

(一)弥散张量成像(DTI)的相关概述及参数设置

DTI是弥散的一种特殊模型,根据组织扩散的各向异性、纤维束方向等特点,生成纤维束图的一种技术。DTI采用运动探测梯度(MPGs)进行多方向(至少应该包括6个方向)的采集,获得弥散信息生成DTI图像。

在"Diffusion mode"的下拉菜单中,选择"DTI"选项,然后在"Directional resolution"中的下拉菜单中,可以依次选择"low"(6个方向)、"medium"(15个方向)和"high"(32个方向)。方向数越多,扫描时间越长,但是生成的FA图及纤维束追踪的分辨力越高。

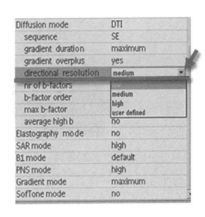

图 4-112　DTI 的相关参数设置

(二)DTI 的扫描定位

DTI的头颅扫描定位方法跟头颅普通平扫基本上一致。层厚2~4 mm,采用40~60层,范围包括全部颅脑即可(图4-113)。

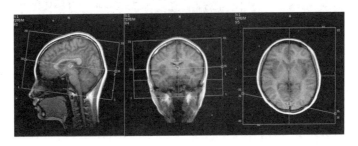

图 4-113　DTI 扫描计划

扫描完 DTI 序列,还需要扫描一个常规的头颅序列,这样常规的解剖序列可以和扫描完后的 DTI 序列进行融合,方便后处理。这里推荐常规的解剖序列扫描一个三维各向同性序列(在三个方向上体素大小相同)。这样,在进行图像融合后,在头颅的任意方位都能做到图像不失真,体素一致。

(三)弥散校正

完成 DTI 扫描后,下一步就是后处理。在进行后处理之前,最好先做弥散校正(图 4 - 114)。

查看图像界面,选中 DTI 原始图像,单击右键打开右键后处理菜单,在下拉菜单中选择"Diffusion Registration",启动弥散校正。

那么,为什么不直接开始做 DTI 后处理,而需要做弥散校正,这一步能否省略?理论上,不做弥散校正,直接进行 DTI 后处理,也是可以处理出纤维束图像的。但是做了弥散校正后,生成的

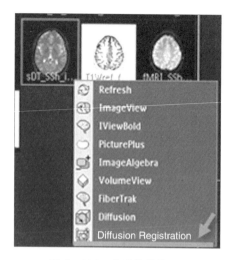

图 4 - 114 启动弥散校正

FA(各向异性分数)图就更精准,后面的纤维束追踪结果也就更准确。因此,为了做好 DTI,这一步不能省略。做了弥散校正后,系统会弹出一个对话框,提醒用户,校正工作已经做了,点击"OK"确认,就完成了弥散校正(图 4 - 115)。

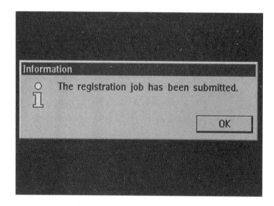

图 4 - 115 弥散校正后弹出的对话框

DTI 序列主要采用 EPI 读出,运动探测梯度(MPGs)应用以后会产生涡电流,导致图像变形。为了对这些形变进行校正,让 DTI 图像和解剖参考图像更匹配,采用弥散校正(图 4 - 116)。

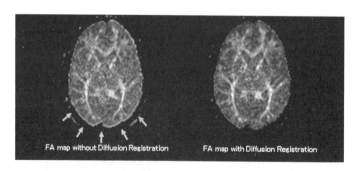

图 4 - 116 两组 DTI 生成的 FA 图像
左边的是没有做弥散校正的图像,右边的是做过弥散校正的图像。

做完弥散校正以后的图像,在肉眼上和原始 DTI 图像一样,只不过在名称前缀上面加了一个"Reg.",代表是做过弥散校正后的图像。

(四)DTI 后处理及纤维束追踪

在图像查看界面,选中做过弥散校正的(带有"Reg".前缀标记的)DTI 图像。单击右键,选择下拉菜

单中的"Fiber Trak",启动纤维束追踪软件包(图4-117)。

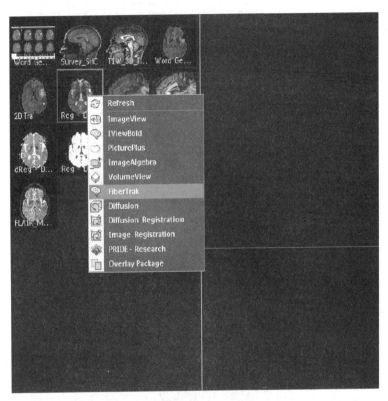

图4-117　启动纤维束追踪软件包

启动纤维束追踪软件包后,进入DTI后处理界面(图4-118)。

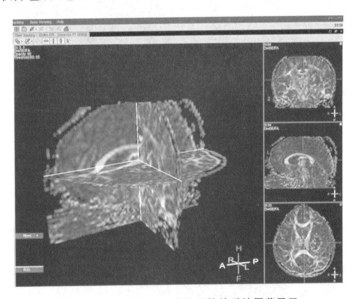

图4-118　进入DTI后处理软件后的屏幕显示

进入DTI后处理软件后,屏幕上显示的是加了伪彩的FA(各向异性分数)图。因为没有和解剖参考图像融合,所以图像的空间分辨力不够。

拖动左边图像查看界面的常规解剖参考图到DTI后处理软件里,可以完成FA图和解剖参考图像融合。方法是,选中需要融合的解剖参考图像,一般推荐选择三维参考图像,单击鼠标左键不放,把这个图像直接拖到DTI后处理中主屏幕的FA图像上,即可完成图像融合(图4-119,彩图4-119)。

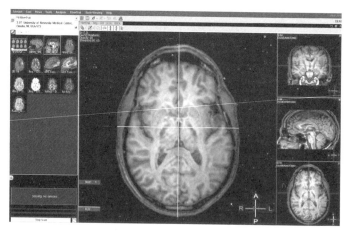

图 4 - 119　解剖参考图和 FA 伪彩图的融合

　　融合以后的图像,不仅能够显示 FA 信息,还有清晰的解剖分辨力信息,这样方便后面做纤维束追踪后处理。

　　在 DTI 后处理中,如果要显示或隐藏不同断面方位、旋转角度、切换层面等操作,可以直接通过鼠标右键切换功能键完成,或通过工具栏里的快捷键完成。

　　按住鼠标右键不放,可以进行旋转角度的操作(图 4 - 120)。

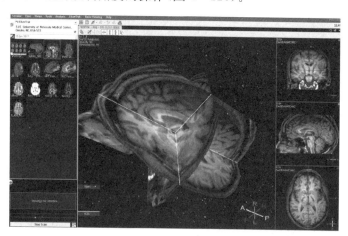

图 4 - 120　旋转角度操作

　　点击工具栏上面的方位选项,可以选择显示或者隐藏某一断面的方位(图 4 - 121)。

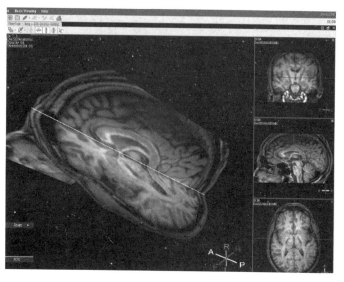

图 4 - 121　选择显示或者隐藏某一断面方位

（五）纤维束追踪

纤维束追踪是DTI的主要后处理,做DTI的目的就是为了显示白质纤维束情况。

根据不同目的,可以做两种纤维束追踪。一种是单个感兴趣区的纤维束追踪,即在FA和解剖参考图融合的图像上勾画了一个感兴趣区后,立即追踪通过该区域的白质纤维束。这种方法简单、快捷,但是选择性差。另一种是多个感兴趣区联合追踪纤维束,即通过勾画多个感兴趣区,追踪同时满足条件(同时通过了多个感兴趣区)的纤维束。这种方法操作要复杂点,但是追踪的纤维束选择性高、更准确。

1. 追踪单个感兴趣区的纤维束　追踪感兴趣区的纤维束,首先得画出感兴趣区。如何画出感兴趣区呢? 可以通过两种方法(图4-122)。

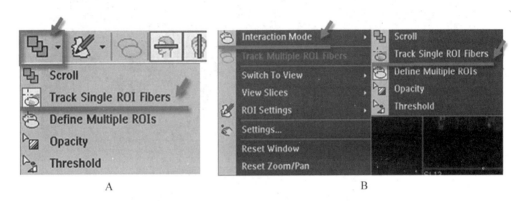

图4-122　如何调出划单个感兴趣区
A:通过主菜单来选择;B:通过右键单击下拉菜单选择。

一种方法如图4-122A,可以通过后处理主菜单,选择下拉菜单中的"Track Single ROI Fibers"。

另一种方法是直接通过单击鼠标右键(图4-122B),在右键的下拉菜单中让鼠标悬停在"Interaction Mode"选项中,在该选项的下拉菜单中选择"Track Single ROI Fibers"。

选择好画感兴趣区后,在FA和解剖参考图融合的图像上,点击鼠标左键,开始画感兴趣区。单击鼠标左键不放,移动鼠标开始画感兴趣区,画完后释放鼠标,感兴趣区则完成。通过该区域的纤维束立即显示出来(图4-123,彩图4-123)。

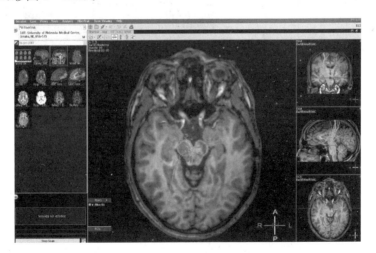

图4-123　单个感兴趣区纤维束的追踪

纤维束追踪出来后,可以对纤维束进行其他操作,比如:重命名、显示不同颜色、隐藏显示等(图4-124)。

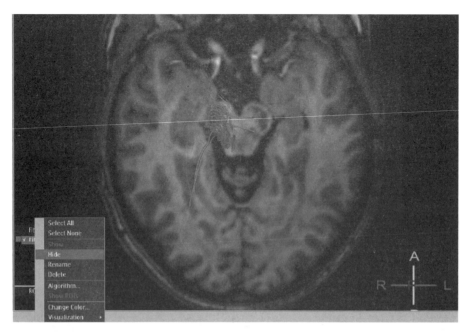

图 4-124 对追踪好的纤维束进行其他操作

2. 多个感兴趣区纤维束追踪 多个感兴趣区纤维束追踪方法和单个感兴趣区大体相同,只不过多了一步。首先,同样需要执行画感兴趣区的操作,由于是多个感兴趣区追踪,所以画的是多个感兴趣区(图 4-125)。

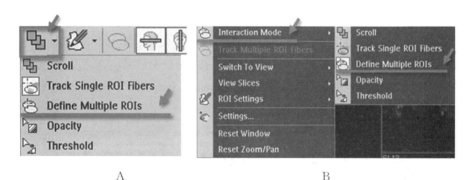

图 4-125 如何调出划多个感兴趣区
A:通过主菜单来选择;B:通过右键单击下拉菜单选择。

一种方法如图 4-125A,可以通过后处理主菜单,选择下拉菜单中的"Define Multiple ROIs"。

另一种方法是直接通过单击鼠标右键(图 4-125B),在右键的下拉菜单中让鼠标悬停在"Interaction Mode"选项中,在该选项的下拉菜单中选择"Define Multiple ROIs"。

与单个感兴趣区纤维束追踪不同,选择了多个感兴趣区纤维束追踪后,至少得画两个感兴趣区才能够执行纤维束追踪功能。

首先,画第一个感兴趣区。画完后,系统并不会立即追踪通过该区域的纤维束(图 4-126,彩图 4-126)。

这时还需要定义第二个(甚至第三个)感兴趣区。切换到不同层面,或者不同方位,进行第二个感兴趣区的勾画(图 4-127,彩图 4-127)。

画完两个感兴趣区后,可以开始启动纤维束追踪。当然用户可以根据目的画更多的感兴趣区,然后启动纤维束追踪。

点击主菜单栏里的"Track Multiple ROI Fibers",即可以追踪同时通过几个感兴趣区的纤维束(图 4-128,彩图 4-128)。

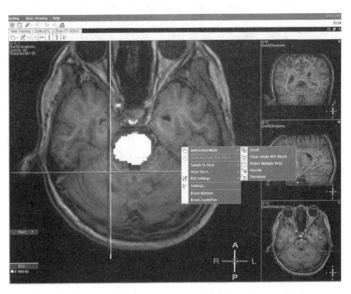

图 4-126 多个感兴趣区纤维束追踪,画完了第一个感兴趣区后

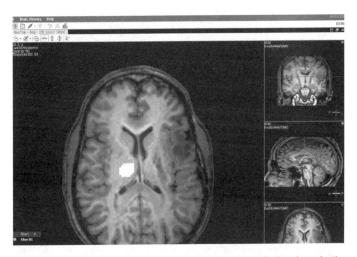

图 4-127 第二个感兴趣区画完后,图中显示两个感兴趣区部分

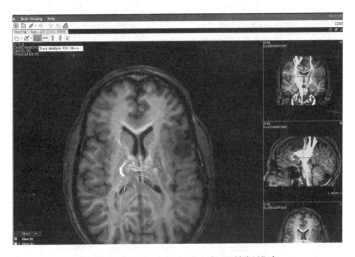

图 4-128 追踪多个感兴趣区的纤维束

追踪出纤维束后,可以通过旋转三维图像,得到纤维束显示的最佳位置。必要时,可以隐藏部分横断面方位(图 4-129,彩图 4-129)。

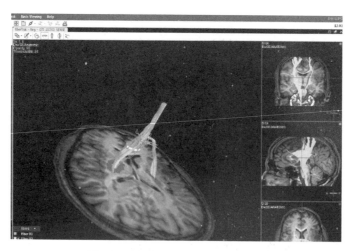

图 4-129　显示纤维束的最佳位置

（六）保存图像

做完纤维束追踪后，可以保存图像。

有两种方法保存图像：一种是以截图（截屏）的方式，直接通过快捷键抓取图像保存；另一种方法，可以把做好的纤维束追踪图，生成新的序列形式保存。

二、案例

【临床指征】　脑梗死、出血、占位、外伤等颅脑病变者。

【扫描步骤】

1. 体位同颅脑 MRI 检查　嘱受检者保持静止。纵向定位光标应正对受检者面部正中线，轴位定位光标位于眉间线。锁定位置后进床至磁体中心。

2. 扫描

（1）扫描定位图像：MR 具有多方位多包采集功能时，可同时获取轴位、矢状位、冠状位定位图像进行定位。

（2）常规扫描方位：通常先扫全颅脑矢状面 $T_1W/3D$ 序列影像，定位方法同颅脑平扫（图 4-130）。

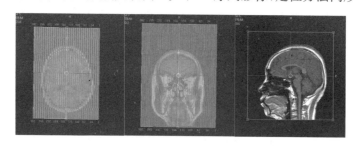

图 4-130　全颅脑 $T_1W/3D$ 序列定位

脑白质纤维束成像（DTI）序列：DTI-medium-iso 序列（飞利浦 Achieva 3.0 T），B 值为 $800\ s/mm^2$，层数 36～40，层厚 4 mm。横断面扫描定位：在矢状面定位图上扫描基线与胼胝体前后脚连线平行，扫描野上缘包括顶叶皮层，下缘包括颅底延髓。冠状面定位图上扫描基线与大脑纵裂垂直，正中矢状线与大脑镰平行重合。横断面定位图使视野居中对称（图 4-131～图 4-134）。

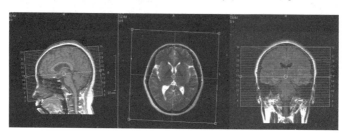

图 4-131　脑 DTI 序列定位

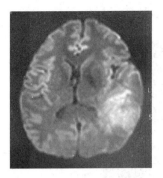

图 4-132 DTI 序列原始图像

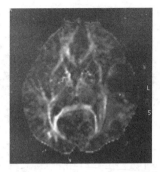

图 4-133 FA 彩色图像

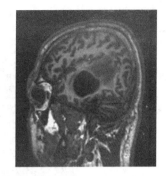

图 4-134 $T_1W/3D/TFE$ 序列图像

【脑纤维束成像后处理】

脑波谱测量后处理方法因 MR 机型及后处理软件的不同而异。本节主要介绍飞利浦和西门子两种机型的后处理方法。

（一）飞利浦 Achieva 3T DTI 影像后处理简介

1. 在后处理工作站中选择受检者信息并打开序列图像，进入后处理界面。在 DTI 原始序列图上右键弹出条框→选择"FiberTrack"（纤维束示踪）软件包（图 4-135）→运算完后，出现彩色图像（FA 图）→将左边栏中 T_1W_3D 序列图拖到右边后处理运算栏里，出现融合图像（图 4-136）。

2. 绘制纤维束　点击左上角 图标→选中 Track single ROI Fibers（跟踪单个 ROI 的神经纤维束）的对话框（图 4-137），鼠标会变成笔型，在要显示纤维束走形区域绘制 ROI，源自此 ROI 的神经纤维束会立即显示出来（图 4-138）。

也要用到工具栏的选项

此功能与右键同等，点击 横断面观察，点击 矢状面观察，点击 冠状面观察。

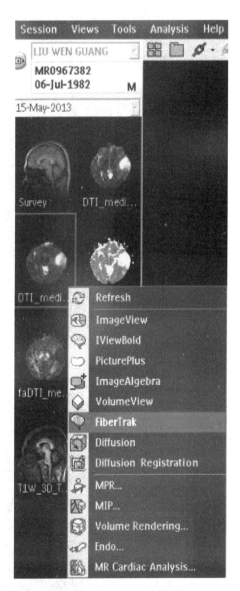

图 4-135 FiberTrak 软件包

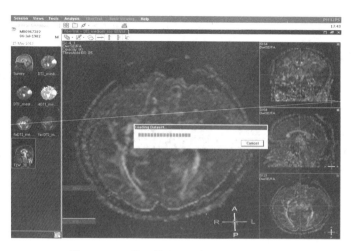

图 4‑136 将三维序列图拖入后处理界面

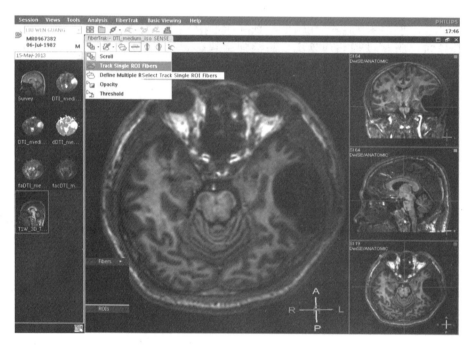

图 4‑137 跟踪单个 ROI 的神经纤维束

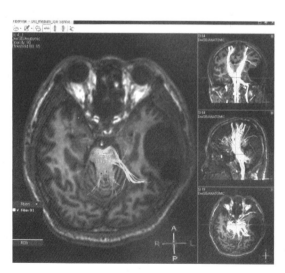

图 4‑138 出现所绘制兴趣区纤维束

3. 选中 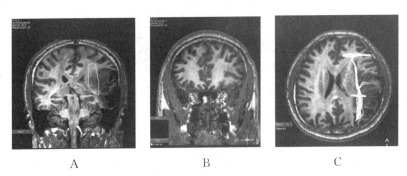 "Track Multiple ROI Fibers"（跟踪多个 ROI 的神经纤维束）的对话框,手动绘制至少两个 ROI 区域→单击 图标或通过在图像上右击,则符合通过所绘制 ROI 区域的神经纤维束即显示出来(图 4-139)。同理绘制左右运动束,注意需将 A 图的两个 ROI 合并使左和右运动束定义为一个后再进行纤维束示踪(图 4-140,彩图 4-140)。

图 4-139　兴趣区(ROI)选定
A:选择枕叶画一 ROI 区域;B:选择额叶画一 ROI 区域;
C:双指定区域横向视图。

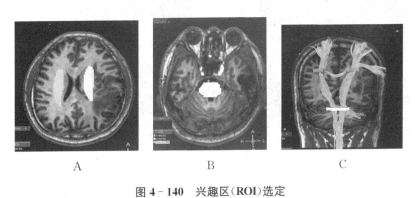

图 4-140　兴趣区(ROI)选定
将 A 图的两个 ROI 的合并使左和右运动束定义为一个。A:选择双侧各画一 ROI 区域
(红、黄);B:脑桥区域画一 ROI 区域(蓝);C:源自三个 ROI 的纤维束。

4. 改变纤维束颜色　在画图中需要改变神经纤维束的颜色,点左下角显示框标示神经纤维素颜色序号上点右键→"Change Color"→选好颜色→"OK"。如选择红色,点击"OK",纤维束即可转换为红色。用几种不同色彩标识不同走行束,以便更好地区分和识别(图 4-141,彩图 4-141)。选择"Directional"则纤维束色彩依走行方向而变化(图 4-142,彩图 4-142)。如需要删除→左键选中→右键选中"Delete"即可删除。

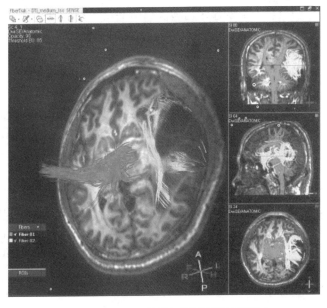

图 4-141　用不同的颜色显示不同的纤维束

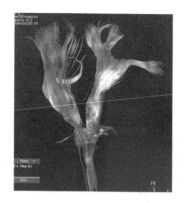

图 4-142　纤维束色彩依走行方向而变化

5. 消除解剖背景图后,可旋转观察纤维束并抓图保存,并上传网络。

(二)西门子 Verio 3T DTI 影像后处理技术简介

1. 打开 DTI 后处理软件包　点击"Applications"→"MR"→"Neuro 3D"(MR)。打开文件夹,找到欲处理的受检者姓名和 T_1_3D 序列(如 spc_ir_sag_p2_iso)→将此序列拖入"Neuro 3D"界面中→输入进行条框完成时即可见到三维影像(图 4-143)。

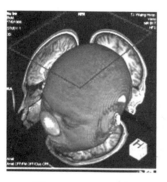

图 4-143　3D 图像

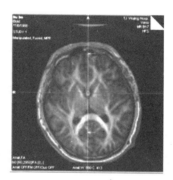

图 4-144　DTI 序列与三维图像融合

2. 将 DTI 序列中"ep2d_diff_mddw_20_p2_TENSOR"拖入三维图像界面中与三维图像融合(图 4-144)。

3. 绘制纤维束　如分析通过脑桥的白质纤维素,可用鼠标点住横断面下拉框(图示为蓝色,图 4-145),直到显示出脑桥平面→双击三维图框使图像放大,激活旋转功能键并旋转成横断面,Ctrl+鼠标左键对脑桥区域进行细致的涂抹,直至全部涂满无空隙,待完全涂抹均匀后,右键弹出条框→选择"start Tractography"纤维束示踪(图 4-146)→显示源自兴趣区纤维束(图 4-147)。下拉横断面移动框充分暴露涂抹层带→左键点中涂抹层带,右键弹出条框→选择"Delete"→即可去掉涂抹层带。

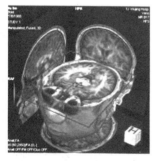

图 4-145　下拉横断面(蓝色)框
至桥脑层面

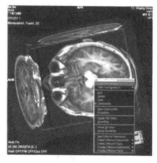

图 4-146　涂满兴趣区右键→
纤维束示踪

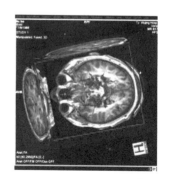

图 4-147　显示兴趣区纤维束

4. 观察纤维束　利用旋转功能键,旋转观察纤维束与脑三维融合的图像(图 4-148,彩图 4-148)。

点击"show/hide VRT"功能键→三维影像消失。点击"Show/Hide Clip Plane"功能键→横断面下拉框（蓝框）消失。点击解剖功能键→T₁解剖图像消失。点击"Show/Hide Diffusion"功能键，四周弥散彩图消失，只留下白质纤维束影像。将白质纤维束放大、旋转，各个方向及角度抓图，点击"save"功能键保存各角度所抓的图像（图4-149，彩图4-149）。

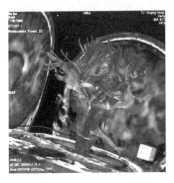

图4-148 旋转观察纤维束

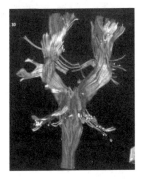

图4-149 单纯纤维束图像

5. 调纤维束色彩 点击界面右上缘"Tools"→"Diffusion Tracts Propoerties"→"Properties"

　　→点击"Solid Color"→纤维束变金黄色（图4-150，彩图4-150）。
　　→点击"Color Palette"→可调节纤维束色彩。

6. 点击"Polyline"（束线）→纤维束直径变细（图4-151，彩图4-151）。

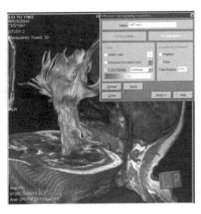

图4-150 纤维束属性框调整色彩

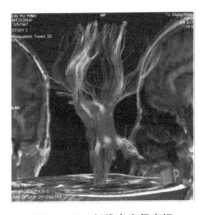

图4-151 纤维束直径变细

7. 根据临床需要，可上传PACS网络供临床科室观看或打印彩色胶片。

第九节　颈髓扩散张量成像及后处理技术

颈髓扩散张量成像（DTI）是利用磁共振纤维示踪技术来显示颈髓纤维束，立体观察颈髓纤维束断裂、受压、变形等情况的技术。其可以清楚显示脊髓的细微病理生理变化及白质纤维束的空间走行和完整性，对脊髓损伤程度及愈后健康状况评估具有一定参考价值。

受检者体位设计同颈椎扫描，采用头颈联合线圈或颈部专用线圈。体位：仰卧位、头先进，身体长轴与床面长轴一致，双臂置于身体两侧或双手交叉于胸腹前，使受检者体位舒适。嘱受检者在扫描过程中保持体位不变，并禁止做吞咽动作。定位光标对准受检者下颌骨下缘，锁定位置后，进床至磁体中心。冠状定位图上扫描基线与颈髓长轴平行并使扫描中心位于颈髓。矢状定位图上，扫描野长轴与人体长轴平行，正中矢状线通过颈髓，上缘包括部分小脑，下缘包括第一胸椎，可适当调整上下范围使病变位于扫描中心；定位如图4-152所示。

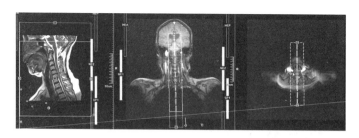

图 4 - 152　定位像

以西门子 verio 3.0T 机型为例:采用 DTI-ep2d-diff-mddw-20'sag 序列,主要参数如下:TR 3 200 ms,TE 82 ms,Averages(采集次数)3 次,Slices(层数)18 层,Phase enc. dir.(相位编码方向)FH,Slice thickness(层厚)3 mm,FOV read(视野)250 mm×250 mm,Fov phase(相位方向)100%,Phase oversampling(相位方向过采样)50%,基础分辨力 128,相位分辨力 100%,相位特殊傅里叶 6/8,GRAPPA2,B 值 0 s/mm²、600 s/mm²,diff drections(不同方向)30,带宽 1 502 Hz/Px,EPI factor(平面回波成像因子)128,扫描时间约 5 min 7 s,参数如图 4 - 153 所示。DTI 图像如图 4 - 154 所示。

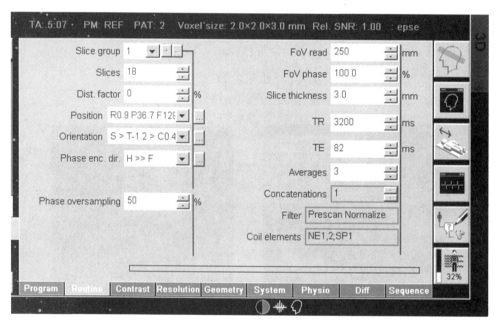

图 4 - 153　扫描参数

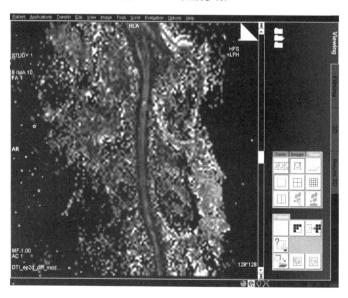

图 4 - 154　DTI 图像

为了使DTI图像与三维图像相互融合,更利于观察,需加扫3D序列(3D-ti-mpr-sag-iso)。序列参数:TR 1 140 ms,TE 3.06 ms;FOV:250 mm×250 mm×87.5%;层厚:0.9 mm,相位编码方向:FH(头足方向);相位方向过采样:AP 50%;层间重叠23.1%,层数52层,TI(反转时间)900 ms,翻转角9°,矩阵256×256×98%;带宽:170 Hz/Px;Excitation(激励):slab-sel。采集次数1次,时间约4 min 40 s。

待DTI序列与三维序列扫描完成后,打开后处理工作站DTI后处理界面:点击"Applications"弹出条框选"MR"→"Neuro 3D"(MR),如图4-155所示。

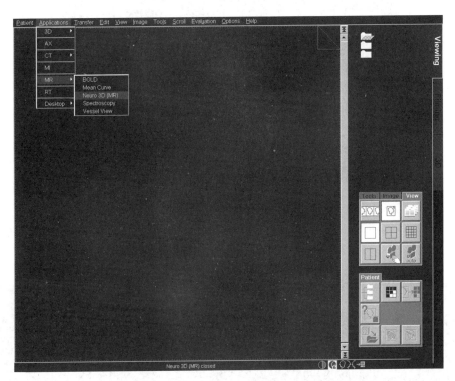

图4-155 点击"Applications"弹出条框

点击 文件夹,找到欲处理的受检者姓名和 T_1 3D序列:如 [4] t1_mpr_sag_p2_iso ,如图4-156所示。

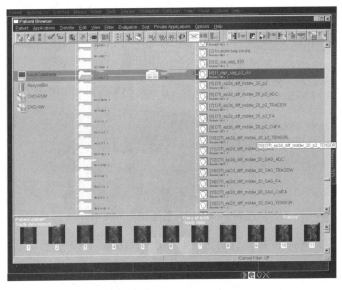

图4-156 选择受检者序列

将序列拖入"Neuro 3D"界面中,输入进行条框近完成时即可见到三维影像,如图 4 - 157 所示。

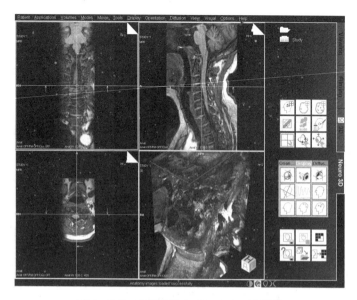

图 4 - 157　将序列拖入 Neuro 3D 界面中

将 DTI 序列 DTI-ep2d-diff-mddw-20-sag-TENSOR(后缀为"TENSOR")拖入三维图像界面中,使二者融合。点击对话框"Yes"可见到二者融合的进程图像,如图 4 - 158 所示。

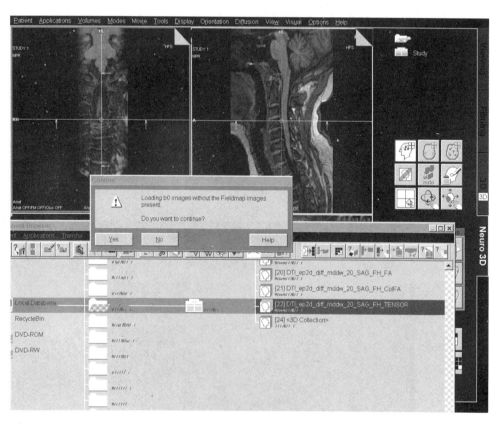

图 4 - 158　拖入三维图像界面中

双击三维图框将图像放大。若欲横断面重建,可用鼠标左键下拉横断面下拉框(蓝色框),如图 4 - 159 所示(彩图 4 - 159)。

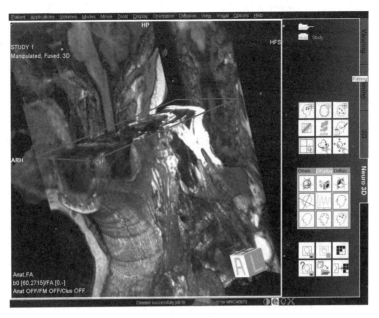

图 4‑159　用鼠标左键下拉横断面下拉框

激活![旋转功能键图标]旋转功能键,使图像旋转成横断面,如图 4‑160 所示(彩图 4‑160)。

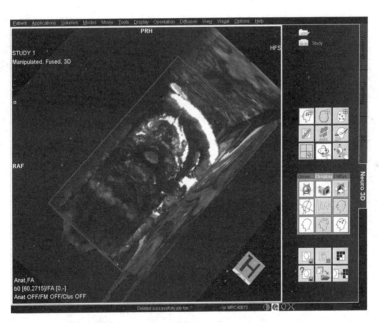

图 4‑160　图像旋转成横断面

左手按住 Ctrl 键,右手按住鼠标左键对脊髓区域进行细致的涂抹,如图 4‑161 所示(彩图 4‑161)。

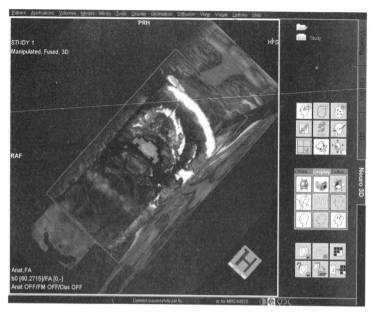

图 4-161　对脊髓区域进行细致的涂抹

待完全涂抹均匀后,点击鼠标右键弹出条框,选择"start Tractography",如图 4-162 所示(彩图 4-162)。

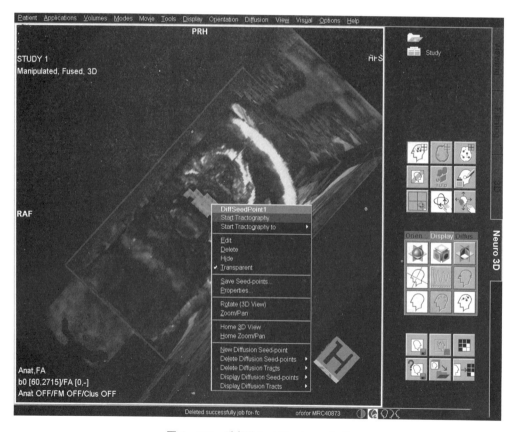

图 4-162　选择"start Tractography"

进度框完成后纤维束显现，如图 4 - 163 所示（彩图 4 - 163）。

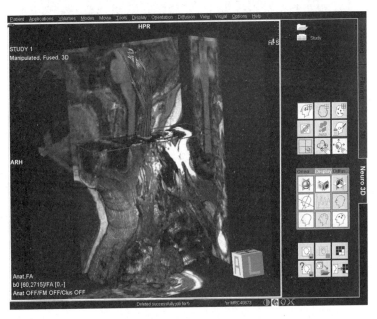

图 4 - 163　纤维束显现

由于脊髓较长且有分支，纤维束可在缺失处补画并涂抹，必要时需进行多次多层面的涂抹，如图 4 - 164 所示（彩图 4 - 164）。

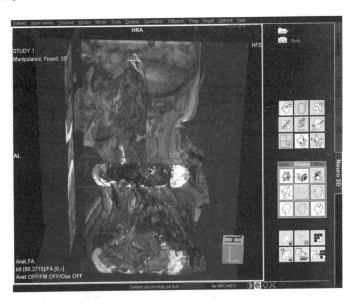

图 4 - 164　进行多次多层面的涂抹

补充涂抹层面的重建方法同上。重复以上步骤，直至生成满意图像。激活 [图标] 图标，将图像放大，去除涂抹带。鼠标左键点中涂抹带，右键弹出条框，选择"Delete"，如图 4 - 165 所示（彩图 4 - 165）。弹出对话框请求确认，点击"Yes"。

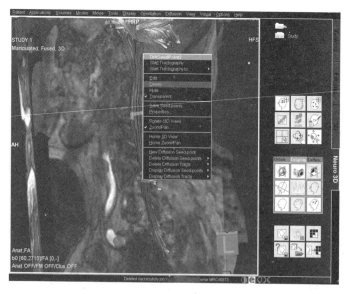

图 4 - 165　去除涂抹带

依次进行即可去除所有涂抹带，显示出完整的颈髓纤维束。再点击 功能键，三维影像消失；点击 功能键，横断面下拉框（蓝框）消失；点击 功能键，四周 DW 彩图消失，只留下颈髓纤维束影像，如图 4 - 166 所示（彩图 4 - 166）。

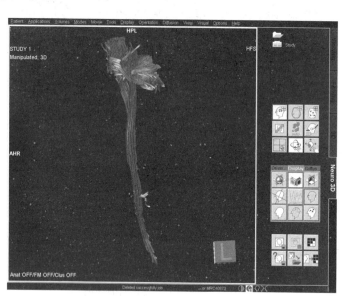

图 4 - 166　颈髓纤维束影像

利用 旋转功能，旋转纤维束影像有利于各角度及方向观察。点击 功能键保存各角度所抓的图像，并上传 PACS 网络。

第十节　磁共振血管成像后处理技术

磁共振血管成像(MRA)后处理方法因 MR 机型及后处理软件的不同而异。下面以飞利浦 3T Achieva VolumeView 软件包为例简要介绍。

1. 在后处理工作站中找到并打开要处理的受检者信息→进入后处理界面→在头、颈部扫描原始序列图像上点击右键弹出对话框→点左键选择"VolumeView"(图 4-167),待计算进度条完成后可见生成的血管影像(图 4-168),点击界面上方"Generate Series"功能键 ,设定好所需角度、层数及方向点击"Generate"功能键进行运算。颈部 MRA 只重建左右旋转方向,而头部 MRA 重建需要左右(RL)旋转方向和头足(FH)方向旋转(图 4-169、图 4-170)。运算完成刷新后可见到重建的 MRA 系列图像。

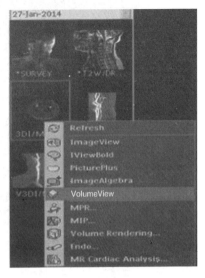

图 4-167　打开 VolumeView 软件包

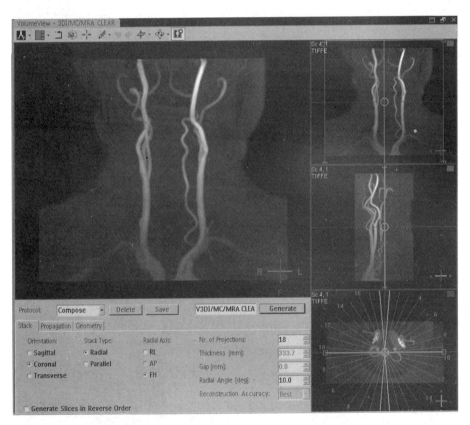

图 4-168　设定颈部 MRA 旋转角度和层数

2. 根据本单位观片习惯及需求决定 MRA 重建图像是正像(黑底白血)还是负像(白底黑血反转图像)。若需负像操作,则在 MRA 重建图像上右键弹出对话框"image"条框→选"More"→"Window Settings"(图 4-170,彩图 4-170),左上角弹出"Windows Settings"对话框→勾选"Inverse"→图像将会被反转成白底黑血具有 DSA 效果的 MRA 负像(图 4-171,彩图 4-171)。

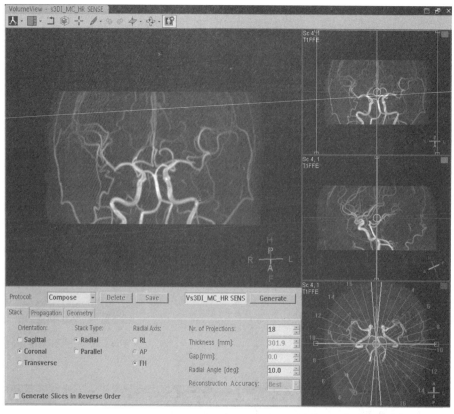

A

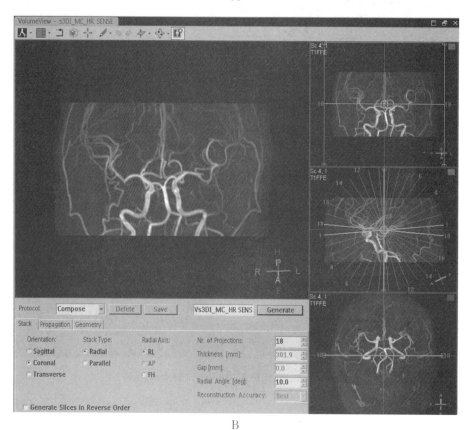

B

图 4 - 169　脑 MRA 旋转角度和层数的设定

A:设定脑 MRA 头足方向旋转角度和层数;B:设定脑 MRA 左右方向
旋转角度和层数。

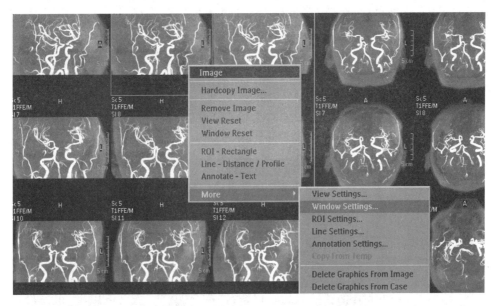

图 4‑170　MRA 反转图操作

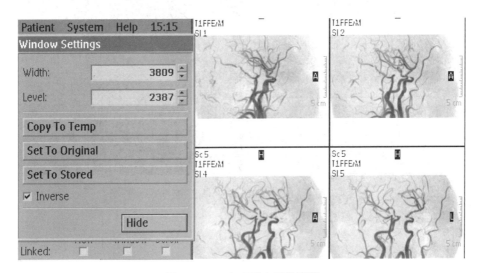

图 4‑171　白底黑血反转影像

3. 将重建的 MRA 图像排版、保存,或上传 PACS 网络供临床观察(图 4-172,彩图 4-172)。

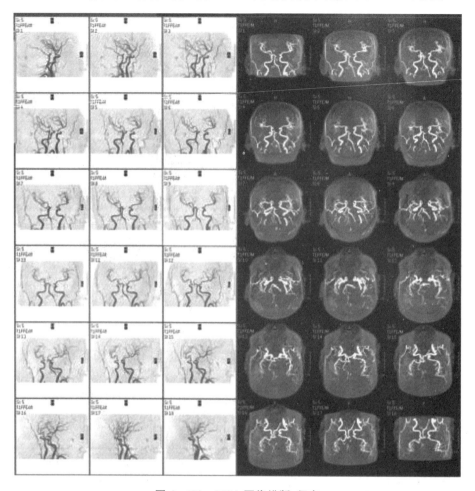

图 4-172 MRA 图像排版、保存

(袁滨　李懋　艾克文　孙良刚　李伟　王骏　周琪松　刘小艳)

第五章 仿真模拟机影像后处理技术

随着时代的发展,为降低仪器设备购置成本,减少楼层承重,节约防护开支,打消学生因辐射所致的心理负担,达到教学与临床无缝接轨的技能需求,各高等医学院校购置了仿真模拟机。为此,下面对仿真模拟机的影像后处理技术进行讲解。

第一节 DR 仿真模拟机的后处理技术

双击"医学影像工作站软件"(图 5-1),输入"用户名"(User)"密码",点击"登录"(图 5-2)。根据需要,点击"查询"(图 5-3)。选中相应受检者,双击(图 5-4)。点击"窗宽窗位"(图 5-5),按住鼠标左键进行亮度、对比度的调试至最佳,点击"胶片打印"(图 5-6)。选择"排版格式"(图 5-7),根据需要选择适合大小的图像打印格式,例如:上下两幅,或左右两幅。将相应图像利用鼠标将其拖进打印框内,点击"打印"即可完成(图 5-8)。当然,也可对图像进行裁剪等相关后处理等。

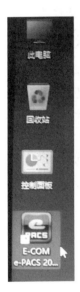

图 5-1 双击"医学影像工作站软件"

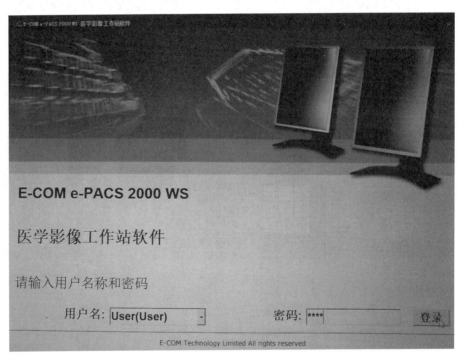

图 5-2 采用"用户名"(User),输入密码,点击"登录"

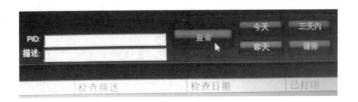

图 5-3 根据需要,点击"查询"

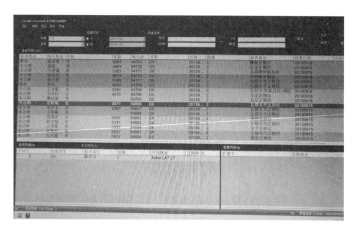

图 5-4　选中相应受检者,双击

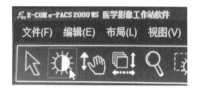

图 5-5　点击"窗宽窗位"

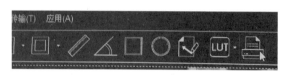

图 5-6　按住鼠标左键进行亮度、
对比度的调试至最佳,点击"胶片打印"

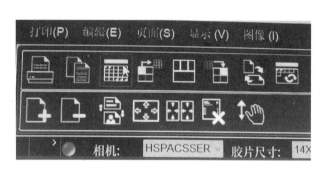

图 5-7　选择"排版格式"

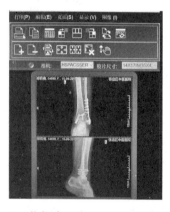

图 5-8　将相应图像利用鼠标将其拖进打
印框内,点击"打印"即可完成

第二节　CT 仿真模拟机的三维后处理技术

　　打开 CT 仿真模拟机的三维后处理技术工作站,点击"病人列表"(图 5-9),
根据需要,双击相应的病人(图 5-10)。选择所需的后处理技术(图 5-11)。
选择"一键去骨"(图 5-12)。点击"骨骼去骨"(图 5-13)。点击"批处理"
(图 5-14),点击"开始标记"(图 5-15),点击"旋转"(图 5-16),再按鼠标左
键旋转影像,使动脉瘤呈最佳显示位置。继续旋转图像,通常至正位、侧位、
斜位、头尾位及动脉瘤切线位,采用多角度显示病灶(图 5-17)。点击"下一
标记"(图 5-18),点击"保存并加入胶片"(图 5-19),点击"保存"
(图 5-20)。但通常需采用 2 种或 2 种以上后处理技术对 CT 图像进行三维
后处理,通常多角度旋转,在切线位上去除妨碍图像诊断的一些干扰影像,
最终呈多角度显示,谨防出现伪影或假像,给图像带来误诊或漏诊。

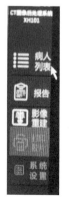

图 5-9　点击"病人列表"

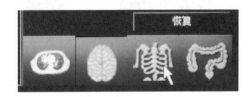

图 5 - 10　根据需要，双击相应的病人

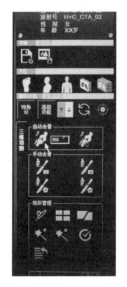

图 5 - 11　选择所需的后处理技术

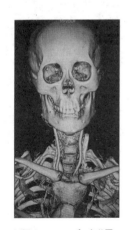

图 5 - 12　选择"一键去骨"

图 5 - 13　点击"骨骼去骨"

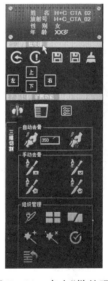

图 5 - 14　点击"批处理"

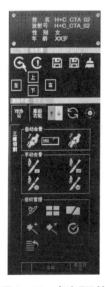

图 5 - 15　点击"开始标记"

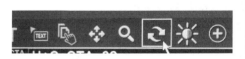

图 5 - 16　点击"旋转"

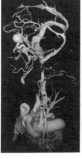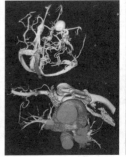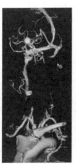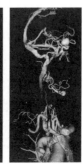

图 5 - 17　采用多角度显示病灶

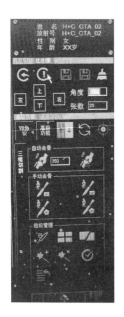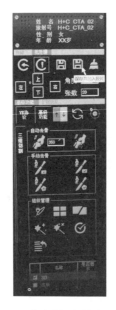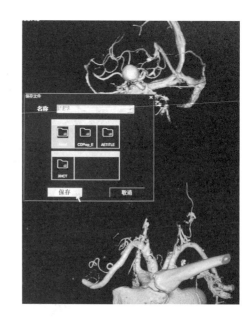

图5-18　点击"下一标记"　　图5-19　点击"保存并加入胶片"　　图5-20　点击"保存"

点击"打印胶片"(图5-21),根据打印胶片实际需求,鼠标左键点击相应照片大小来显示序列图像,例如鼠标左键点击"3×4布局"显示序列图像(图5-22)。逐一过目图像(图5-23),如适合,点击"打印"(图5-24),点击"确定"(图5-25)即可完成。当然,也可以对图像进行整体裁减,或对单个图像进行裁减;也可对图像进行伪彩着色等相关后处理。

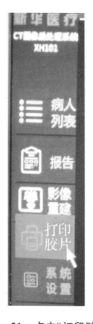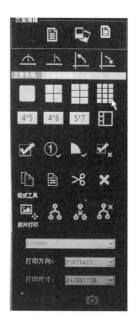

图5-21　点击"打印胶片"　　图5-22　鼠标左键点击"3×4布局"

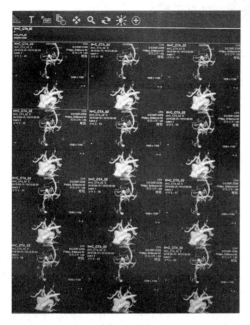

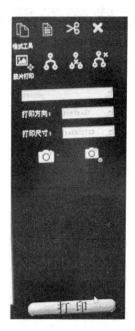

图 5-23 逐一过目图像　　　　　　　图 5-24 点击"打印"

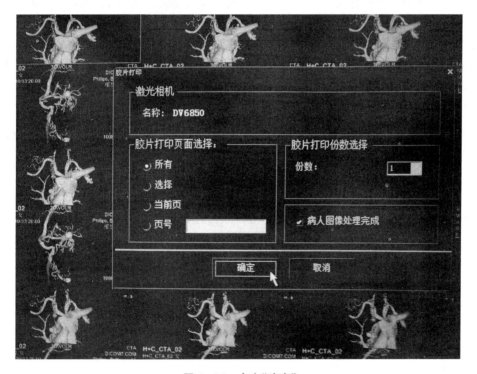

图 5-25 点击"确定"

（王骏　王翔飞　周琪松　臧毅鹏　吴虹桥）

第六章 医学影像后处理技术展望

第一节 引 言

不同的医学影像后处理技术可灵活应用于各种数字化图片的处理,但总的来看,影像重建技术,特别是二维和三维的图像后处理技术则较常用于多排CT的图像处理。图像测量等则用于骨科的X线片较多。总之,通过多种后处理技术,可以使临床医师的诊疗更准确。

一、医学图像多维后处理技术

医学图像二维后处理技术中,除具备图像放大、旋转、窗宽窗位(WW/WL)调整、图像比较等功能外,还包括基于容积数据的高级功能,如多平面/曲面重组,使医师可以按照任意的平面或曲面,获得感兴趣区域的2D图像,来适应人体结构的复杂性。

在3D可视化技术应用中,容积图像处理技术得到了广泛应用。其中容积图像处理中的双斜位MPR/三斜位MPR功能,用于体位校准和校准后的平面与任意曲面的重组。医学影像三维智能化后处理技术应用中,组织分割技术可针对骨骼、四肢血管、腹部血管和颈部血管做有效的自动与半自动提取,提供的多种手动分割工具,可以为诊断与治疗方案提供三维解剖图像。

随着四维彩色超声技术的诞生,在医学影像检查像素、体素的基础上引入四维-时间向量的概念,在三维超声波图像加上时间维度参数,可以显示人体内脏器官或胎儿在母体内的即时动态活动图像,成为医学影像技术的一次重大的进步与飞跃。

二、计算机辅助检测与仿真适时技术

计算机辅助检测技术首先被国外应用在针对肺癌和乳腺癌的早期探测。其中,智能化乳腺辅助探测技术集中了图像目标识别、特征提取、智能学习和决策。通过一定量的经过临床病理验证的病例去训练智能库,可以让CAD系统达到接近专家的诊断水平。

虚拟现实技术,又称为立体显示技术,采用立体显示技术和立体显示器,医师可以真实地观察到有深度感的人体结构。虚拟现实技术对于复杂病例的诊断和治疗,起到了其他任何方法都无法替代的作用,也是医师可以无创地最大程度获得受检者活体解剖结构的可视化技术。虚拟现实技术的应用对医师的诊断和手术前的手术计划和术中导航等,有着非常重要的实用价值。

三、医学影像后处理技术发展方向

1. 向着高速、高分辨力、立体化、多媒体化、智能化和标准化的方向发展,这里面包括:①提高硬件速度:计算速度、A/D和D/A实时化;②提高分辨力:采集和显示分辨力;③立体化:多维重组,虚拟现实;④多媒体化:图像数据压缩;⑤智能化:理解和识别,客观分析,人机交互;⑥标准化:制定标准。

2. 图像、图形相结合的三维成像或多维成像。

3. 结合多媒体技术,硬件芯片化研究。

4. 新理论、新算法的研发。

迅速发展的医学影像在临床诊断和治疗中发挥着越来越重要的作用,三维成像、虚拟内窥镜等技术发展迅速,将计算机发展的先进技术应用于医学影像系统,以方便地实现三维实时及四维图像的观察。随着数字成像技术、计算机技术和网络技术的进步,医学图像信息系统得到迅速的发展,旨在解决医学图像的获取、显示、存储、传送和管理等问题,它紧密地与远程放射学结合起来。对促成医院向信息化、现代化、管理科学化发展,提高诊断水平,降低成本,加强质量管理构建临床信息资源带来极大帮助。

同时我们也应看到,医院的信息化加快同时也在呼唤复合型人才的出现,所以,对现代医学影像学生的培养,要注重与计算机知识的结合,这样,未来的数字化医院才会建设得更加成功。

第二节　医学图像信息挖掘

医学影像图像包含的信息比肉眼可见的信息更多,随着医学图像信息技术的不断发展,越来越多的高通量定量数据可以从医学图像中挖掘,从目前的影像数据挖掘技术的现状来说,原始影像图像一般还不能直接用于影像数据挖掘分析,必须进行预处理,以生成可用于高层次挖掘的影像特征数据。这形成了一种新的医学图像处理方向——医学影像组学。

影像组学是定量图像分析的新兴领域,旨在从二维或三维(2D 或 3D)医学图像中提取定量特征数据,用作临床决策支持工具。近年来,越来越多的研究人员开始关注通过从不同医学影像成像模式(如 CT、MRI、PET、超声)中提取影像组学信息特征(包括形状、强度和纹理特征),这些医学图像特征可以区分某些组织的生物学特征,如肿瘤、炎症和坏死,也可用于研究疾病的诊断和预后,同时,医学图像的某些特征可以反映肿瘤的分子和遗传特征。

近年来,由于机器学习算法的空前发展,和其在高维数据分析中的优势,在影像组学中具有很好的应用前景。机器学习通过分析具有强临床相关性的大量数据,可以更准确地构建反映疾病的模型,从而使用放射组学来进行诊断、治疗和预后。

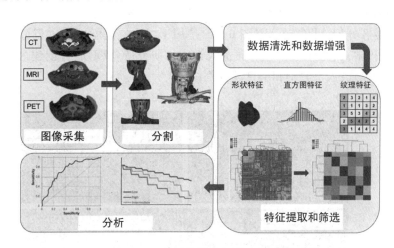

图 6-1　典型的影像组学工作流程

在典型的影像组学工作流程中(图 6-1),首先进行图像采集,这也是非常关键的步骤。只有获得高质量、标准化的成像才能进行可靠的影像组学分析。大多数放射组学的数据源是从回顾性医学图像中获得,由于不同的扫描参数和重建方法,可能导致医学图像信息和图像纹理的差异,如果差异很大,这可能会引入非生物效应引起的图像特征变化,降低分析结果的鲁棒性。因此,对于影像组学,需要选择大量图像,针对影响图像分辨力、重建方法和扫描参数以及收集的临床特征(如肿瘤分期、分类或预后)制定纳入排除标准。

然后,在医学影像图像中分割感兴趣区域和体积,即在二维和三维图像中分割出图像的子部分,称为感兴趣区域(ROI)和感兴趣体积(VOI)。分割可分为手动、半自动或自动执行。为确保分割的可靠性,手动分割需要两名独立的医生(临床医生或影像医生)来完成。半自动图像分割仍然需要人工干预,需要有经验的医生识别和修改自动分割的边界。自动图像分割不需要人工参与,避免了人为导致的异质性,结果更可靠、更快,更适合影像大数据集。之后,需要对原始数据进行预处理以区分信号和噪声,这一步骤的选择非常重要,因为它将直接影响提取的特征有效性。

然后,提取影像组学特征,这通常由专业软件或程序完全自动执行。影像组学特征包括形状特征、一阶直方图特征、二阶直方图特征或纹理特征。形状特征用于表示感兴趣区的形状和几何形状,如肿瘤体积、长轴比、表面积或体积比等。一阶直方图特征用于研究体素值的分布,而不考虑空间关系,如体素强度的平均值、中值、标准差和峰值。二阶直方图特征或纹理特征用于分析体素空间分布强度等级的特征,并且可以用于测量肿瘤内的异质性,例如可以计算图像中特定距离和特定方向的两个灰度级之间的相关性的灰度共生矩阵(GLCM),计算具有相同灰度等级的连续体素在固定方向上的分布的灰度游程矩阵(GLRLM),以及量化体素灰度级与一定距离内相邻体素的平均灰度级之间的差异总和的邻域灰度差矩阵(NGTDM)。在提取影像组学特征之后,在使用这些特征之前,应排除冗余特征及不相关或无用的特征,只留下对建模有效的特征子集,即进行特征筛选。特征筛选方法主要有主成分分析(PCA)、聚类和 T 检验等。

最后,进行模型构建和分析。影像组学从医学图像中提取的有效的定量特征结合各种其他临床数据建立预测模型,用于评估疾病临床分期、组织分子标志物和病理特征和生存预测。

机器学习是处理大量高维数据的强大统计工具,随着先进硬件(如 GPU、集群或云计算)的计算能力的提高,以及机器学习领域的算法发展,机器学习为挖掘大量影像数据创造了有利的条件。机器学习方法可应用于影像组学流程的不同阶段。在影像组学特征提取阶段,除了传统的特征提取方法,还可以利用深度学习方法。深度学习是机器学习的一个子领域,目前最流行的深度学习工具之一——卷积神经网络(CNN)可用于提取深度特征。通过 CNN 对图像进行卷积分析,并将全连通层中的数据作为获得的深度学习特征。在影像组学模型建立阶段,取决于数据类型和研究目的,可选择不同的建模方法。方法包括决策树(DT)、随机森林(RF)、逻辑回归、贝叶斯模型、支持向量机(SVM)以及深度学习方法。

下面介绍影像组学示例:本例选取 BraTS2021 脑肿瘤数据集,进行脑肿瘤分级预测,按照 2∶8 比例,划分为测试组和训练组。

首先,进行感兴趣区分割,ITK-SNAP(图 6 - 2)是用于对多层医学图像进行分割的软件,由宾夕法尼亚大学图像计算与科学实验室(PICSL)和犹他大学成像研究所(SCI)联合创建,是一款免费开源的文件,有两种不同的使用模式:人工分割和半自动分割。

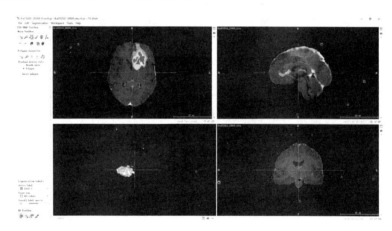

图 6 - 2 ITK-SNAP 图像界面

选择"File"→"Open Main Image",加载原始影像图像。进行人工分割,使用画笔工具进行涂画,选择不同的大小进行边界以及内容的填充,选择边界自适应填充可以根据不同的 CT 值,来填充不同的区域。也可以使用多边形工具勾画以后,使用"accept"获取分割的区域。使用矩形框进行框选,并在多个视图中确定区域,进行半自动分割。分割的感兴趣区存为不同标签。

影像学特征提取。3Dslicer(图 6 - 3)是用于医学图像信息学及图像处理和三维可视化的开源软件平台。也可以实现图像分割标注,功能更加全面。插件"SlicerRadiomics"可以完成影像组学特征提取。点击"DATA",选择目标文件,导入原始影像数据和标签数据(mask 文件)。调用"pyradiomics"模块,设置参数,"Featrue Classes"选择提取哪些类特征,提取影像组学特征。具有编程基础的研究者也可以利用"python-pyradiomics"提取影像组学特征。

模型构建与验证。应用 LASSO 回归,对训练组建立模型,可应用 R 语言或者 Python。在测试集进行验证,计算混淆矩阵和 ROC 曲线。

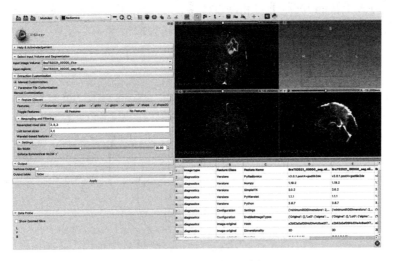

图 6 - 3　3Dslicer 提取特征

第三节　人工智能在医学影像后处理中的应用

一、人工智能简介

（一）人工智能定义

人工智能（Artificial Intelligence，AI）是研究、延伸和扩展人的智能的理论、方法、技术及应用系统的一门新的技术科学。它的发展史如图 6 - 4 所示，它有三个阶段：①计算智能；②感知智能；③认知智能（图 6 - 5）。

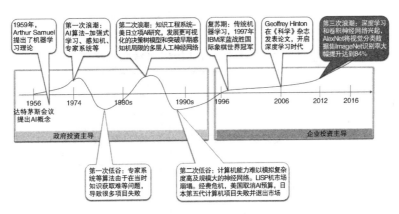

图 6 - 4　AI 发展史

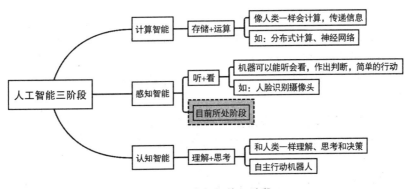

图 6 - 5　人工智能三阶段

目前,有很多人对人工智能、机器学习和深度学习的定义分很多解释。有人认为机器学习应与深度学习属于同一级别,在人工智能内各占一半。但也有人认为深度学习是机器学习中进一步的深化研究(图6-6)。

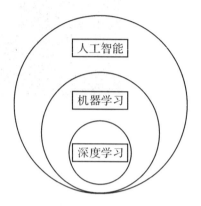

图6-6 人工智能、机器学习、深度学习之间的关系

(二)人工智能挑战

1. 数据的挑战 数据所面临的挑战如图6-7。

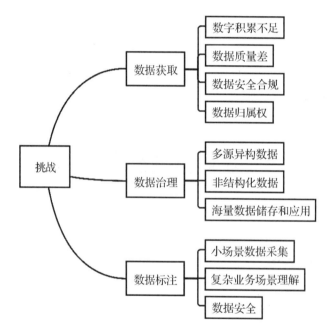

图6-7 数据的挑战

2. 缺乏解释性 AI已经在大量的关键系统中运行,并且开始进入很多业务的核心数据处理体系。但是,对于AI的核心运行机制,依然没有彻底研究清楚。

深度学习系统的弱解释性给现有的AI系统带来了安全性、稳定性的挑战,如何确保AI不会失控,避免恶性事件发生,是目前AI研究领域重要的课题。

3. 算法的偏见 算法的偏见主要源于数据的偏见。举例来说:在线广告倾向于向女性用户展示商品价格更低的广告等。

4. 隐私问题 目前的人工智能算法都是数据驱动,因此,我们需要大量的数据来对模型进行训练。我们在日常生活中享受着人工智能的便利,但是这些数据也会揭露我们生活的方方面面(例如地址、宗教和政治等)。

在我们上网时,科技公司可以根据我们的消费记录或者打车记录,知道我们去哪、在哪、做了什么等个人隐私。

二、影像组学的应用

在医学图像中,除了机器学习和深度学习外,更有部分研究使用影像组学在医学图像领域。因此,有必要讲述影像组学在影像图像中的应用。

(一)影像组学的定义

影像组学(Radiomics)的概念最早由荷兰学者在 2012 年提出,它是计算机和医学的交叉研究方向,指从影像(CT、MRI、PET 等)中高通量地提取大量影像信息,实现肿瘤分割、特征提取与模型建立,凭借对海量影像数据信息进行更深层次的挖掘、预测和分析来辅助医师做出最准确的诊断。影像组学的处理流程总结归纳为以下部分:①影像数据的获取;②肿瘤区域的标定;③肿瘤区域的分割;④特征的提取和量化;⑤影像数据库的建立;⑥分类和预测。影像组学的处理流程亦可作如图 6-8 所示的归纳。

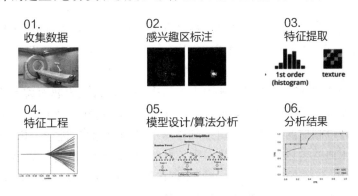

图 6-8 影像组学的处理流程

(二)影像组学在临床上的应用

1. 结直肠癌淋巴结转移的术前预测　中国科学院自动化研究所分子影像院重点实验室研究员田捷团队和广东省人民医院放射科合作,采用新兴的影像组学方法在结直肠癌淋巴结转移预测研究方面取得新进展,相关研究成果在国际期刊《临床肿瘤学杂志》(*Journal of Clinical Oncology*)上在线发表。

结直肠癌(Colorectal cancer)是人类最常见的消化道恶性肿瘤之一,其发病率和死亡率分别居所有癌症的第三位和第四位。结直肠癌深入盆腔,解剖关系复杂,手术不易彻底,术后复发率高。特别是结直肠癌患者合并淋巴结转移,将更难以治疗,必须在手术时对所有受侵犯的淋巴结进行彻底清扫,否则很有可能出现术后复发及转移。但是术前传统 CT 影像学难以判断淋巴结是否转移,也很难通过穿刺活检获得淋巴结转移信息;而术中对所有淋巴结盲目清扫又会带来很多不必要的不良反应(如淋巴水肿等)。如何在术前进行较准确的淋巴结转移判断是当前结直肠癌临床中遇到的挑战性问题。

针对这一挑战性的问题,田捷团队和广东省人民医院放射科教授刘再毅、梁长虹团队合作,回顾分析了广东省人民医院 2007—2011 年间 500 余例进行结直肠癌手术的患者资料,利用新兴的影像组学方法,将影像特征、临床病理特征(血清标记物和临床指标)相结合,构建并验证了基于影像组学标签的结直肠癌淋巴结转移术前预测模型,用于对淋巴结转移的概率进行定量预测,与传统 CT 影像学评估相比,影像组学预测模型将术前淋巴结预测准确率提高了 14.8%。利用研发的预测模型可以辅助临床医生进行结直肠癌的术前决策,具有重要的临床价值和应用前景。

此外,Schneebaum 等人在入选的 151 例复发性结直肠癌患者中,发现有 60 例术前 CT 诊断为肝转移。Watanabe 等人提示基因表达谱可能有助于预测淋巴结转移的存在。Qu 等人试图建立并验证一种术前预测结直肠癌淋巴结转移的无创列线图模型。Kumamoto 等人采用受试者作业特性曲线分析显示;二维 LAD 对淋巴结转移最敏感,曲线下面积为 0.752(cut-off 值,7.05 mm)。Li 等人提出了一种结合临床危险因素和影像组学特征的临床—影像组学列线图,有望应用于结直肠癌患者淋巴结转移的个体化术前预测。Yao 等人构建了列线图,特别是结合术前检测指标来预测 CRLM 患者的原发淋巴结转移和预后。Numata 等人前瞻性评估了一步核酸扩增(OSNA)法诊断的 MesLNM 对 p-LatLNM 的阴性预测值(NPV)。

2. 乙肝患者中的影像组学　中科院自动化研究所、中科院分子影像重点实验室与中山大学第三附属医院、中国人民解放军总医院共同牵头合作,联合全国 12 家医院的超声专家,开展了基于超声弹性成像的影像组学在乙肝患者肝纤维化分期诊断领域的多中心、前瞻性临床研究,并取得了诊断效果的显著突破。该项成果表明,通过医工交叉多学科合作创新,我国自主研发的超声影像大数据人工智能辅助诊断技术在慢性乙肝患者的肝纤维化分期诊断上获得了重大突破。

我国有近 1 亿的乙型肝炎病毒携带者,并占有全球超过 50% 的慢性乙肝患者,这长期成为我国严重的公共医疗卫生问题乃至社会问题。肝纤维化是慢性乙肝患者向肝硬化、肝癌逐步发展的病理学表现,其精准分期诊断是临床监视、治疗决策和预后评估的重要依据。然而,临床对于肝纤维化分期依赖于肝脏活组织穿刺检测。该方法不仅对于患者具有身体创伤、不良反应明显,而且难以重复使用,无法长期、动态监视患者病情的发展。因此,乙肝患者的临床诊疗一直在寻求无创的影像学方法实现肝纤维化的精准分期。

针对这一临床挑战性问题,中科院分子影像重点实验室通过多项技术创新,将影像组学领域中基于深度学习的医学影像大数据人工智能分析技术,应用于超声弹性成像的计算机辅助诊断。通过相关模型和算法的定制化设计,使其能够基于超声弹性图像,无创、智能化分期诊断患者的肝纤维化程度,从而辅助医生实现乙肝患者的个性化治疗决策。相关方法由中山大学第三附属医院和中国人民解放军总医院牵头,开展了多中心、前瞻性临床试验验证。在全国 12 家医院共计入组 398 例乙肝患者,采集约 2 000 张超声弹性图像,并以相应的肝脏活组织穿刺检测结果为金标准,进行了影像组学人工智能诊断、常规弹性成像诊断和临床血清学诊断三种方法对于乙肝纤维化分期精度的大数据对比。

统计结果表明,影像组学方法在肝纤维化分期无创诊断中,精度达到了惊人的 97%～100%,实现了与有创肝脏活组织穿刺检测相同的诊断效能。相对于常规超声弹性成像,精度平均提高了 15% 以上;相对于血清学诊断,精度平均提高了 30% 以上(图 6-9)。此外,该项研究表明,随着样本量的逐步增大,影像组学人工智能的诊断精度会逐步提高,但是超声弹性成像和血清学诊断的精度达到峰值后则无法提高。国际 EFSUMB 临床指南推荐:针对单个患者,临床建议提取 3 张弹性图形进行诊断。本次试验证明,依照指南要求,影像组学方法已经显著超出常规弹性成像的诊断精度;如果单个病人提取 5 张弹性图像,则影像组学与弹性成像诊断精度的差距还会进一步拉大。这一结果表明了人工智能辅助临床诊断的显著优势和强大潜力。本次参与试验的医院虽然位于我国的不同地域,但是采用人工智能技术随机选取不同医院的患者来构建的多个影像组学模型,其诊断精度没有任何统计学差异。这为将影像组学方法进行全国范围推广,真正融入日常的临床诊断规范,提供了坚实的理论基础和临床数据证明。

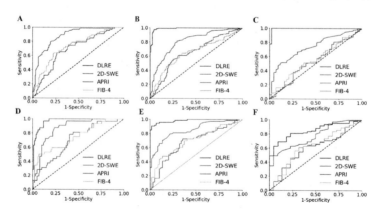

图 6-9 乙肝患者中的影像组学
影像组学人工智能(DLRE)、超声弹性成像(2D-SWE)和血清学检测(APRI,FIB4)三种方法对于肝硬化(图 A 和 D)、重度肝纤维化(图 B 和 E)、显著肝纤维化(图 C 和 F)分期诊断效能的 ROC 曲线对比。

相关研究由中科院分子影像重点实验室的王坤副研究员作为第一作者,中山大学第三附属医院郑荣琴主任、中科院分子影像重点实验室田捷研究员和中国人民解放军总医院梁萍主任为并列通信作者,发表于临床权威期刊 GUT。

肝的纤维化的严重程度已知与肝癌风险正相关,Wang 等人旨在使用新开发的深度学习弹性成像影像组学(DLRE)去评估肝纤维化分期的性能。此外,Zheng 等人使用模型评估在显著纤维化[纤维化 S1期 $vs.$ S2～S4 期;准确性(ACC)=0.875,曲线下面积(AUC)=0.867]、晚期纤维化(S1～S2 $vs.$ S3～S4;ACC=0.825,AUC=0.874)和肝硬化(S1～S3 对 S4;ACC=0.850,AUC=0.900)的分类。肝硬化与肝癌具有很多相关性,但是肝硬化是肝细胞受到肝炎病毒、酒精等因素长期损害的结果,在这些病理因素的长期损害下,肝细胞损伤、增生,甚至不典型增生,从而对各种致癌因素敏感,经过多重病因、多阶段的损害,肝脏逐渐从肝炎发展成肝硬化,甚至发生癌变。Jin 等人旨在通过影像组学分析建立 CHB 患者 HCC 的预测模型,并与肝硬度测量(LSM)和其他临床预后评分进行比较。

为了开发基于影像组学的肝硬化钆塞酸二钠增强 MRI 病因分类模型,Elkilany 等人将 248 例已知病因的肝硬化患者(306 次钆塞酸二钠增强 MRI 检查)纳入分析。肝和肝癌的发病明显相关,是肝癌产生的高危因素,越早感染乙肝的人越容易出现肝癌,而越晚感染乙肝的人发生肝癌的概率相对较低。Wei 等人基于 MRI 的影像组学联合列线图具有良好的区分能力,可在 3 年内个体化预测 HBV 肝硬化患者发生 HCC。Yang 等人采用基于树的方法和单变量特征选择选择有用的特征,更广泛的医疗领域见证了基于新兴数字技术的医疗范式的变革。Cao 等人使用 Z-score 对数据进行标准化后,使用最小绝对收缩和选择算子选择有用的影像组学特征肝癌的预测不可否认的重要性,例如,Peng 等人目的是建立并验证术前预测乙型肝炎病毒(HBV)相关肝细胞癌(HCC)微血管侵犯(MVI)的影像组学列线图。Wu 等人旨在探讨基于磁共振成像(MRI)的影像组学标签在术前预测肝细胞癌(HCC)分级中的价值。

3. **胃癌的术前诊断和淋巴结预测**　中科院自动化研究所、中科院分子影像重点实验室,与北京大学肿瘤医院季加孚院长团队、郑州大学第一附属医院高剑波院长团队、镇江市第一人民医院医学影像科单秀红主任团队和云南省肿瘤医院放射科团队,开展了基于 CT 影像组学的胃癌隐匿性腹膜转移的多中心、回顾性临床研究,取得了诊断效果的显著突破,相关研究工作发表于临床肿瘤权威期刊 *Annals of Oncology*。

胃癌是我国的高发癌种,全球有一半的胃癌新发和死亡病例集中在我国,这给我国带来了巨大的社会和经济负担。胃癌发生远处转移是导致胃癌患者死亡的主要原因之一,据统计胃癌远处转移病例中的 53%～66% 为胃癌邻近的腹膜转移,存在腹膜转移的胃癌患者属于不可根治的范畴,手术已经无法延长患者的生存期,美国 NCCN 指南、中国 CSCO 指南、欧洲 ESMO 指南都不推荐进行手术治疗,因此,术前准确判断腹膜转移情况可有效辅助胃癌的治疗决策和避免不必要的手术。目前 CT 影像是常见的诊断腹膜转移的术前无创手段,影像科医生通常通过 CT 上观察到的大量腹水、明显腹膜增厚,以及网膜饼征来判断腹膜转移,但临床上存在很多隐匿性腹膜转移的患者,其在术前 CT 诊断上观察不到明显的腹膜转移征象,这些患者很容易被漏诊而产生错误的治疗决策,如在开腹手术过程中才发现腹膜转移而不得不终止手术,或手术后因腹膜转移病灶复发而影响患者的预后。因此,早期诊断胃癌隐匿性的腹膜转移具有重大的临床价值。

针对这一挑战性的临床问题,中科院分子影像重点实验室通过多项技术创新,将影像组学应用于胃癌隐匿性腹膜转移的预测研究中,该研究基于胃癌原发灶和邻近腹膜的定量 CT 影像组学特征,并结合术前的 Lauren 分型,有效预测了胃癌患者的隐匿性腹膜转移。具体来说该研究从北京大学肿瘤医院、郑州大学第一附属医院、镇江市第一人民医院和云南省肿瘤医院等 4 家医院收集 554 例术前CT 诊断为腹膜转移阴性的患者的影像和临床数据,其中 122 例经腹腔镜探查病理证实为腹膜转移阳性,这些患者通常为临床漏诊的病人,432 例证实为腹膜转移阴性。该研究基于患者静脉期 CT 影像中胃癌最大层面的原发灶图像和病灶邻近的一块腹膜图像,提取 266 个定量影像组学特征,通过分析发现 2 个原发灶影像特征和 2 个腹膜影像特征,以及 1 个临床因素 Lauren 分型与腹膜转移具有显著的相关性,将这些特征结合构建一个影像组学预测模型(图 6-10),在 4 家医院的验证集上都取得了很好的预测效果,AUC 均达到 0.92 以上,特别是针对 CT 漏诊的隐匿性腹膜转移患者,该模型有非常高的检出率。

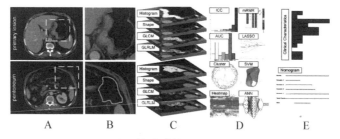

图 6-10 隐匿性腹膜转移预测模型构建流程

A:收集影像数据;B:病灶和腹膜分割;C:影像组学特征提取;D:影像组学标签构建;E:影像组学模型构建。

以往研究通常关注腹膜影像本身,而该研究发现胃癌的腹膜转移与胃癌原发灶和腹膜两者同时相关,这从侧面验证了肿瘤转移经典的"土壤—种子学说"(图 6-11),即肿瘤转移不仅与肿瘤细胞本身(种子)相关,还与转移区域的微环境(土壤)相关。该研究还发现反映腹膜影像异质性的特征具有较好的预测性能,这可能反映了早期腹膜转移的一些细微的、不易被人眼发现的征象改变,而影像组学通过深入挖掘影像数据,可以定量提取这些细微征象,辅助医生诊断胃癌腹膜转移。

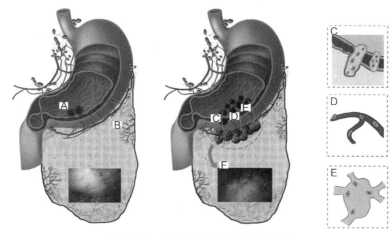

图 6-11 胃癌腹膜转移过程示意图

A:胃癌原发病灶形成;B:改变腹膜区域微环境;C:肿瘤细胞通过脱落转移;D:肿瘤细胞通过血液循环转移;E:肿瘤细胞通过淋巴循环转移;F:形成腹膜转移灶。

此外,胃癌的淋巴结转移包括淋巴结转移和血行转移。而淋巴结转移是胃癌最主要的一种转移方式,常见的转移部位是腹腔、胃左动脉旁以及腹腔动脉旁的淋巴结,也有一部分容易转移到胃小弯。所以,有大量的研究,使用人工智能预测胃癌的淋巴结转移,为患者尽早提供更加准确的临床信息。据报道 TSP50(睾丸特异性蛋白酶 50)是一个候选癌基因,在各种癌症中过度表达。Cao 等人研究表明,TSP50 蛋白在胃癌中升高,其高表达与不良预后和淋巴结转移相关。Han 等人开发了一种列线图和影像组学标签,可用于识别淋巴结转移和区分转移淋巴结数量(<2 个阳性淋巴结/>2 个阳性淋巴结)。

胃癌与淋巴结的复杂关系是可以为患者的治疗提供进一步临床信息,Jiang 等分析了三个癌症中心连续 1 689 例患者的 CT 图像的影像组学特征。Xu 等人旨在开发一种基于磁共振(MR)图像和临床参数的预测模型,以预测正常大小淋巴结(LNs)的淋巴结转移。建立并评估基于扩散加权成像(DWI)的影像组学列线图预测进展期胃癌(AGC)淋巴结转移(LNM)的价值。Chen 等人回顾性分析两个中心连续纳入的 146 例经病理证实的 AGC 患者。Zhou 等人揭示了影像组学预测 LARC 患者新辅助治疗后淋巴结状态的潜力,尤其是对于治疗后 MRI 为 $T_1 \sim T_2$ 期的患者。由于胃癌的复杂性与异质性,确定其潜在危险因素并通过模型进行风险预测已在高危人群的早期识别、精准预防以及个体化干预中广泛应用。Yang 等人提出的方法在预测胃癌淋巴结转移方面表现出良好的预测性能和巨大的潜力。Meng 等人比较了二维和三维影像组学特征对胃癌的表达和鉴别能力,通过三个任务(预测 T 淋巴结转移;T 淋巴血管侵犯的预测;TpT_4 期或其他 pT 分期)。

4. 非小细胞肺癌患者 TKI 靶向治疗疗效预测　化疗/靶向治疗是中晚期非小细胞肺癌患者首选的治疗方案,然而化疗/靶向治疗并非适用于所有患者。部分患者对化疗/靶向治疗没有响应,而该情况对治疗没有益处,甚至造成无法逆转的身体损伤。目前,尚无临床指南指导医生在治疗前评估化疗/靶向治疗效果,导致中晚期非小细胞肺癌患者总体治疗效果不理想。因此,基于治疗前预测手段缺失的情况,开展非小细胞肺癌化疗/靶向治疗疗效预测对个性化医疗具有临床意义。

中国科学院苏州生物医学工程技术研究所研究员高欣团队与山东省肿瘤医院合作,探究治疗前医学影像信息对非小细胞肺癌化疗/靶向治疗疗效的预测价值。该研究入组了322例接受一线化疗、靶向治疗或二者联合的非小细胞肺癌患者,其中,肿瘤响应组152人,肿瘤无响应组170人,收集了患者的肺部CT影像数据及临床资料(年龄、血清标记物等)。科研人员利用肿瘤原发灶CT影像,借助影像组学方法及机器学习算法构建预测模型。研究表明,非小细胞肺癌肿瘤区域的影像学特征具有独立预测化疗/靶向治疗效果的能力,并且融合上述特征构建的模型预测精度达到0.746(图6-12),实现了目前已报道的精度最高的非小细胞肺癌化疗/靶向治疗疗效预测。

该研究探索并验证了肿瘤区域影像信息(CT)对非小细胞肺癌化疗/靶向治疗效果的预测能力,构建了非小细胞肺癌化疗/靶向治疗疗效预测模型,为临床制定个性化治疗方案提供了新的理论依据和方法。

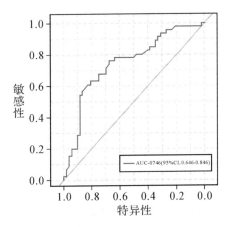

图 6-12　非小细胞肺癌患者 TKI 靶向治疗疗效预测

此外,非小细胞肺癌的预测和预后也值得关注。Coroller等人评估治疗前的影像组学数据是否能够预测局部晚期非小细胞肺癌(NSCLC)患者新辅助放化疗后的病理反应。包括特征冗余、数据不平衡和小样本量在内的几个挑战导致了相对较低的预测准确性。Zhang等人探索了不同的策略来克服这些挑战,提高基于影像组学的非小细胞肺癌(NSCLC)预后预测性能。Shi等人总结了影像组学在非小细胞肺癌放化疗疗效评估中的应用,包括图像采集/重建、感兴趣区域定义/分割、特征提取、特征选择和分类等。Sun等人采用一致性指数特征选择方法的基于Cox偏似然法的梯度提升线性模型获得了最佳性能(一致性指数:0.68,95%可信区间:0.62~0.74)。探讨在诊断时原发灶不明的患者中,利用不同脑转移瘤MRI影像组学特征进行肿瘤类型预测的可行性。Kniep等人单中心回顾性分析包括189例患者(101名女性,88名男性;平均年龄61岁;年龄32~85岁)。另外,Zhang等人采用最小绝对收缩和选择算子(LASSO)算法选择影像组学特征并构建影像组学标签。

三、算法模型和 Pytorch

(一) 线性回归

线性回归的定义是:目标值预期是输入变量的线性组合。线性模型形式简单、易于建模,但却蕴含着机器学习中一些重要的基本思想。线性回归,是利用数理统计中回归分析,来确定两种或两种以上变量间相互依赖的定量关系的一种统计分析方法,运用十分广泛。简单来说,就是选择一条线性函数来很好地拟合已知数据并预测未知数据。

回归分析中,只包括一个自变量和一个因变量,且二者的关系可用一条直线近似表示,这种回归分析称为一元线性回归分析。举一个简单的例子,比如房价和房间大小的关系。根据我们的生活经验,我们知道房价和房间大小存在着正相关的关系,即房价通常随着房间大小的增大而增大,如图6-13所示。

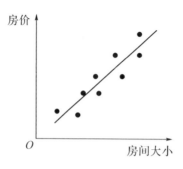

图6-13　线性回归

如果回归分析中包括两个或两个以上的自变量,且因变量和自变量之间是线性关系,则称为多元线性回归分析。

（二）逻辑回归

逻辑回归(图6-14)也被称为广义线性回归模型,它与线性回归模型的形式基本上相同,都具有 $ax+b$,其中 a 和 b 是待求参数,其区别在于它们的因变量不同,多重线性回归直接将 $ax+b$ 作为因变量,即 $y=ax+b$,而逻辑回归则通过函数 S 将 $ax+b$ 对应到一个隐状态 p,$p=S(ax+b)$,然后根据 p 与 $1-p$ 的大小决定因变量的值。这里的函数 S 就是 Sigmoid 函数:

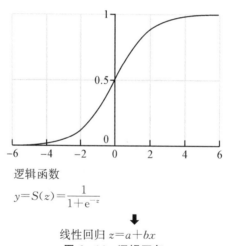

逻辑函数

$$y=S(z)=\frac{1}{1+e^{-z}}$$

线性回归 $z=a+bx$

图6-14　逻辑回归

通过函数 S 的作用,我们可以将输出的值限制在区间 $[0,1]$ 上,$p(x)$ 则可以用来表示概率 $p(y=1|x)$,即当一个 x 发生时,y 被分到1那一组的概率。最终为了得到 y 只有两种取值结果,可 y 现在一个区间 $[0,1]$ 内,需要将 y 的值在 $[0,1]$ 这个区间上选择一个阈值,通常是 0.5,当 $y>0.5$ 时,就将这个 x 归到1这一类,如果 $y<0.5$ 就将 x 归到0这一类。这里的阈值可以根据实际情况调整。

（三）Softmax 回归模型

与逻辑回归一样,softmax 回归也是用来解决分类问题的。只是 softmax 回归常用来解决多分类问题,而逻辑回归常用于解决二分类问题。为了解决 softmax 回归的参数冗余带来的数值问题,可以加入权重衰减项。

（四）过拟合和欠拟合

欠拟合:根本原因是特征维度过少,导致拟合的函数无法满足训练集,误差较大。解决方法:增加特征维度。

过拟合:根本原因是特征维度过大,导致拟合的函数完美地经过训练集,但对新数据的预测结果差。解决方法:①减少特征维度;②正则化,降低参数值。

减少过拟合总结:过拟合主要是由两个原因造成的:数据太少和模型太复杂。

(1)获取更多数据:从数据源头获取更多数据;数据增强,常用的方式:上下、左右翻转(flip),旋转图像,平移变换,随机剪切(crop)图像,图像尺度变换,改变图像色差、对比度,仿射变换,扭曲图像特征,增强图像噪音(一般使用高斯噪音、盐椒噪音)等。

(2)使用合适的模型:减少网络的层数、神经元个数等均可以限制网络的拟合能力。

(3)dropout(退出):是指在训练神经网络的过程中,随机地将一部分神经元的输出值设置为0,使神经网络结果不稳定,从而强制网络学习到更加鲁棒的特征表示。

(4)正则化,在训练的时候限制权值变大。

(5)限制训练时间;通过评估测试。

(6)增加噪声:输入时和权重上(高斯初始化)。

(7)结合多种模型:Bagging用不同的模型拟合不同部分的训练集;Boosting只使用简单的神经网络。

(五)逻辑回归和线性回归区别

(1)线性回归要求变量服从正态分布,逻辑回归对变量分布没有要求。

(2)线性回归要求因变量是连续性数值变量,而逻辑回归要求因变量是分类型变量。

(3)线性回归要求自变量和因变量呈线性关系,而逻辑回归不要求自变量和因变量呈线性关系。

(4)因变量不同:逻辑回归是分析因变量取某个值的概率与自变量的关系,而线性回归是直接分析因变量与自变量的关系。

逻辑回归最大的特点就是将函数值收缩到[0,1]这个范围。

线性回归、逻辑回归和softmax回归的基本原理和PyTorch中调库实现的方法在此将不多介绍。而对于神经网络来说,再复杂的模型都是由基础模型构成,再复杂的模型其基本原理也是和基础模型相同。

尽管深度学习也属于机器学习范畴,基本的建模理念和机器学习类似,比如需要确定目标函数和损失函数、找到合适的优化算法对参数进行求解等,但实际落地的操作层面也就是利用PyTorch在进行建模的过程却和经典机器学习有很大的差别,或者说和最大的机器学习库Scikit-Learn中定义的机器学习建模方法有较大的差别。例如,在数据读取过程中,PyTorch需要将数据先封装在一个Dataset的子类里面,然后再用DataLoader进行装载,然后才能带入训练,而sklearn则可以直接读取Pandas中存储的面板数据进行建模。再比如在模型调用的过程,PyTorch需要先创建一个Module的子类去定义模型基本结构,然后才能实例化这个模型进行训练,并且训练过程中优化算法也是某个类的实例化结果,在训练过程中需要使用这个类的诸多方法来将梯度清零或者更新神经元之间连接的权重,相比之下sklearn则简单得多,只需要在实例化模型的过程中定义好超参数的取值,然后使用fit方法进行训练即可。那为何PyTorch的整个实现过程看似会更加复杂?归根结底,还是和深度学习建模的特殊性有关。

类似PyTorch的这种,看似对初学者略显复杂的建模流程,实际上都是为了能够更好地满足深度学习建模的一般情况:针对非结构化数据、在超大规模的数据集上进行模型训练。之前所提及的PyTorch在读取数据的过程中需要使用Dataset和DataLoader数据进行封装和加载,其实是为了能够实现数据的迭代式存储和映射式存储,也就是通过生成数据的生成器或者保存数据的映射关系,来避免数据的重复存储,如进行小批量数据划分时,PyTorch并未真正意义上把数据进行切分然后单独存储,而是创建了每个"小批"数据和原数据的映射关系(或者说"小批"数据的索引值),然后借助这种映射关系,在实际需要使用这些数据的时候再对其进行提取。这么做的原因,当然也是因为当进行海量数据处理时,划分多个数据集进行额外的存储显然是不合适的。当然,PyTorch在设计的时候将很多数据预处理的方法也放到了数据封装和加载的流程中,这些我们将在后面谈到。而在PyTorch的建模过程中,类的频繁使用其实也是为了能够更加灵活地创建不同类型的神经网络模型。

此外,PyTorch作为新兴的深度学习计算框架,在某些功能实现上还显得不够完善,比如此前我们看到的将"概率"结果划为类别判别的过程、准确率计算过程等,PyTorch中都没有提供原生的函数作为支持,因此我们需要手动编写此类实用函数。

四、医学图像的识别、分割和分析

智能图像处理的基本思路是目标识别后再进行分割,然后进行后续的一系列分析。图像识别的是有哪些物体或者病变在医学图像中某个具体位置,在实际应用中,图像识别一般需要目标检测和定位的帮助。当我们使用图像识别到对象后,后期分割会在所识别的取景框内进一步进行边缘的确切分割。

目前,我们所使用的扫描设备是计算机断层扫描(CT)、磁共振成像(MRI)扫描仪、超声、PET-CT等,但是大部分的设备所呈现出的成像质量并不完全统一,在患者中很难有一致性,并且能够进行重复实验。例如,在相同仪器情况下,CT在扫描图像的时候需要根据不同患者设置不同的扫描参数,导致扫描的图像质量有很大的差异。下面讲述各位研究者基于机器学习和深度学习在医学图像上的应用。

(一)人体组织器官的检测技术

Shin等人利用从深度学习模型学习的特征,采用基于patch的概率方法进行多器官检测。之后,Shin等人也探讨了深度学习在医学图像分析中的概念,展示了使用堆叠式自动编码器模型在肿瘤患者的多参数磁共振图像中多器官检测的应用。Erickson等人介绍了一些库和工具,这些库和工具可用于帮助构建和高效执行应用于医学图像的深度学习。He等人采用了一种基于两阶段深度学习的方法,通过一种新颖的独特曲线引导的全卷积网络(FCN)来解决上述挑战。Moor等人提出了两种新的脓毒症早期检测方法:深度学习模型和基于时间序列距离的懒惰学习者。Bedoya等人开发并验证了一种用于检测脓毒症的新型深度学习模型。Zhou等人综述了基于深度学习的多模态医学图像分割方法。Alsaffar等人提供了在医用X线成像中检测结核的方法。Subasi解释了生物医学数据分析的步骤,以及人工智能技术如何在疾病预测中使用。也有人提出了一种机器控制的方法,用于标准前位胸片的呼吸器官边界检测和CXR分类。肾脏疾病需要关注到最初级阶段。Emon等人采用一些属性来衡量慢性肾脏病的分析,这一属性是慢性肾脏病的主要发病机制之一。Divya等人认为这种方法可以作为检测和识别疾病的合理和合乎逻辑的指南。

(二)基于深度学习的器官分割

CT和MRI检查手段,使得医生能对腹部的器官结构和组织病变结构产生更多直观的观察,从而提高了疾病诊断的准确性。因此,精准地对CT图片进行图像分割有着非常重要的临床价值。传统的分割算法针对腹部形变较大、体积较小且组织边缘模糊的器官分割效果相对较差。目前主流的方式是使用深度学习来对身体内器官进行检测和分割。

Kakeya等人介绍了一种新型深度学习方案,利用迁移学习实现全自动腹部多器官CT分割。Tan等人提出了一个具有两个特定任务分支的深度端到端网络,以确保分段结构中的连续性、平滑性和形状保持性,而无需额外复杂的形状调整,如密集的条件随机场。Shen等人讨论了基于dice的损失函数对腹部CT容积数据集多类器官分割的影响。Ashish等人提出了一种基于深度学习的器官分割解决方案,利用该方案对感兴趣的关键器官实现了高精度的自动器官分割(dice系数在0.83~0.95范围内)。Bobo等人,在45个T_2W MR图像上比较了经典的多图谱方法和FCNN,这些图像来自脾肿大患者,标记了5个器官(肝、脾、左肾、右肾和胃)。Binder等人采用病理学计算方法也可用于自动化分析,从而提高了客观性和可扩展性。Xue等人提出解决当前基于深度学习的器官分割系统所产生的结果往往不能捕捉目标器官的整体形状,且往往缺乏平滑度的问题。Zhou介绍了近年来利用深度学习这一全新的方法来解决三维CT图像上的多器官分割问题,而不是传统数字图像处理技术产生的传统分割方法。Ushinsky等人描述了一种深度学习方法(人工智能的子集),用于从mpMRI中自动定位和分割前列腺。Nikolov等人采用深度学习方法的目的是演示一种三维U-Net架构,该架构在勾画临床实践中常见的21个不同的头颈部风险器官时达到了专家水平的性能。受视觉变压器及其变体的成功启发,Hatamizadeh等人提出了一种新的分割模型,称为Swin Unet Transformer,该模型在多器官和心脏分割任务的实验表明,基于Transformer的U型编码器-解码器网络优于全卷积或组合的方法变压器和卷积。

（三）脑部磁共振图像的语义分析

在以往的研究中,基于脑部影像的疾病研究依赖大规模的统计分析。这些研究在很大程度上促进了脑部疾病的诊断,甚至在精神病和神经系统疾病领域的发展。但是基于统计方法的分析存在一定的缺陷,例如,统计学所获得的结果是在某组水平上有意义,但是,对于个体而言,结果并不能如意,难以应用于临床。其次,大规模单变量分析基于各变量间相互独立、互不影响这一假设前提,换句话说,脑的某疾病与特定区域有关,但各个脑区在功能上互不相干,但这一假设与当前对于脑功能的研究发现并不一致。

为了尽可能克服常规统计分析在脑疾病研究中的不足,很多科研工作人员基于机器学习相关的算法,来挖掘医学数据的信息。当有新的数据出现,我们就可以将已知的信息对新数据进行判定。机器学习方法包含很多多元变量,利用统计或数学的方法对已有模型进行优化,因此能够考虑数据内部的关系。机器学习的方法为实现个体水平上的医疗决策提供了可能。

Nuechterlein 等人扩展了 ESPNet,一个为普通二维语义分割设计的快速高效的网络,以挑战医学成像领域的三维数据。受最近成功的生成对抗网络(GANs)的启发,Rezaei 等人提出了一种新的对抗网络用于学习多种临床任务。利用来自 Neurosynth 数据库的数据,试图开发一个模型,该模型 A 可以捕捉文本中单词之间的局部相关性,同样主题 B 捕捉与单词嵌入相关的分布式脑网络的表示,并且 C 在给定单词输入的情况下生成合成图像。为了增加图像边缘像素对分割结果的影响,提高医学图像分割的准确性,Wang 等人提供了一种更优化的可应用于医学图像语义分割的 U-net 模型。针对 MRI 和 CT 图像,Ruba 等人提出了一种基于语义分割网络(CNN)的改进方法。

Takada 等人提出了一种新的方法,通过一种新颖的回归方案,从人类大脑活动中查看的图像生成标题。Stojanoski 等人使用连续报告范式来评估 VSTM(精确度和猜测率),同时参与者接受功能磁共振成像(fMRI)来测量来自 4 个有生命和 4 个无生命类别的 96 个物体的潜在神经表征。为了分离语义内容,同年,Stojanoski 等人使用了一种新的图像生成方法,该方法在保留基本视觉属性的情况下对图像进行参数化扭曲,直到它们不再可识别。Venkatachalam 等人介绍了基于内容的医学图像检索(CBMIR)系统,用于从大数据中检索脑肿瘤图像。Yang 等人提出了一种自动脑掩蔽的方法,它将与原始图像的脑图谱匹配,并提取感兴趣的区域(ROI),如海马。新证据表明,心房颤动独立于卒中与认知功能障碍相关,但潜在机制尚不清楚。在瑞士心房颤动研究中,Polymeris 等人的横断分析中,研究了血清神经丝轻蛋白(一种神经元损伤生物标志物)与①CHA DS-VASc 评分(充血性心力衰竭、高血压、年龄 65～74 岁或＞75 岁、糖尿病、卒中或短暂性脑缺血发作、血管疾病、性别)、临床和神经影像学参数以及心房颤动患者认知指标之间的关联。Friconnet 的贡献是将计算得到的纹理分析特征与一组简单的语义特征关联起来,以提高它们的可解释性。Dasgupta 等利用 Cox 回归分析发现,肿瘤位于纵轴、脑干受累和钙化是影响预后的独立预后因素。

（四）三维心脏图像分割

相比较脑区域分割,医学图像中的心脏分割问题要更复杂,因为心脏是一个不停运作的器官,其形状也会在运动过程中发生变化。心脏是人体内的一个重要器官,拥有一个健康、稳定工作的心脏是我们探索、创造和感知世界的必要条件。然而,各种各样的心脏类疾病也严重威胁着许多人的生命。为了有效治疗和预防这些疾病,精准计算、建模和分析整个心脏结构对于医学领域的研究和应用至关重要。

目前,这个问题的解决仍然需要依赖大量的人工。这样做不仅耗时,而且精度有时难以保证。因此,需要实现心脏区域的自动分割用于解决心脏医疗领域的实际问题。在众多手段中,基于神经网络的方法具有明显优势。以 2016 年 Kaggle 发起的左心室分割挑战为例,三名获奖者所使用的方法都是深度学习。

在心脏分割问题中,通常按结构将心脏分成几个标注区域。比如以 MM-WHS 数据库为例,有:左心室血腔(the left ventricle blood cavity,LV),左心室心肌(the myocardium of the left ventricle,Myo),右心室血腔(the right ventricle blood cavity,RV),左心房血腔(the left atrium blood cavity,LA),右心房血腔(te right atrium blood cavity,RA),升主动脉(the ascending aorta,AA),肺动脉(the pulmonary artery,PA）。

从心脏磁共振（MR）图像中分割左心室（LV）、右心室（RV）和心肌（MYO）是诊断和监测心脏疾病的重要步骤。空间上下文信息对分割性能的提高有很大的帮助。因此，在过去的几十年里，相应任务的自动化一直是激烈研究的主题。

深度学习（DL）已广泛应用于生物医学图像分割和疾病自动诊断。然而，心脏疾病的自动诊断严重依赖于心脏的分割图，目前大多数深度学习分割方法，如二维平面卷积、三维卷积，由于失去空间结构信息或层间间隙较大，不能完全适用于心脏磁共振（cardiac magnetic resonance，CMR）。Spiczak 等人的目的是开发一个三维融合框架，将 CT 冠状动脉造影（CTCA）和全心动态三维心脏磁共振灌注（3D-CMR-Perf）图像数据相关的冠状动脉狭窄与负荷诱导的心肌灌注缺陷进行评估。Ginami 等人的目的是开发和测试一种新型的三维全心 PSIR 样的框架，命名为 BOOST，使黑血 LGE 评估和心脏解剖的亮血可视化同时实现。在处理复杂心脏疾病时尤其如此，因为基于三维的技术确实有助于提供准确的干预计划，并支持外科干预。

此外，Uccheddu 等人为帮助科研界应对这一医学科学的新趋势，综述了创建患者特定心脏结构物理原型的最新方法，特别是参考了最关键的阶段，如：3D 图像采集、交互式图像分割和恢复、交互式三维模型重建、通过增材制造的物理原型。Zhao 等人提出了一种基于 landmark-based 配准（LMR）和 3D 全卷积网络（3D-FCN）的心脏体积精确分割方法。Habijan 等人提出了一种基于 3D U-Net 架构的全心脏分割卷积神经网络方法，并将主成分分析作为一种额外的数据增强技术。Feng 等人的主题是开发一种新的 DCNN 方法，使用裁剪后的三维图像分割胸部 OARs。由于仪器参数、实验方案和受试者外观的巨大差异，深度学习模型的泛化常常受到不同机器和医院生成的医学图像的不一致性的阻碍。Ma 等人提出了 StyleSegor，一种高效且易于使用的策略来缓解这种不一致问题。Sundgaard 等人提出的方法是利用二维卷积神经网络和多平面方法对心脏 CT 扫描进行多类分割。Bru 等人训练三维卷积神经网络（CNN）用于 VNC 和 NCCT 图像的分割。Goo 认为，与常规单次扫描方法相比，双聚焦扫描方法在先天性心脏病患者心电门控 CT 基于三维阈值分割的心室容积测量中可以提供更低的辐射剂量，并具有相当的对比增强和图像噪声。

（五）肺与呼吸道

这里主要描述了肺和呼吸道在医学图像中的分割方法和应用。呼吸系统是人体与外界空气进行气体交换的一系列器官的总称，包括鼻、咽、喉、气管、支气管及由大量的肺泡、血管、淋巴管、神经构成的肺，以及胸膜等组织。临床上常将鼻、咽、喉称为上呼吸道，气管以下的气体通道（包括肺内各级支气管）部分称为下呼吸道。肺分为左右两部分，左肺由斜裂分为上、下两个肺叶，右肺除斜裂外，还有一水平裂将其分为上、中、下三个肺叶。但是，因为不同的疾病（如肺结节导致周围软组织牵拉等）、解剖和异常情况，我们很难创建一个用于所有患者的详细的肺和呼吸道的模型。

计算机断层扫描（CT）是肺部最常用且最常见的成像方式，目前它的快速采集和对空气和周围结构的成像十分卓越。近几年来，也有很多的研究使肺部磁共振（MR）成像也是可能的，但需要更长的屏气时间和特殊的采集要求。这里我们将重点放在分析 CT 胸部图像上，最后回顾 MR 肺部成像的应用。

肺和呼吸道的分割：由于可以在一次屏气内获得图像，并且可以很好地显示充气结构，因此经常使用 CT 对肺部进行成像。它们表现为被更致密的胸壁包围的非致密结构。因此，有许多成功的全自动方法从 CT 中检测和分割肺。

肺气管作为人体呼吸系统中重要的功能组织，其管状的树形结构也为功能区间划分和病灶定位提供重要参考。气管检测的一种方法是从体积中选择一个切片，通常位于体积深度的 20% 处，并与少量相邻切片一起寻找特定的区域强度匹配的空气。对于每个发现的区域，将质心（质心可以就是横坐标、纵坐标分别为 N 个点的横坐标平均值、纵坐标平均值的点）与估计的胸部中心进行比较，并向前移动，以避免被误认为食管。选择气管作为距离估计的前中心最近的簇。其他标准，如区域的大小和到胸部边界的距离，都被考虑在内，以选择正确的区域候选。如果找不到任何区域，则在体积的较低深度向足部重新开始该过程。肺部分割是肺部解析的基本步骤。肺是两个定义明确的区域，因此区域增长的方法是合适的。种子放在左肺和右肺,并始终小心,以确保肺不会合并为一个。

目前,很多的人工智能会根据应用程序的不同,进行额外的处理。例如,对于检测肺结节的任务,可以将肺表面平整以恢复附着在胸壁上的结节。这可以通过形态手术或在肺表面滚球处理来完成。在纤维化的情况下,阈值技术在分割受损组织区域方面不会成功。在这些情况下,可以应用肺模型,使用通过阈值处理获得的形状的初始元素。

针对肺部疾病,胸部 CT 图像对包括肺癌和慢性阻塞性肺疾病(COPD)等在内的各种肺部疾病的诊断、治疗计划和治疗至关重要。近几十年来,肺癌的发病率和死亡率占恶性肿瘤的第一位,Rahane 等人认为许多肺癌的诊断和检测已经使用各种数据分析和分类技术完成。一个 CT 体积通常由 400 多个单独的切片组成。对肺部进行彻底的人工分析在临床上是不切实际的,因此,Nadkarni 等人提出了一种在 CT 扫描图像中检测肺癌的自动化方法。

胸部 CT 的评估通常集中在一个特定的诊断问题上,由此得出的结果取决于放射科医生的诊断。自动化有可能减少操作员的可变性和错误,找到与原始检查目的无关的发现,并允许更快速的评估。在数据集中对肺及其组成部分的解析是几个自动化肺分析任务的关键基础。Aalst 等人的目的是介绍研究设计,参与试验的资格,并提及招募,戒烟和 CAC 研究的挑战。Gierada 等人总结有关 CT 筛查有效性的证据,并将在从肺癌筛查研究中获得的知识的背景下描述当前的指南和标准。Araujo-Filho 等人为偶然发现的肺结节的管理或通过在肿瘤患者中进行筛查来提供专家意见。由于训练和测试数据集中使用的结节和非结节样本的比例通常与肺癌的实际比率不同,因此 CAD 分类系统在使用不平衡数据集时可能很容易产生更高的假阳性。

在 MR 图像上,Tustison 等人提出了一种基于深度学习的自动分割流程,用于肺 MRI 分割和基于通气的量化,该方法在展示准确性和鲁棒性的同时,提高了之前报道的方法的计算效率。而 Jiang 等人开发了一种跨模态(MR-CT)深度学习分割方法,该方法使用转换专家分割 CT 图像产生的伪 MR 图像来增强训练数据。Arabi 等人比较了躯干 PET/MRI 中三种常用的 MRI 引导下衰减校正方法的性能,即分割算法、图谱算法和基于深度学习的算法。Sato 等人的课题是利用 MRI 开发肺的半自动分割程序。由于肺部并发症决定了患者的即时和长期生存,因此需要提高图像定量的效率、可比性和准确性。Mairhoermann 等人开发了一种深度卷积神经网络集成,在近足月儿($n=107$)获得的磁共振成像(MRI)序列中进行肺分割,随后重建三维新生儿肺,并估计 MRI 肺描述的体积、形状、表面和信号强度分布。

(殷露宴　张娅　王骏　刘小艳　周琪松　吴虹桥)

参考文献

［1］Haider S P, Burtness B, Yarbrough W G, et al. Applications of radiomics in precision diagnosis, prognostication and treatment planning of head and neck squamous cell carcinomas［J］. Cancers of the Head & Neck, 2020, 5(1): 6.

［2］Avanzo M, Wei L S, Stancanello J, et al. Machine and deep learning methods for radiomics［J］. Medical Physics, 2020, 47(5): e185 - e202.

［3］Schneebaum S, Troitsa A, Avital S, et al. Identification of lymph node metastases in recurrent colorectal cancer［J］. Recent Results in Cancer Research Fortschritte Der Krebsforschung Progres Dans Les Recherches Sur Le Cancer, 2000, 157: 281 - 292.

［4］Watanabe T, Kobunai T, Tanaka T, et al. Gene expression signature and the prediction of lymph node metastasis in colorectal cancer by DNA microarray［J］. Diseases of the Colon and Rectum, 2009, 52(12): 1941 - 1948.

［5］Huang Y Q, Liang C H, He L, et al. Development and validation of a radiomics nomogram for preoperative prediction of lymph node metastasis in colorectal cancer［J］. Journal of Clinical Oncology: Official Journal of the American Society of Clinical Oncology, 2016, 34(18): 2157 - 2164.

［6］Qu A L, Yang Y M, Zhang X, et al. Development of a preoperative prediction nomogram for lymph node metastasis in colorectal cancer based on a novel serum miRNA signature and CT scans ［J］. eBioMedicine, 2018, 37: 125 - 133.

［7］Kumamoto T, Shindoh J, Mita H, et al. Optimal diagnostic method using multidetector-row computed tomography for predicting lymph node metastasis in colorectal cancer［J］. World Journal of Surgical Oncology, 2019, 17(1): 39.

［8］Li M L, Zhang J, Dan Y B, et al. A clinical-radiomics nomogram for the preoperative prediction of lymph node metastasis in colorectal cancer［J］. Journal of Translational Medicine, 2020, 18 (1): 46.

［9］Yao J J, Chen Q C, Deng Y Q, et al. Nomograms predicting primary lymph node metastases and prognosis for synchronous colorectal liver metastasis with simultaneous resection of colorectal cancer and liver metastases［J］. Annals of Palliative Medicine, 2021, 10(4): 4220 - 4231.

［10］Numata M, Shiozawa M, Godai T, et al. Prediction of lateral lymph node metastasis using OSNA method for mesorectal lymph nodes in low rectal cancer: A prospective study by the Kanagawa Yokohama Colorectal Cancer Study Group (KYCC1801)［J］. Journal of Surgical Oncology, 2022, 125(3): 457 - 464.

［11］Wang K, Lu X, Zhou H, et al. Deep learning Radiomics of shear wave elastography significantly improved diagnostic performance for assessing liver fibrosis in chronic hepatitis B: A prospective multicentre study［J］. Gut, 2018, 68: 729 - 741.

［12］Peng J, Zhang J, Zhang Q F, et al. A radiomics nomogram for preoperative prediction of microvascular invasion risk in hepatitis B virus - related hepatocellular carcinoma［J］. Diagnostic and Interventional Radiology, 2018: 121 - 127.

［13］Wu M H, Tan H N, Gao F, et al. Predicting the grade of hepatocellular carcinoma based on non-contrast-enhanced MRI radiomics signature［J］. European Radiology, 2019, 29(6): 2802 - 2811.

［14］Yang J Q, Zeng R, Cao J M, et al. Predicting gastro-oesophageal variceal bleeding in hepatitis B-related cirrhosis by CT radiomics signature［J］. Clinical Radiology, 2019, 74(12): 976. e1 - 976. e9.

[15] Cao J M，Yang J Q，Ming Z Q，et al. A radiomics model of liver CT to predict risk of hepatic encephalopathy secondary to hepatitis B related cirrhosis[J]. European Journal of Radiology，2020，130：109201.

[16] Jin J Y，Yao Z，Zhang T，et al. Deep learning radiomics model accurately predicts hepatocellular carcinoma occurrence in chronic hepatitis B patients：A five-year follow-up[J]. American Journal of Cancer Research，2021，11(2)：576－589.

[17] Zheng R C，Shi C Z，Wang C Y，et al. Imaging-based staging of hepatic fibrosis in patients with hepatitis B：A dynamic radiomics model based on Gd-EOB-DTPA-enhanced MRI［J］. Biomolecules，2021，11(2)：307.

[18] Elkilany A，Fehrenbach U，Auer T A，et al. A radiomics-based model to classify the etiology of liver cirrhosis using gadoxetic acid-enhanced MRI[J]. Scientific Reports，2021，11：10778.

[19] Wei Y C，Gong J，He X，et al. An MRI-based radiomic model for individualized prediction of hepatocellular carcinoma in patients with hepatitis B virus-related cirrhosis[J]. Front Uncol，2002，Mar 14；12：800787. doi：10. 3389/fonc. 2002. 800787. PMID：35359425；PMCID：PMC8964115.

[20] Cao Q H，Liu F，Li C Z，et al. Testes-specific protease 50（TSP50）promotes invasion and metastasis by inducing EMT in gastric cancer[J]. BMC Cancer，2018，18(1)：94.

[21] Han L，Zhu Y B，Liu Z Y，et al. Radiomic nomogram for prediction of axillary lymph node metastasis in breast cancer[J]. European Radiology，2019，29(7)：3820－3829.

[22] Jiang Y M，Wang W，Chen C L，et al. Radiomics signature on computed tomography imaging：Association with lymph node metastasis in patients with gastric cancer［J］. Frontiers in Oncology，2019，9：340.

[23] Xu X J，Li H L，Wang S W，et al. Multiplanar MRI-based predictive model for preoperative assessment of lymph node metastasis in endometrial cancer[J]. Frontiers in Oncology，2019，9：1007.

[24] Chen W J，Wang S W，Dong D，et al. Evaluation of lymph node metastasis in advanced gastric cancer using magnetic resonance imaging-based radiomics［J］. Frontiers in Oncology，2019，9：1265.

[25] Dong D，Fang M J，Tang L，et al. Deep learning radiomic nomogram can predict the number of lymph node metastasis in locally advanced gastric cancer：An international multicenter study[J]. Annals of Oncology：Official Journal of the European Society for Medical Oncology，2020，31(7)：912－920.

[26] Zhou X Z，Yi Y J，Liu Z Y，et al. Radiomics-based preoperative prediction of lymph node status following neoadjuvant therapy in locally advanced rectal cancer[J]. Frontiers in Oncology，2020，10：604.

[27] Yang J，Wu Q Y，Xu L，et al. Integrating tumor and nodal radiomics to predict lymph node metastasis in gastric cancer[J]. Radiotherapy and Oncology，2020，150：89－96.

[28] Meng L W，Dong D，Chen X，et al. 2D and 3D CT radiomic features performance comparison in characterization of gastric cancer：A multi-center study［J］. IEEE Journal of Biomedical and Health Informatics，2021，25(3)：755－763.

[29] Coroller T P，Agrawal V，Narayan V，et al. Radiomic phenotype features predict pathological response in non-small cell lung cancer[J]. Radiotherapy and Oncology，2016，119(3)：480－486.

[30] Zhang Y C，Oikonomou A，Wong A，et al. Radiomics-based prognosis analysis for non-small cell lung cancer[J]. Scientific Reports，2017，7：46349.

[31] van Timmeren J E, Leijenaar R T H, van Elmpt W, et al. Survival prediction of non-small cell lung cancer patients using radiomics analyses of cone-beam CT images[J]. Radiotherapy and Oncology, 2017, 123(3): 363 - 369.

[32] Kirienko M, Cozzi L, Antunovic L, et al. Prediction of disease-free survival by the PET/CT radiomic signature in non-small cell lung cancer patients undergoing surgery[J]. European Journal of Nuclear Medicine and Molecular Imaging, 2018, 45(2): 207 - 217.

[33] Zhu X Z, Dong D, Chen Z D, et al. Radiomic signature as a diagnostic factor for histologic subtype classification of non-small cell lung cancer[J]. European Radiology, 2018, 28(7): 2772 - 2778.

[34] Shi L T, He Y Y, Yuan Z L, et al. Radiomics for response and outcome assessment for non-small cell lung cancer [J]. Technology in Cancer Research & Treatment, 2018, 17: 153303381878278.

[35] Sun W Z, Jiang M Y, Dang J, et al. Effect of machine learning methods on predicting NSCLC overall survival time based on Radiomics analysis[J]. Radiation Oncology, 2018, 13(1): 1 - 8.

[36] Kniep H C, Madesta F, Schneider T, et al. Radiomics of brain MRI: Utility in prediction of metastatic tumor type[J]. Radiology, 2019, 290(2): 479 - 487.

[37] Zhang J Y, Zhao X M, Zhao Y, et al. Value of pre-therapy ^18F-FDG PET/CT radiomics in predicting EGFR mutation status in patients with non-small cell lung cancer[J]. European Journal of Nuclear Medicine and Molecular Imaging, 2020, 47(5): 1137 - 1146.

[38] Shin H C, Orton M R, Collins D J, et al. Stacked autoencoders for unsupervised feature learning and multiple organ detection in a pilot study using 4D patient data[J]. IEEE Transactions on Pattern Analysis and Machine Intelligence, 2013, 35(8): 1930 - 1943.

[39] Shin H C, Orton M, Collins D J, et al. Organ Detection Using Deep Learning[M]. ResearchGate, 2016.

[40] Erickson B J, Korfiatis P, Akkus Z, et al. Toolkits and libraries for deep learning[J]. Journal of Digital Imaging, 2017, 30(4): 400 - 405.

[41] He K L, Cao X H, Shi Y H, et al. Pelvic organ segmentation using distinctive curve guided fully convolutional networks[J]. IEEE Transactions on Medical Imaging, 2019, 38(2): 585 - 595.

[42] Moor M, Horn M, Rieck B, et al. Early recognition of *Sepsis* with Gaussian process temporal convolutional networks and dynamic time warping[EB/OL]. 2019: arXiv: 1902. 01659. https://arxiv. org/abs/1902. 01659

[43] Bedoya A, Futoma J D, Clement M, et al. Machine learning for early detection of sepsis: An internal and temporal validation study[J]. JAMIA Open, 2020, 3: 252 - 260.

[44] Tongxue, Zhou, . A review: Deep learning for medical image segmentation using multi-modality fusion[J]. Array, 2019, 3/4: 100004.

[45] Alsaffar M, Alshammari G, Alshammari A, et al. Detection of tuberculosis disease using image processing technique[J]. Mobile Information Systems, 2021, 2021: 1 - 7.

[46] Subasi A. Disease prediction using artificial intelligence: A case study on epileptic seizure prediction[M]//Enhanced Telemedicine and e-Health. Cham: Springer International Publishing, 2021: 289 - 314.

[47] Abinash D. Efficient lung infection detection using machine learning approach[J]. International Journal for Research in Applied Science and Engineering Technology, 2021, 9(VI): 167 - 173.

[48] Divya C D, Gururaj H L, Rohan R, et al. An efficient machine learning approach to nephrology through iris recognition[J]. Discover Artificial Intelligence, 2021, 1(1): 1 - 15.

［49］ Kakeya H，Okada T，Oshiro Y．3D U-JAPA-Net：Mixture of Convolutional Networks for Abdominal Multi-organ CT Segmentation［C］// International Conference on Medical Image Computing & Computer-assisted Intervention．Springer，Cham，2018．

［50］ Tan C W，Zhao L，Yan Z N，et al．Deep multi-task and task-specific feature learning network for robust shape preserved organ segmentation［C］//2018 IEEE 15th International Symposium on Biomedical Imaging (ISBI 2018)．April 4-7，2018，Washington，DC，USA．IEEE，2018：1221－1224．

［51］ Shen C，Roth H R，Oda H，et al．On the influence of Dice loss function in multi-class organ segmentation of abdominal CT using 3D fully convolutional networks［EB/OL］．2018：arXiv：1801.05912．https：//arxiv.org/abs/1801.05912

［52］ Ashish N，Brusniak M Y．Automated mouse organ segmentation：A deep learning based solution［EB/OL］．2018：arXiv：1804.09205．https：//arxiv.org/abs/1804.09205

［53］ Bobo M F，Bao S，Huo Y，et al．Fully convolutional neural networks improve abdominal organ segmentation［J］．Proceedings of SPIE-the International Society for Optical Engineering，2018，10574：105742V．

［54］ Binder T，Tantaoui E M，Pati P，et al．Multi-organ gland segmentation using deep learning［J］．Frontiers in Medicine，2019，6：173．

［55］ Xue Y，Tang H，Qiao Z，et al．Shape-aware organ segmentation by predicting signed distance maps［EB/OL］．2019：arXiv：1912.03849．https：//arxiv.org/abs/1912.03849

［56］ Zhou X R．Automatic Segmentation of Multiple Organs on 3D CT Images by Using Deep Learning Approaches［M］//Lee G，Fujita H．Deep Learning in Medical Image Analysis．Cham：Springer，2020：135－147．

［57］ Ushinsky A，Bardis M，Glavis-Bloom J，et al．A 3D-2D hybrid U-net convolutional neural network approach to prostate organ segmentation of multiparametric MRI［J］．AJR Am J Roentgenol，2021，216(1)：111－116．

［58］ Nikolov S，Blackwell S，Zverovitch A，et al．Clinically Applicable Segmentation of Head and Neck Anatomy for Radiotherapy：Deep Learning Algorithm Development and Validation Study［J］．Journal of medical Internet research，2021：23(7)：e26151．

［59］ Hatamizadeh A，Nath V，Tang Y，et al．Swin UNETR：Swin transformers for semantic segmentation of brain tumors in MRI images［EB/OL］．2022：arXiv：2201.01266．https：//arxiv.org/abs/2201.01266

［60］ Nicholas Nuechterlein，Sachin Mehta，3D-ESPNet with Pyramidal Refinement for Volumetric Brain Tumor Image Segmentation．BrainLes@MICCAI(2) 2018：245－253．

［61］ Rezaei M，Yang H J，Meinel C．Generative adversarial framework for learning multiple clinical tasks［C］//2018 Digital Image Computing：Techniques and Applications (DICTA)．December 10－13，2018，Canberra，ACT，Australia．IEEE，2019：1－8．

［62］ Wang Z D，Zhang L X．Semantic segmentation of brain MRI based on U-net network and edge loss［C］//2020 19th International Symposium on Distributed Computing and Applications for Business Engineering and Science (DCABES)．October 16－19，2020，Xuzhou，China．IEEE，2020：154－157．

［63］ Ruba T，Tamilselvi R，Beham M P，et al．Accurate classification and detection of brain cancer cells in MRI and CT images using nano contrast agents［J］．Biomedical and Pharmacology Journal，2020，13(3)：1227－1237．

［64］ Takada S，Togo R，Ogawa T，et al．Generation of viewed image captions from human brain activity via unsupervised text latent space[C]//2020 IEEE International Conference on Image Processing (ICIP). October 25 – 28, 2020, Abu Dhabi, United Arab Emirates. IEEE, 2020: 2521 – 2525.

[65] Stojanoski B, Emrich S M, Cusack R. Representation of semantic information in ventral areas during encoding is associated with improved visual short-term memory[J]. bioRxiv, 2020, DOI: 10. 1101/2019. 12. 13. 875542.

[66] Venkatachalam K, Siuly S, Bacanin N, et al. An efficient Gabor Walsh-hadamard transform based approach for retrieving brain tumor images from MRI[J]. IEEE Access, 2021, 9: 119078 – 119089.

[67] Yang Y W, Ye C F, Guo X T, et al. Automatic brain mask segmentation for mono-modal MRI [C]//Proceedings of the 2020 10th International Conference on Bioscience, Biochemistry and Bioinformatics. January 19 – 22, 2020, Kyoto, Japan. New York: ACM, 2020: 124 – 128.

[68] Polymeris A A, Michael C, Stefanie A, et al. Serum neurofilament light in atrial fibrillation: clinical, neuroimaging and cognitive correlates[J]. Brain Communications.

[69] Friconnet G. Exploring the correlation between semantic descriptors and texture analysis features in brain MRI[J]. Chinese Journal of Academic Radiology, 2021, 4(2): 105 – 115.

[70] Dasgupta A, Gupta T, Maitre M, et al. Prognostic impact of semantic MRI features on survival outcomes in molecularly subtyped medulloblastoma[J]. Strahlentherapie und Onkologie, 2022, 198(3):291 – 303.

[71] Spiczak J, Manka R, Gotschy A, et al. Fusion of CT coronary angiography and whole-heart dynamic 3D cardiac MR perfusion: Building a framework for comprehensive cardiac imaging[J]. The International Journal of Cardiovascular Imaging, 2018, 34(4): 649 – 660.

[72] Ginami G, Neji R, Rashid I, et al. 3D whole-heart phase sensitive inversion recovery CMR for simultaneous black-blood late gadolinium enhancement and bright-blood coronary CMR angiography[J]. Journal of Cardiovascular Magnetic Resonance, 2017, 19(1): 1 – 14.

[73] Uccheddu F, Carfagni M, Governi L, et al. 3D printing of cardiac structures from medical images: An overview of methods and interactive tools[J]. International Journal on Interactive Design and Manufacturing (IJIDeM), 2018, 12(2): 597 – 609.

[74] Zhao F J, Hu H W, Chen Y B, et al. Accurate segmentation of heart volume in CTA with landmark-based registration and fully convolutional network[J]. IEEE Access, 2019, 7: 57881 – 57893.

[75] Habijan M, Leventić H, Galić I, et al. Whole Heart Segmentation from CT images Using 3D U-Net architecture[C]//2019 International Conference on Systems, Signals and Image Processing (IWSSIP). June 5 – 7, 2019, Osijek, Croatia. IEEE, 2019: 121 – 126.

[76] Feng X, Qing K, Tustison N J, et al. Deep convolutional neural network for segmentation of thoracic organs-at-risk using cropped 3D images[J]. Medical Physics, 2019, 46(5): 2169 – 2180.

[77] Ma C W, Ji Z, Gao M C. Neural style transfer improves 3D cardiovascular MR image segmentation on inconsistent data[M]//Lecture Notes in Computer Science. Cham: Springer International Publishing, 2019: 128 – 136.

[78] Sundgaard J V, Juhl K A, Kofoed K F, et al. Multi-planar whole heart segmentation of 3D CT images using 2D spatial propagation CNN[C]// Image Processing. SPIE-International Society for Optical Engineering, 2020.

[79] Bruns S, Wolterink J M, Takx R A P, et al. Deep learning from dual-energy information for whole-heart segmentation in dual-energy and single-energy non-contrast-enhanced cardiac CT[J].

Medical Physics，2020，47(10)：5048－5060.

［80］Hyun Woo Goo. Radiation dose，contrast enhancement，image noise and heart rate variability of ECG-gated CT volumetry using 3D threshold-based segmentation：Comparison between conventional single scan and dual focused scan methods［J］. European Journal of Radiology，2021，137：109606.

［81］Rahane W，Dalvi H，Magar Y，et al. Lung cancer detection using image processing and machine learning HealthCare［C］//2018 International Conference on Current Trends towards Converging Technologies (ICCTCT). March 1－3，2018，Coimbatore，India. IEEE，2018：1－5.

［82］Nadkarni N S，Borkar S. Detection of lung cancer in CT images using image processing［C］//2019 3rd International Conference on Trends in Electronics and Informatics (ICOEI). April 23－25，2019，Tirunelveli，India. IEEE，2019：863－866.

［83］Zhu L，Bian H M，Yang L M，et al. 18Fluorodeoxyglucose-positron emission tomography/computed tomography features of suspected solitary pulmonary lesions in breast cancer patients following previous curative treatment［J］. Thoracic Cancer，2019，10(5)：1086－1095.

［84］Aalst C，Oudkerk M，Haaf K T，et al. Towards personalized lung cancer CT screening in Europe［C］// ERS International Congress 2020 abstracts. 2020.

［85］Mayor S. Lung cancer：CT screening in former or current smokers significantly reduces mortality，study finds［J］. BMJ，2020：m347.

［86］Gierada D S，Black W C，Chiles C，et al. Low-dose CT screening for lung cancer：Evidence from 2 decades of study［J］. Radiology：Imaging Cancer，2020，2(2)：e190058.

［87］Kim H，Kim H Y，Goo J M，et al. Lung cancer CT screening and lung-RADS in a tuberculosis-endemic country：The Korean lung cancer screening project (K-LUCAS)［J］. Radiology，2020，296(1)：181－188.

［88］Araujo-Filho J A B，Halpenny D，McQuade C，et al. Management of pulmonary nodules in oncologic patients：*AJR* expert panel narrative review［J］. American Journal of Roentgenology，2021，216(6)：1423－1431.

［89］Tustison N J，Avants B B，Lin Z，et al. Convolutional Neural Networks with Template-Based Data Augmentation for Functional Lung Image Quantification［J］. Academic Radiology，2018，26(3).

［90］Jiang J，Hu Y C，Tyagi N，et al. Cross-modality (CT-MRI) prior augmented deep learning for robust lung tumor segmentation from small MR datasets［J］. Medical Physics，2019，46(10)：4392－4404.

［91］Arabi H，Zaidi H. MRI-guided attenuation correction in torso PET/MRI：Assessment of segmentation-，atlas-，and deep learning-based approaches in the presence of outliers［J］. Magnetic Resonance in Medicine，2022，87(2)：686－701.

［92］Sato H，Kawata N，Shimada A，et al. Semi-automated segmentation of lungs using the k-means method in cine MRI［J］. Nihon Hoshasen Gijutsu Gakkai Zasshi，2021，77(11)：1298－1308.

［93］B Mairhoermann，A Castelblanco，F Haefner，et al. Automated MRI Lung Segmentation and 3D Morphological Features for Quantification of Neonatal Lung Disease［J］. MEDRXIV，2022.

［94］张云亭，袁聿德. 医学影像检查技术学［M］. 2 版. 北京：人民卫生出版社，2005.

［95］王骏，甘泉. 医学影像技术操作指导：图示版［M］. 镇江：江苏大学出版社，2012.

［96］Ray H. Hashemi. MRI 基础［M］. 尹建忠，译. 天津：天津科技翻译出版公司，2004.

［97］王娇，刘洋，张晓玲，等. Mimics 软件在医学图像三维重建中的应用［J］. 医疗卫生装备，2015，36(2)：115－118.

[98] 付淼，李莉，何叶松. Mimics 与医学图像三维重建[J]. 中国现代医学杂志，2010，20(19)：3030 - 3031.

[99] 齐艳梅. 人工股骨支架的计算机辅助仿生设计与优化[D]. 西安：陕西科技大学，2013.

[100] 张娅，宗会迁，王萌，等. 数值模拟技术预测颈动脉支架植入术治疗颈动脉重度狭窄效果[J]. 中国医学影像技术，2021，37(12)：1874 - 1879.

[101] 张娅，习晓楠，张家鸣，等. 基于三维重建方法的颈动脉狭窄手术仿真研究[J]. 医疗卫生装备，2021，42(2)：27 - 30.

[102] 宋静，宗会迁，张娅，等. 基于 MRI 影像组学的胶质瘤高低级别分级研究综述[J]. 中国医疗设备，2023，38(6)：134 - 139.

[103] 丁佳琳. 基于影像组学和深度学习特征的脑胶质瘤分级研究[D]. 济南：山东师范大学，2022.

[104] 宋静，宗会迁，张娅，等. 磁共振波谱联合减影技术在高级别胶质瘤影像组学分级预测的研究[J]. 磁共振成像，2023，14(6)：59 - 65.

[105] Tutorial：Getting Started with ITK-SnAP［EB/OL］. http://www. itksnap. org/docs/fullmanual. php.

[106] Welcome to 3D Slicer's documentation!［EB/OL］. https://slicer. readthedocs. io/en/latest/.

[107] Dong D，Tang L，Li Z Y，et al. Development and validation of an individualized nomogram to identify occult peritoneal metastasis in patients with advanced gastric cancer[J]. Annals of Oncology，2019，30(3)：431 - 438.

[108] Yang F C，Zhang J Y，Zhou L，et al. CT-based radiomics signatures can predict the tumor response of non-small cell lung cancer patients treated with first-line chemotherapy and targeted therapy[J]. European Radiology，2022，32(3)：1538 - 1547.

[109] Kniep H C，Madesta F，Schneider T，et al. Radiomics of brain MRI：Utility in prediction of metastatic tumor type[J]. Radiology，2019，290(2)：479 - 487.

[110] Gao H J，Lyu M Y，Zhao X Y，et al. Contour-aware network with class-wise convolutions for 3D abdominal multi-organ segmentation[J]. Medical Image Analysis，2023，87：102838.

[111] Alsaffar M，Alshammari G，Alshammari A，et al. Detection of tuberculosis disease using image processing technique[J]. Mobile Information Systems，2021：1 - 7.

[112] Subasi A. Disease prediction using artificial intelligence：A case study on epileptic seizure prediction[M]//Marques G，Kumar Bhoi A，de la Torre Díez I，et al. Enhanced Telemedicine and e-Health. Cham：Springer，2021：289 - 314.

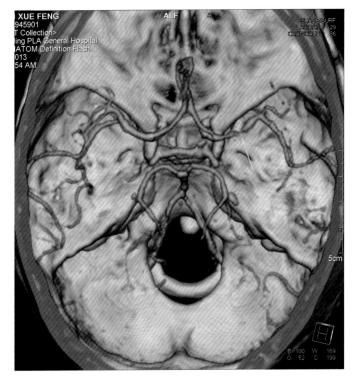

图 3 - 5A

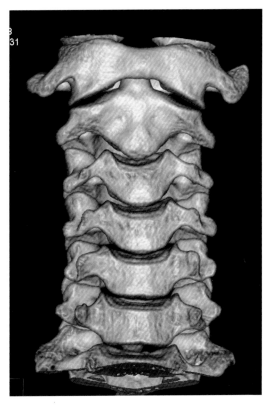

图 3 - 12A

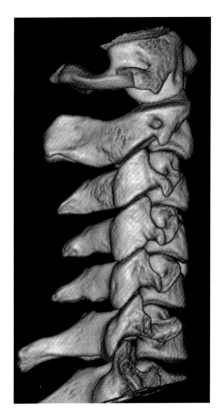

图 3 - 12B

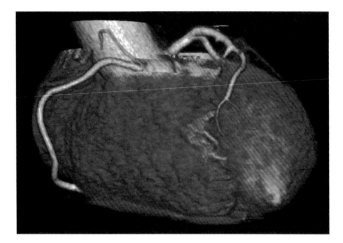

图 3 - 36A

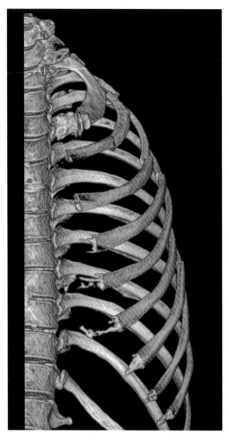

图 3 - 44A

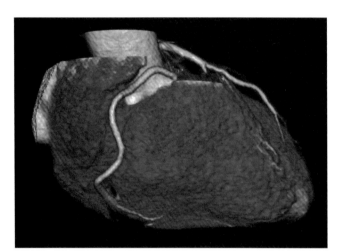

图 3 - 36B

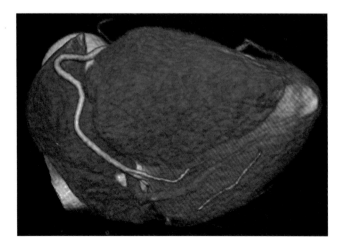

图 3 - 36C

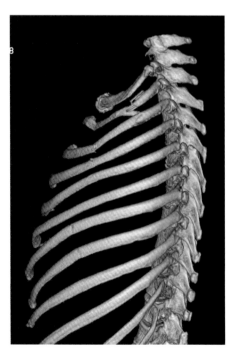

图 3 - 44B

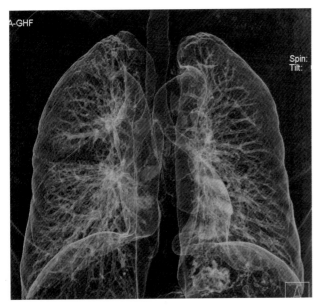

图 3 - 58

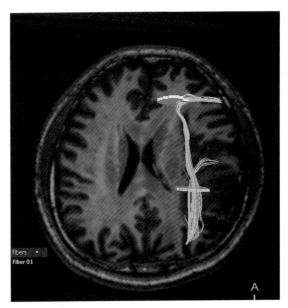

图 4 - 44C

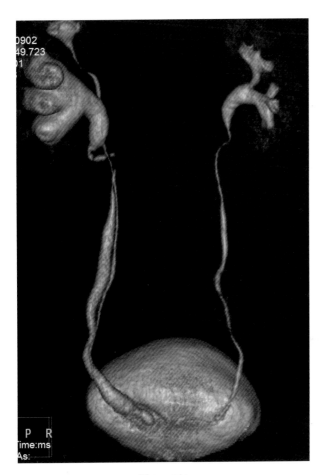

图 3 - 66A

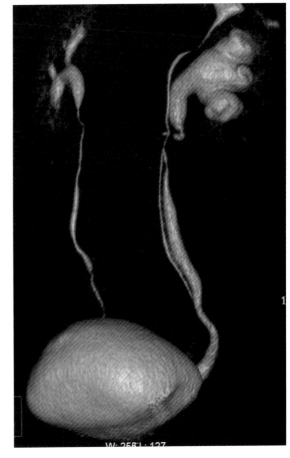

图 3 - 66B

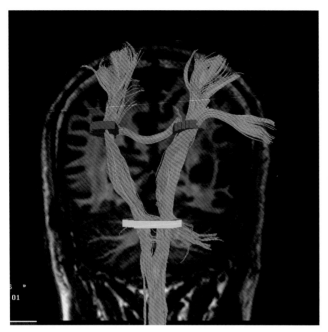

图 4 - 45C

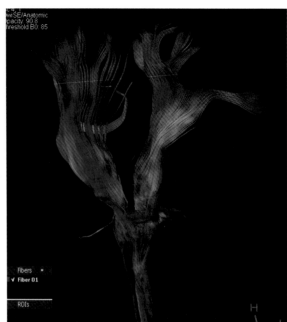

图 4 - 47

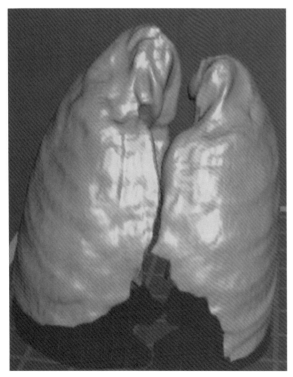

图 6 B

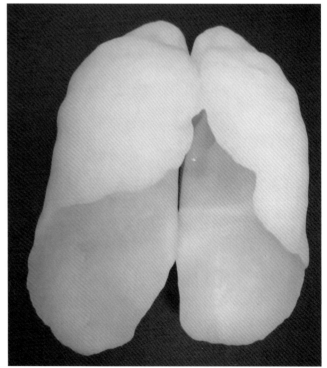

图 6 C

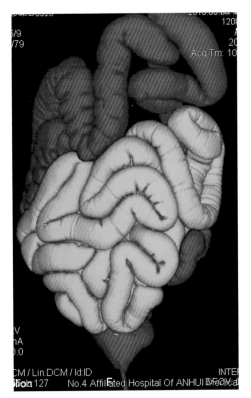

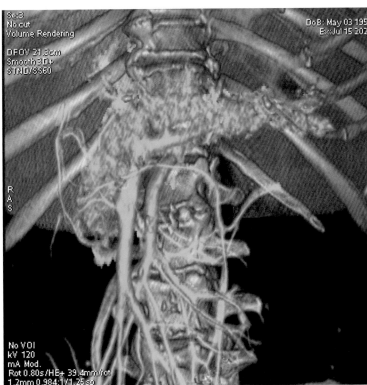

图 13B

图 14

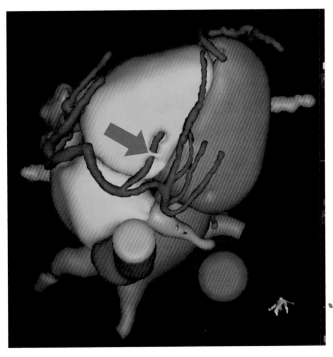

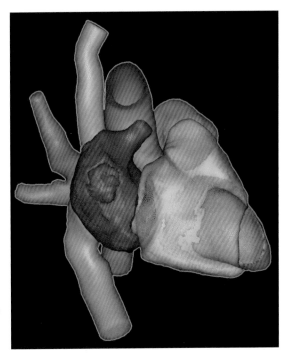

图 20

图 21

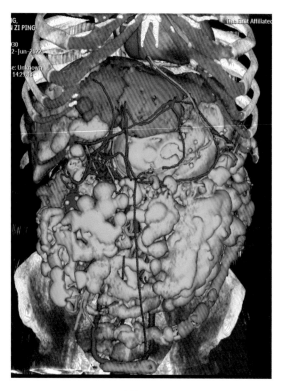

图 24A

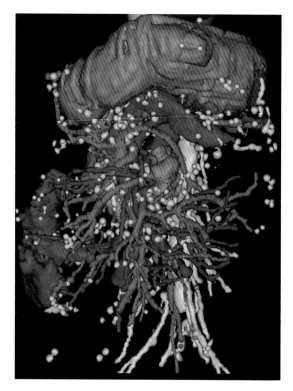

图 24B

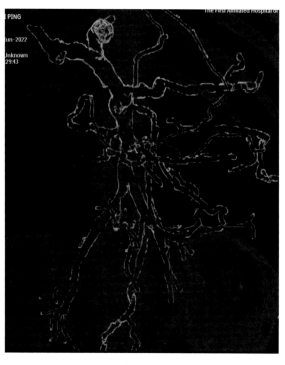

图 25A

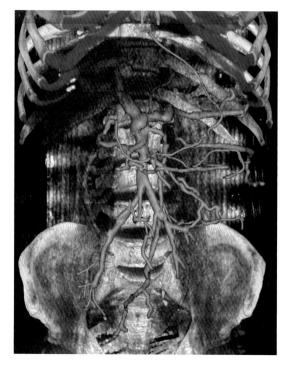

图 25B

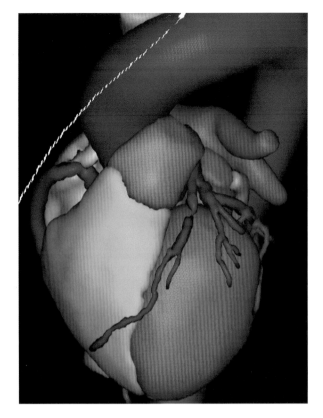

图 26A

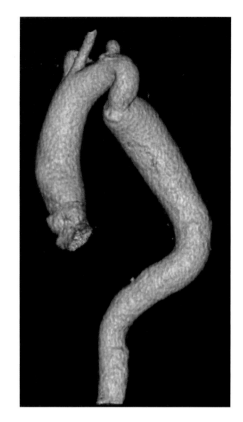

图 1 - 11A

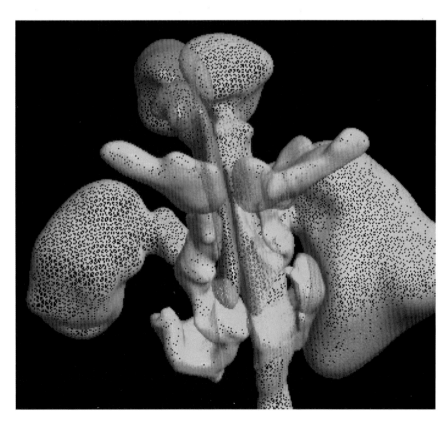

图 27 - 4

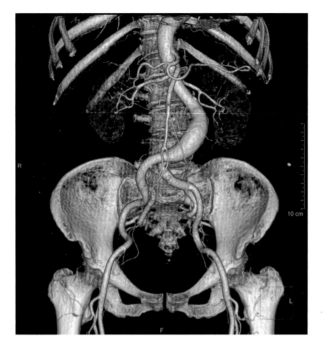

图 1 - 17

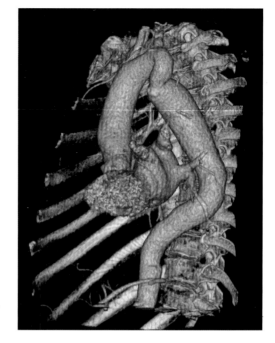

图 1 - 17C

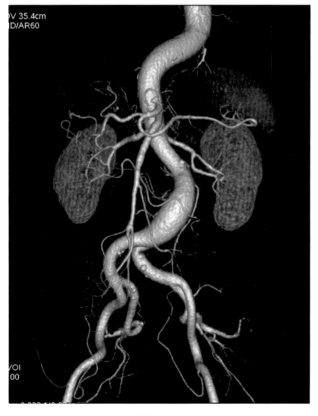

图 2 - 9B

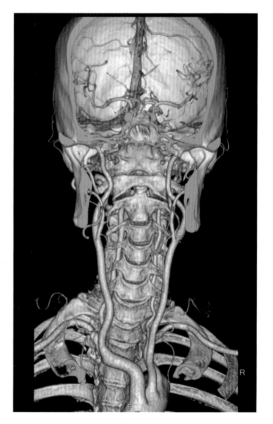

图 20A